全国普通高等中医药院校药学类专业第三轮规划教材

中医药统计学

（供中医药类专业用）

主　　编　闫国立

副 主 编　陈永成　赵铁牛　杨　旻　宋花玲

编　　者　（以姓氏笔画为序）

王瑾瑾（河南中医药大学）

闫国立（河南中医药大学）

刘德臣（河南中医药大学）

孙　娜（陕西中医药大学）

李　静（安徽中医药大学）

杨　旻（湖北中医药大学）

宋花玲（上海中医药大学）

张　婧（河北中医药大学）

张胜利（福建中医药大学）

陈　书（湖南中医药大学）

陈　峣（辽宁中医药大学）

陈永成（江西中医药大学）

陈新林（广州中医药大学）

罗　丹（广西中医药大学）

赵铁牛（天津中医药大学）

高小娇（贵州中医药大学）

编写秘书　王瑾瑾

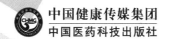

中国健康传媒集团

中国医药科技出版社

内 容 提 要

　　本教材是"全国普通高等中医药院校药学类专业第三轮规划教材"之一，根据本专业教学要求和课程特点编写而成。全书共16章，内容包括绪论、中医药统计资料的收集与管理、统计描述、常用概率分布、参数估计、假设检验基础、两样本数值变量资料的假设检验、多样本数值变量资料的假设检验、分类变量资料的假设检验、双变量关联性分析、简单线性回归分析、多重线性回归分析、Logistic回归分析、生存分析、实验设计和调查设计。本教材为书网融合教材，即纸质教材有机融合电子教材、教学配套资源（PPT、微课、视频）和数字化教学服务（在线教学、在线作业、在线考试）。

　　本教材采用了大量的案例，实用性强。可供高等中医药院校中医药类专业使用，也可作为医药行业考试与培训的参考用书。

图书在版编目（CIP）数据

中医药统计学/闫国立主编. －－北京：中国医药
科技出版社，2024.7. －－（全国普通高等中医药院校药
学类专业第三轮规划教材）. －－ ISBN 978－7－5214－3317
－3

Ⅰ. R2－32

中国国家版本馆 CIP 数据核字第 2024Q2A346 号

美术编辑　陈君杞
版式设计　友全图文

出版　**中国健康传媒集团** | 中国医药科技出版社
地址　北京市海淀区文慧园北路甲 22 号
邮编　100082
电话　发行：010－62227427　　邮购：010－62236938
网址　www.cmstp.com
规格　889mm×1194mm $\frac{1}{16}$
印张　17 $\frac{1}{4}$
字数　498 千字
版次　2024 年 8 月第 1 版
印次　2024 年 8 月第 1 次印刷
印刷　河北环京美印刷有限公司
经销　全国各地新华书店
书号　ISBN 978－7－5214－3317－3
定价　**55.00 元**

获取新书信息、投稿、为图书纠错，请扫码联系我们。

出版说明

"全国普通高等中医药院校药学类专业第二轮规划教材"于2018年8月由中国医药科技出版社出版并面向全国发行,自出版以来得到了各院校的广泛好评。为了更好地贯彻落实《中共中央 国务院关于促进中医药传承创新发展的意见》和全国中医药大会、新时代全国高等学校本科教育工作会议精神,落实国务院办公厅印发的《关于加快中医药特色发展的若干政策措施》《国务院办公厅关于加快医学教育创新发展的指导意见》《教育部 国家卫生健康委 国家中医药管理局关于深化医教协同进一步推动中医药教育改革与高质量发展的实施意见》等文件精神,培养传承中医药文化,具备行业优势的复合型、创新型高等中医药院校药学类专业人才,在教育部、国家药品监督管理局的领导下,中国医药科技出版社组织修订编写"全国普通高等中医药院校药学类专业第三轮规划教材"。

本轮教材吸取了目前高等中医药教育发展成果,体现了药学类学科的新进展、新方法、新标准;结合党的二十大会议精神、融入课程思政元素,旨在适应学科发展和药品监管等新要求,进一步提升教材质量,更好地满足教学需求。通过走访主要院校,对2018年出版的第二轮教材广泛征求意见,针对性地制订了第三轮规划教材的修订方案。

第三轮规划教材具有以下主要特点。

1.立德树人,融入课程思政

把立德树人的根本任务贯穿、落实到教材建设全过程的各方面、各环节。教材内容编写突出医药专业学生内涵培养,从救死扶伤的道术、心中有爱的仁术、知识扎实的学术、本领过硬的技术、方法科学的艺术等角度出发与中医药知识、技能传授有机融合。在体现中医药理论、技能的过程中,时刻牢记医德高尚、医术精湛的人民健康守护者的新时代培养目标。

2.精准定位,对接社会需求

立足于高层次药学人才的培养目标定位教材。教材的深度和广度紧扣教学大纲的要求和岗位对人才的需求,结合医学教育发展"大国计、大民生、大学科、大专业"的新定位,在保留中医药特色的基础上,进一步优化学科知识结构体系,注意各学科有机衔接、避免不必要的交叉重复问题。力求教材内容在保证学生满足岗位胜任力的基础上,能够续接研究生教育,使之更加适应中医药人才培养目标和社会需求。

3.内容优化，适应行业发展

教材内容适应行业发展要求，体现医药行业对药学人才在实践能力、沟通交流能力、服务意识和敬业精神等方面的要求；与相关部门制定的职业技能鉴定规范和国家执业药师资格考试有效衔接；体现研究生入学考试的有关新精神、新动向和新要求；注重吸纳行业发展的新知识、新技术、新方法，体现学科发展前沿，并适当拓展知识面，为学生后续发展奠定必要的基础。

4.创新模式，提升学生能力

在不影响教材主体内容的基础上保留第二轮教材中的"学习目标""知识链接""目标检测"模块，去掉"知识拓展"模块。进一步优化各模块内容，培养学生理论联系实践的实际操作能力、创新思维能力和综合分析能力；增强教材的可读性和实用性，培养学生学习的自觉性和主动性。

5.丰富资源，优化增值服务内容

搭建与教材配套的中国医药科技出版社在线学习平台"医药大学堂"（数字教材、教学课件、图片、视频、动画及练习题等），实现教学信息发布、师生答疑交流、学生在线测试、教学资源拓展等功能，促进学生自主学习。

本套教材的修订编写得到了教育部、国家药品监督管理局相关领导、专家的大力支持和指导，得到了全国各中医药院校、部分医院科研机构和部分医药企业领导、专家和教师的积极支持和参与，谨此表示衷心的感谢！希望以教材建设为核心，为高等医药院校搭建长期的教学交流平台，对医药人才培养和教育教学改革产生积极的推动作用。同时，精品教材的建设工作漫长而艰巨，希望各院校师生在使用过程中，及时提出宝贵意见和建议，以便不断修订完善，更好地为药学教育事业发展和保障人民用药安全有效服务！

数字化教材编委会

主　　编　闫国立
副 主 编　陈永成　赵铁牛　杨　旻　宋花玲
编　　者　（以姓氏笔画为序）
王　梅（辽宁中医药大学）
王瑾瑾（河南中医药大学）
闫国立（河南中医药大学）
刘德臣（河南中医药大学）
孙　娜（陕西中医药大学）
李　静（安徽中医药大学）
杨　旻（湖北中医药大学）
宋花玲（上海中医药大学）
张　婧（河北中医药大学）
张胜利（福建中医药大学）
陈　书（湖南中医药大学）
陈　峣（辽宁中医药大学）
陈永成（江西中医药大学）
陈新林（广州中医药大学）
罗　丹（广西中医药大学）
赵铁牛（天津中医药大学）
高小娇（贵州中医药大学）
编写秘书　王瑾瑾

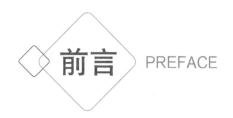

前言 PREFACE

　　中医药统计学是基于概率论和数理统计的基本原理和方法，研究中医药领域中科研设计、数据收集、整理、分析与推断的一门应用性学科，是医疗卫生人员正确认识中医药领域及其相关领域的客观规律、总结工作经验、进行中医药科学研究和疾病诊断防治工作的重要工具。现代中医药事业的发展必须注重统计艺术和科学证据。人类社会已进入信息时代，要在大量的信息中获得有价值的结果，需要对信息进行科学的统计分析，这就要求医学生具有扎实的中医药统计学知识和技能。

　　中医药统计学涉及概率论和数理统计等数学知识，具有抽象性、综合性和灵活性等特点，对医学生来讲有一定的难度，随着计算机的普及与统计软件的应用，使统计复杂的数值计算问题迎刃而解。医学生学习中医药统计学，不必死记数学公式，只需对概率论和数理统计知识有所了解，领会统计的基本概念、基本原理与方法，掌握技能，利用统计软件对实际数据进行统计分析并正确报告结果。做到统计理论指导实践应用，实践应用提高对统计理论方法的理解与把握。

　　本教材具有以下特点。

　　1. 强化统计思维培养。本书按基础统计、多元统计、研究设计三大部分，由浅入深，由简单到复杂比较系统地介绍了统计方法在中医药科学研究的应用，内容简洁严谨、重点突出，强调统计思维和应用能力的培养。

　　2. 突出"三基五性"，注重应用能力培养。坚持教材编写的"三基五性"原则，淡化数学公式的推导与证明，着力各种统计方法的基本思想或原理的通俗解释与理解，强调设计优先，侧重统计方法的应用条件、具体应用和统计结果的正确解释与表达。

　　3. 将统计学理论与统计软件应用紧密结合。每章按照基本原理、案例分析、SPSS 统计软件实现方法编排，包括建立数据集、具体分析步骤、主要结果与解释等。这样既可训练读者 SPSS 统计软件的应用技能，又可使读者及时加深对统计概念、原理方法的理解与把握。

　　本教材编者来自于全国 14 所高等中医药院校，他们长期活跃在中医药统计学教学与科研一线，具有丰富的理论与实践经验。编写分工如下：第一章由闫国立编写，第二章由陈新林编写，第三章由李静编写，第四章由陈永成编写，第五章由孙娜编写，第六章由陈书编写，第七章由张婧编写，第八章由王瑾瑾编写，第九章由宋花玲编写，第十章由杨旻编写，第十一章由罗丹编写，第十二章由高小娇编写，第十三章由陈峣编写，第十四章由刘德臣编写，第十五章由赵铁牛编写，第十六章由张胜利编写。

　　本教材在编写修订过程中得到了全国各高等中医药院校领导和同仁的大力支持。在此表示衷心的感谢！

　　本教材汇集了所有编委成员的统计学教学科研经验与智慧，但由于知识能力所限，书中难免存在不足之处，恳请广大师生提出宝贵的意见和建议，以便再版时修订完善。

编　者

2024 年 4 月

CONTENTS **目录**

第一章 绪 论

PPT

学习目标

知识目标

1. 掌握 中医药统计学的概念、资料类型、工作的基本内容和步骤；同质与变异、小概率事件、总体与样本、参数与统计量等基本概念。

2. 熟悉 中医药统计工作的基本步骤；中医药统计学的主要内容与特点；误差的概念，并能区分抽样误差与系统误差。

3. 了解 统计学及其发展简史；学习中医药统计学的意义与方法。

能力目标 通过学习能够识别医学研究案例中的资料类型、统计学设计、资料收集、统计分析等方面的内容；培养在实际科研工作中的统计学思维能力。

中医药具有悠久的历史，是中华文明的瑰宝，包含着中华民族几千年的健康养生理念及其实践经验，在保障我国人民健康中发挥着重要作用。随着中医药学的发展，作为中医药科学研究方法学的统计学已逐渐为广大医务工作者和中医药学科学研究工作者所认识、接受，并广为应用。随着我国《中医药发展战略规划纲要（2016—2030 年）》的制定，中医药传承创新发展迎来了历史性机遇。中医药学研究领域遍布着众多的随机现象，认识其数值规律性需要具有统计学的思维、知识与技能。注重中医药统计学的学习与运用，对中医药工作者做好科研工作与临床实践具有重要作用。

第一节 中医药统计学概述

一、统计学及其发展简史

统计学（statistics）是关于数量资料的搜集、整理、分析和表达的一门科学，其目的是探索客观现象的内在数量规律性，科学地认识客观事物的数量性、总体性和变异性等特点。David Freedman 提出"统计学是对令人困惑费解的问题作出数学设想的艺术"，我们可把它引申为"统计学是处理资料中的同质性（homogeneity）和变异性（variation）的科学与艺术"，即从事物同质性与变异性的数量表现出发，通过一定数量的观察、对比、分析，揭示那些困惑费解的医学问题的规律性，亦即由偶然性（不确定性）的剖析中，发现事物的必然性（确定性），并用以指导医学的理论和实践。

统计学作为一门学科，其发展大致经历了三个阶段：即"古典统计学""近代统计学"和"现代统计学"三个阶段。它的诞生和发展，是建立在科学方法和实验研究基础之上的。统计学通常可分为理论统计学和应用统计学两大分支。

理论统计学（theoretical statistics）即数理统计学（mathematical statistics），以概率论为基础，从理论的角度对统计方法加以推导论证，其核心内容是统计推断方法，本质上是以归纳方法研究随机现象的一般规律。理论统计学源于旧数理统计学派（生物统计学派），创始人为比利时的统计学家、数学家凯特勒（Lambert Adolphe Jacques Quetelet，1796—1874），在其《社会物理学》中首次将法国的古典概率理论引入统计学，提高了统计计量的准确性，使统计学产生了质的飞跃，为近代统计学奠定了基础，他提出把一批数据是否能很好地拟合正态分布作为判断该批数据同质的依据，被业内誉为"国际统计会议之父、近代统计学之父、数理统计学派创始人"。生物统计学家高尔顿（Francis Galton，1822—1911）首次将概率统计原理用于生物科学，设计了高尔顿钉板（Galton board）模拟正态分布的性质，用于解释遗传现象，创立了回归分析技术，明确提出"生物统计学"的概念，成为生物统计学派的重要奠基人。高尔顿的学生皮尔逊（Karl Pearson，1857—1936）创立了 χ^2 检验方法，被认为是假设检验的开山之作。皮尔逊的学生戈塞特（William Sealy Gosset，1876—1937）提出 t 分布理论，开创了小样本统计学的先河。费希尔（Ronald Aylmer Fisher，1890—1962）提出 F 分布理论，创立了极大似然估计法，被尊为统计学参数估计的经典。英国生物统计学派三大著名的统计学家皮尔逊、戈塞特和费希尔，被称为现代数理统计学的三大代表人物。

应用统计学（applied statistics）是将数理统计学的原理与方法在不同学科领域的具体应用，如社会统计学（managerial statistics）、医学统计学（medical statistics）、中医药统计学（statistics of traditional chinese medicine）、卫生统计学（health statistics）等。应用统计学源于 19 世纪后半叶，起源于德国的社会统计流派（大陆派），创始人是德国经济学家、统计学家克尼斯（Karl Gustav Adolf Knies，1821—1898），他认为统计研究的对象是社会现象，研究方法为大量观察法，被人们称为"历史学派经济学家的著名代表人物"和"社会统计学派的先驱者"。社会统计流派的主要代表人物有德国统计学家、经济学家恩格尔（Christian Lonrenz Ernst Engel，1821—1896）、梅尔（Georg von Mayr，1841—1925）等人，他们融合了国势学派与政治算术学派的观点，沿着凯特勒的"基本统计理论"向前发展，但在学科性质上认为统计学是一门社会科学，是研究社会现象变动原因和规律性的实质性科学，以此同数理统计学派通用方法相对立。社会统计学派认为统计学研究对象是群体而非个别现象，由于社会现象的复杂性和整体性，必须对总体进行大量观察和分析，研究其内在联系，才能揭示现象内在规律。德国三位著名的统计学家克尼斯、恩格尔和梅尔，是社会统计学著名代表人物。

在医学研究领域，1835 年法国医生 P. C. A. Louis 提出医学观察中的"混杂"（confounding）问题和疗效比较的"数量化"方法，被尊称为"临床统计之父"；1837 年英国成立了出生、死亡登记中心，为描述流行病学发展提供了广阔的舞台；1840 年，法国数学家 S. D. Poisson（1781—1840）的学生 J. Gavarret 在巴黎出版了《医学统计学》，它是世界上第一部医学统计教科书。在我国，生物统计方法在医学界的传播与运用始于 20 世纪初。我国医学统计学的主要奠基人之一郭祖超于 1948 年出版了《医学与生物统计方法》一书，在国内首次系统地介绍了医学统计学理论与方法，对于医学统计学在我国医学界的推广、应用和提高起到了重要作用。20 世纪 50 年代以来，尤其是改革开放以来，随着医学科学的发展，医学统计学在我国得到迅速普及与提高。在实验研究和临床试验方面，广泛采用现代的统计设计手段和现代统计方法。进入 21 世纪，随着信息技术和大数据的广泛应用，各种高级编程语言和新算法的出现已经使生物统计学的发展达到了前所未有的高度，其内涵和外延都得到了极大的拓展。

中医药统计学的出现并非偶然，它是随着中医药临床实践的深入和现代研究的需要而产生的。20 世纪 50 年代以来，中西结合医学的出现极大地促进了中医药的现代研究，并取得了以屠呦呦为代表的世界级成果。在中医药现代化研究中，统计学作为发现真理的科学方法对中医药研究起到了极大的促进作用。

二、中医药统计学的概念、内容与特点

（一）中医药统计学的概念

中医药统计学属于生物统计学的范畴，其学科的出现是中医药学现代发展的必然结果。中医药统计学是基于概率论和数理统计的基本原理和方法，研究中医药领域中科研设计、数据收集、整理、分析与推断的一门应用性学科，是医疗卫生人员正确认识中医药领域及其相关领域的客观规律、总结工作经验、进行中医药科学研究和疾病诊断防治工作的重要工具。

中医药学强调"整体观点""天人合一""形神一体"和"辨证论治"的生命观和防治理念。因此，中医药学的研究对象不仅是人体，还有人体所处的复杂的外界环境。在个体变异的背景下，从错综复杂的因素中研究疾病的发生、发展规律，以及评价中医药干预方法的疗效，就必须运用统计学思想、原理和方法，透过偶然性的现象来揭示其内在本质和规律。不难想象，中医药统计学对促进中医药的现代发展具有重要作用。

（二）主要内容

中医药统计学的内容较为丰富，主要包括研究设计、统计描述、统计推断三部分。中医药科研资料数据文件的建立与管理及其统计分析都可在计算机上借助统计软件来完成。目前较常用的统计软件有 SPSS、R、SAS 和 STATA 等，本书应用 SPSS 统计软件实现统计分析与推断。

1. 研究设计（research design） 是按照研究目的和统计学要求制定的具有针对性、具体性、专业性的工作方案，根据其内容可分为两类。①专业设计（specialized design）：用什么方式、方法等内容验证假说或回答有关的专业问题。目的在于保证成果的实用性、可行性和创新性。②统计学设计（statistical design）：如何合理地安排实验内容，对实验结果如何进行有效的分析。目的在于保证结果的经济性、可重复性和科学性。

2. 统计描述（statistical description） 用统计指标、统计图、统计表等方法描述样本资料的数据特征及其分布规律，是整个统计学的基础。

3. 统计推断（statistical inference） 用样本信息推论总体特征的归纳过程，包括参数估计和假设检验。①参数估计（estimation of parameter）：以样本指标数值（即统计量）推断总体指标数值（即参数）范围。统计学关注总体参数的大小，其依据却是统计量。②假设检验（hypothesis testing）：利用样本信息，根据一定的概率水准，推断指标间的差别有无意义的统计分析方法。

（三）主要特点

1. 变异性（variability） 生物现象的一个重要特点就是普遍存在着变异。统计学研究对象的变异性表现在数据量方面，其根源是人及生物个体的变异性。统计学研究方法是通过量变探讨质变的思维过程，即通过指标的量化和大量数据的观察与分析认知事物或现象的本质规律。否则，就会被变异性的表象所迷惑。

2. 随机性（randomness） 具有变异性的事物或现象在自然状态下所呈现的不同结果具有随机性，则该事物或现象称为随机事件（random event）。如掷硬币试验中出现正面或反面具有不确定性，属于随机事件。

3. 概率性（probability） 由于研究对象的变异性、结果表现的随机性和事物间关联的不确定性，只有通过概率论的统计学方法进行研究，才能得到客观的结论和正确表达。概率论是统计学推断的基础。

学习中医药统计学不仅要系统掌握其基本理论与方法，还要建立统计思维，正确认识变异性，从个

性中寻求共性；理解随机性，通过抽样研究，透过现象看本质；强调概率性和总体推断，通过同质基础上的差异比较和假设检验，判别真伪可能性的大小，透过偶然现象揭示内在规律。

第二节 中医药统计学中的基本概念

一、同质与变异

同质（homogeneity）指观察单位间被研究指标的影响因素相同。由于被研究指标的影响因素往往难以完全控制，甚至未知，因此在实际工作中观察单位的同质是指对被研究指标的影响较大的、可以控制的主要因素相同或基本相同。如研究某地区儿童的身高，则要求影响身高这一指标的主要因素（如年龄、性别、民族等）要相同，而不能控制的因素（遗传、营养等）可不要求相同。变异（variation）指在同质基础上各观察单位间某观察指标的差异。如同年龄、同性别、同民族、同地区儿童的身高间的差异，称为身高的变异。统计学研究的对象是具有变异的事物，没有变异就无需统计学。

二、总体与样本

总体（population）是根据研究目的所确定的同质观察单位的全体。观察单位是指被研究的总体中的某个单位，即个体。如欲了解某地大学生的体重情况，其总体应是该地全部大学生的体重值；又如，研究 2 型糖尿病患者的血糖情况，其总体则是全部 2 型糖尿病患者的血糖值。两个例子比较，前者的总体可称为有限总体（finite population），因为个体的数量是有限的、可以确定的。后者的总体则被称为无限总体（infinite population），因为个体的数量是无限的，它没有时间、空间的限定，由个体组成的那个全体只是理论上存在。

科学研究的目的是要阐明总体特征和规律，然而在实际工作中多数情况下不可能对总体中的每一个体进行观测。科学的办法是进行抽样（sampling）研究，即从总体中抽取部分有代表性的个体，这些个体的观测值就构成样本（sample）。对该样本做深入研究，利用获得的样本信息进行统计推断，阐明总体特征和规律。为了使样本对总体有足够的代表性，要求样本必须从总体中随机抽取，且样本中的个体要足够多。

三、参数与统计量

反映总体的统计指标称为参数（parameter），用希腊字母表示，如 μ（总体算术均数）、σ（总体标准差）；反映样本的统计指标称作统计量（statistics），用拉丁字母或英文字母表示，如 $\bar{x}$（样本均数）、s（样本标准差）。

四、概率与频率

若在相同条件的控制下对某试验进行 n 次重复，一个事件出现的次数 m 和总的试验次数 n 之比，称为这个事件在这 n 次试验中出现的频率（frequency）。当试验次数 n 很大时，该频率将趋近于一个较稳定的常数，这个常数即该事件发生的概率（probability）。因此，概率是反映随机事件发生的可能性大小的度量，用 P 表示，取值范围为 $0 \leqslant P \leqslant 1$。随机事件的概率为 $0 < P < 1$，必然事件的概率等于 1，不可能事件的概率等于零。某事件发生的概率越接近于 1，表示该事件发生的可能性越大；反之，越接近于 0，表示该事件发生的可能性越小，统计学通常把 $P \leqslant 0.05$ 或 $P \leqslant 0.01$ 的随机事件称为小概率事件。一

般认为小概率事件在一次试验中是不大可能发生的，这就是小概率原理，小概率原理是统计推断的一条重要原理。

五、误差

误差（error）泛指观测值与真实值之差以及样本统计量与总体参数之差。主要分为非随机误差与随机误差，非随机误差包括系统误差和过失误差，随机误差包括随机测量误差和随机抽样误差。

1. 系统误差（systematic error） 是指在实际观测过程中，由受试对象、研究者、仪器设备、研究方法、非实验因素影响等原因造成的有一定倾向性或规律性的误差，流行病学称之为偏倚（bias）。如仪器初始状态未调整到零、标准试剂未经校正所致的误差。其特点为：观察值有系统性、方向性、周期性的偏离真值。可以通过严格的实验设计和技术措施消除。

2. 过失误差（gross error） 由于观察过程中不仔细造成的错误判断或记录。应认真检查核对，否则将会影响研究结果的准确性。

3. 随机测量误差（random measurement error） 是指各种偶然因素（如电压、环境温度等）造成同一对象多次测定的结果不完全一样，或同一样品不同观察者之间的差异。该误差不可避免，但要控制在容许范围内。提高操作者熟练程度可以减少这种误差。

4. 随机抽样误差（random sampling error） 简称抽样误差（sampling error），是由于随机抽样所引起的样本统计量与总体参数间的差异以及各样本统计量之间的差异。医药现象的变异总是客观存在的，因而在抽样研究中，抽样误差总是不可避免的，但它有一定的分布规律，是可估计、可控制的。样本对总体的代表性越好，抽样误差越小，反之，样本对总体的代表性越差，抽样误差越大。

⬙ 第三节 中医药统计工作的基本步骤

中医药研究中的统计工作步骤包括研究设计、收集资料、整理资料、分析资料、结果报告与结论表达等。这几个步骤是密切联系、不可分割的，任何一个环节发生缺陷都会影响研究结果的质量。

一、研究设计

研究设计（research design）就是制定完成科研目标的技术路线和实施方案，对包括研究目的、意义，观察指标，资料收集、整理、分析等全过程的总安排。根据是否对研究对象施加干预措施，可将研究分为观察研究和实验研究两大类。观察研究对研究对象不施加任何干预措施，主要通过现场调查获取数据，其对应的设计称为调查设计（survey design）；实验研究包括动物实验研究和临床试验研究（后者的研究对象为人），实验研究需要对研究对象施加一定的干预措施，其相应的设计称为实验设计（experimental design）。无论是调查设计还是实验设计，均涉及专业设计与统计设计。

1. 专业设计（specialized design） 是指用什么方式、方法验证假说或回答有关专业问题。目的在于保证成果的实用性、可行性和创新性。做好专业设计一般需要具有过硬的专业知识、较强的查阅文献能力和多学科交流与合作的能力。

2. 统计设计（statistical design） 是指如何合理地安排实验内容、选择实验对象、计算样本含量、对实验结果进行有效的分析等。目的在于保证结果的经济性、重复性、可靠性和科学性。实验统计设计应遵循随机、对照、重复和均衡四个基本原则。中医药课题申报书和论文中的统计学处理应明确说明应用的统计设计类型与统计分析方法。

研究者一定要树立起"设计优先"的思想，只有研究设计得缜密完善，才能获得真实可靠的研究结果。中医药统计学用于中医药科学研究，应从研究设计阶段开始，而不是在需要处理数据时。实验完成后再找统计学家无异于请统计学家为实验进行"尸体解剖"，统计学家或许只能告诉你失败的原因。

二、收集资料

收集资料（data collection）是指根据研究目的按照设计要求去准确、及时和完整地收集原始资料，是统计分析的前提与基础。医药研究资料来源大致有：日常医疗工作记录和报告卡、统计报表、专题调查与实验或试验研究资料、公共或共享的其他资料。收集资料的过程实际上是具体调查或实验实施的过程，要有科学的态度，实事求是的精神，如实收集资料，防止误差及偏倚影响观察结果的准确性。

三、整理资料

整理资料（sorting data）是把收集到的原始资料，有目的、有计划地进行科学的加工（如分组或汇总），使其系统化、条理化，以便更好地揭示所研究事物的规律性，有利于统计分析。整理资料包括资料核查和设计分组与汇总等。首先检查原始记录，及时纠错补漏；其次是标记可疑值，必要时对可疑值重新观测。根据资料的性质或数量特征，对资料进行分组，需要时按不同组段对原始资料进行归纳计数。

四、分析资料

分析资料（analysis data）就是对资料进行统计分析，主要包括统计描述（statistical description）与统计推断（statistical inference）。统计描述是指用适合资料性质的统计指标、统计图表等对资料的数量特征及其分布规律进行表达，反映变量值的水平、频率、联系强度等。统计推断是通过抽样研究，根据样本资料所提供的信息对未知总体做出具有一定概率性的估计和推断，它包括参数估计和假设检验两方面。

五、结果解释与表达

在信息时代，医学科研设计、资料数据库的建立与管理、统计分析的大多数任务可以交给计算机完成，故正确领悟统计思想以及统计软件所输出的结果，并在研究报告和论文中作出适当的解释与表达显得越来越重要。

统计学既是一门科学又是一门艺术，其艺术性是通过表达来体现的。医学研究性论文主要由摘要、引言、材料与方法、结果和讨论五个部分组成，每一部分或多或少都涉及统计表达，需要明确指出所使用的统计设计与分析方法，观察对象的纳入与剔除标准，是否随机抽样与随机分组，使用何种统计软件及其版本，样本统计量、总体参数可信区间、检验统计量、P 值等，并结合各学科专业知识对统计分析结果作出合理的解释，进而得出可信赖的专业结论。另外，可借助统计图表直观、形象表达统计结果。统计结果的规范化报告和结论的正确表达，能提高研究的认证度，也便于各层次的学术交流与研究。

≫ 第四节　中医药统计资料的类型

研究总体确定之后，研究者应对每个观察单位的某项特征进行观察或测量，这种特征能表现观察单位的变异性，称为变量（variable）。对变量的观测值称为变量值（value of variable）或观察值。例如，患者的性别、身高、体重和血压等。观察测量的对象不同，得到的结果（值）不同。变量的观察结果也可以是定量的，也可以是定性的，如血压值是定量的、性别是定性的。根据变量的不同观察结果，可将变量分为数值变量和分类变量，其对应的资料分为数值变量资料和分类变量资料。

一、数值变量资料

数值变量资料又称定量资料（quantitative data）或计量资料（measurement data），为观测每个观察单位某项指标的大小，而获得的资料。其变量值是定量的，表现为数值大小，一般有度量衡单位。根据其观测值取值是否连续，又可分为连续型或离散型两类。前者可在实数范围内任意取值，如身高、体重、血压等；后者只取整数值，如某医院每年的病死人数等。

二、分类变量资料

分类变量资料又称定性资料（qualitative data）或计数资料（enumeration data），是将观察单位按某种属性或类别分组计数，分组汇总各组观察单位数后而得到的资料。其变量值是定性的，表现为互不相容的属性或类别，如试验结果的阳性和阴性、家族史的有无等。它分为二分类变量资料与多分类变量资料，后者又分为有序多分类变量资料与无序多分类变量资料。

1. 二分类变量资料 指变量的观察结果只有相互对立的两种情况。如检验结果分为阳性、阴性，性别变量分为男性、女性，中医面色分为常色与病色等。

2. 多分类变量资料 指变量的观察结果表现为多种情况。

（1）有序多分类变量 即等级变量，归类的组别之间有程度或等级上的差别。如疗效表现为无效、好转、有效、痊愈，患者的某种疾病特征用"＋"号的个数来表示其不同程度，如尿糖情况分为 －、＋、＋＋、＋＋＋ 等。

（2）无序多分类变量 分类变量的观察结果表现为不同的属性特征。如中医苔色表现为白苔、黄苔、灰黑苔；血型分为 A、B、O、AB 型等。

三、资料类型的转换

为了研究需要或数据分析方便，有时需要对资料进行转换。一般是将数值变量资料转化为二分类资料或等级资料。例如，血红蛋白水平为计量资料，但根据 WHO 推荐的贫血判断标准，孕妇血红蛋白水平低于 110g/L 为异常，可将孕妇分为正常与贫血两类，形成二分类资料。如果按 110g/L、90g/L、60g/L 水平划分，还可把血红蛋白水平转换为正常、轻度贫血、中度贫血和重度贫血四类，形成有序分类变量资料。

建立原始数据集时，观测为数值变量的直接输入数值，观测为分类变量的可输入 1、2、3 等表示类别。需要变量转换时，可对原始数据加工，用 SPSS 软件 Transform 中的 Computer Variable 过程均能实现。SPSS 对有些多元统计分析，如 Logistic 回归、Cox 回归分析能自动生成哑变量。

第五节 学习中医药统计学的意义与方法

统计学在认识论和方法论上的巨大贡献有力助推近代科学发展为现代科学，针对近代科学或实验科学所面临实验的种种问题和困扰，统计学可提供有效的解决思维和方法。英国著名遗传学家 Galton（1822—1911 年）指出，"当人类科学探索者在问题的丛林中遇到难以逾越的障碍时，唯有统计工具可为其开辟一条前进的通道"。统计学方法是现代医学大厦的一个重要支柱,伴随医学科学的发展而发展。随着信息技术的发展和大数据时代的到来,学会正确地进行统计思考、从容地决策和预测不确定性等,凸显了正确掌握与运用统计学方法的重要性。

中医学有五千多年的历史。从砭石压穴到今天的针灸学,从神农尝百草到今天的系统中医理论与实践,每一次的发展与飞跃,都与统计学有关。当前推进中医药现代化,在中医药学基础研究、临床研究和新药开发研究等领域,统计学方法的应用显得尤为重要。中医药统计学是中医药科学研究的重要工具和手段,它为中医药科学研究提供统计思维、统计设计和统计分析方法。其思维和方法已渗透到中医药研究的各个方面。因此,学习统计学方法对中医药学的发展具有重要意义。

一、学习中医药统计学的意义

(一)认识和处理医学现象的不确定性

医学研究的目的是探索医学领域内未知的事物,而反映未知事物特征的指标常带有变异性。由于变异性的存在,实验或观测的结果就必然带有不确定性。为了获得带有规律性的结果,人们就不得不进行大量的实验或观测。然而总体的容量很大,甚至是无限的,研究者的时间、精力、人力和物力却是十分有限的。客观实际迫使研究者不得不从总体中进行抽样研究,以期通过样本所提供的信息去推论总体的规律性,因此形成了医学研究的基本方法——抽样研究。抽样研究(sampling study)作为由部分认识整体的观察方法,是人们从古至今一直应用的行之有效的方法。然而,由于生物现象的变异性和复杂性,通过样本推断总体时不可能准确地预测各种决策的结局,形成了医学现象所固有的不确定性,即概率性。统计学是从适当的重复观察中探讨不确定性规律的重要方法,只有在掌握各种统计方法的适用条件、优缺点、各种统计量的含义,才能对统计指标的做出正确的判断和解释。

(二)培养统计思维

世界著名统计学家 C. R. Rao 教授指出:统计学教会我们一种思考和推理方法,所有决策都是统计学。统计思维就是培养从概率的角度来思考问题和分析结果的方法,即用辩证思维去观察事物、用透视的眼光去洞察事物,透过现象看本质的思维模式。学习中医统计学的最高境界是建立基于统计学思维的科学思维方法,学会从不确定性、机遇、风险和推断的角度去思考中医药领域的科学研究问题,学会结合本专业实际情况做出严密的研究设计并获得可靠、准确和完整的资料,学会运用中医药统计学理论和方法,充分挖掘中医药相关资料或大数据中蕴含的信息,恰如其分地进行理论概括和逻辑推理,并据此写出严谨的学术论文或研究报告。

(三)为中医药学研究打下基础

统计学方法是借助数理统计原理揭示中医药学研究对象所反映出的本质规律的一门方法学。统计学的重要作用之一是通过严谨的统计学设计控制研究中出现的各种误差或偏倚,以确保研究结果的真实性(validity)、可靠性(reliability)和可重复性(repeatability)。因此,熟悉和掌握必要的统计学方法,可以帮助研究者拓展研究思路、制定科学合理的研究设计方案、做出合理的专业推论。例如,在中医药研究及临床实践中,如何定义总体、如何从特定总体中抽样、如何确定样本大小、选择什么样受试对象、观测哪些指标、如何合理安排和控制各种影响因素、采用什么设计方案和统计分析方法等一系列问题,都离不开中医药统计学的方法指导。自 20 世纪 50 年代以来,中医药的科学研究得到了前所未有的关注和重视,特别是近几十年来,国家层面的重视,推动中医药领域的创新研究正如火如荼地开展。中医药统计学方法的学习将会为中医药相关专业的学生从事中医药研究打下坚实基础。实际上,中医药临床应用和创新研究是相辅相成的,两者都需要中医药统计学为其提供方法学理论指导和决策工具。

二、学习中医药统计学的方法

（一）整体把握重在理解

强调数量观念和统计思维，整体把握统计学的基本理论、基本知识和基本技能。通过认真听课、学习和练习，结合生活实际和医学实际，理解掌握基本概念及相关的方法原理和应用条件，并能对分析结果做出正确解释与表达。重视观察、判别和解决问题能力的培养，求真务实，杜绝虚假捏造。

（二）循序渐进重在应用

教材各章节的内容是环环相扣、逐步展开的，应保证有足够的学习时间，在学习内容上循序渐进不可间断。准确把握不同统计学方法间的区别与联系以及具体的应用条件，学会认真思考，不断地在实践中应用。统计学与所有应用学科一样，是用会的，而不是学会的，故学习统计学的关键是应用。一定要带着问题学、活学活用，通过实践—认识—再实践—再认识，循环往复，从而培养统计思维、掌握统计方法。

（三）学会使用统计软件

在实际工作中，绝大多数的统计分析工作是使用有关统计软件实现的。随着 SPSS、R、SAS、Stata 等统计软件的普及，大大简化了数据处理和计算分析的难题，显著提高了工作效率。本教材凡涉及统计计算的各章最后一节，都针对该章的例题介绍了如何用 SPSS 统计软件进行分析。希望同学们能够重视并逐步熟悉，为今后的实际工作和科研工作需要做准备，也为今后学习和使用其他统计软件奠定基础。

目标检测

答案解析

一、最佳选择题

1. 中医药统计学研究的对象是（ ）
   - A. 医药领域的某种小概率事件
   - B. 疾病的预防与治疗
   - C. 有变异的医药事件
   - D. 各种类型的数据
   - E. 医药中的必然事件

2. 从总体中抽取样本的目的是（ ）
   - A. 研究样本统计量
   - B. 研究典型案例
   - C. 由样本统计量推断总体参数
   - D. 计算统计指标
   - E. 研究总体统计量

3. 用样本推断总体，具有代表性的样本是指（ ）
   - A. 在总体中随意抽取任意个体
   - B. 剔除总体中偏大或偏小后的部分个体
   - C. 总体中最容易获得的部分个体
   - D. 依照随机原则抽取总体中的部分个体
   - E. 挑选总体中的有代表性的部分个体

4. 下列资料中属于等级资料的是（ ）
   - A. 红细胞计数
   - B. 门诊就诊人数
   - C. 患者的病情分级
   - D. ABO 血型
   - E. 成年男性的体重资料

5. 下列关于随机抽样误差的说法，不正确的是（　　）

    A. 不可避免　　　　　　　　B. 可尽量减小　　　　　C. 无方向性

    D. 可间接地计算出它的大小　　E. 与样本含量大小无关

6. 下列关于概率的说法，不正确的是（　　）

    A. 某种事件发生的频率即概率　　　　　　　　B. 大小在 $0 \leqslant P \leqslant 1$

    C. 在实际中，概率是难以获得的　　　　　　　D. 随机事件的概率为 $0 < P < 1$

    E. 某事件发生的概率为 $P \leqslant 0.05$ 时，称为小概率事件

二、简答题

1. 请简述中医药统计学的概念及其主要内容。

2. 资料类型有哪几类？根据分析需要，如何将其相互转换？

3. 中医药统计工作包括哪几个基本步骤？

4. 统计学的特点、基本思想和基本思维分别是什么？

（闫国立）

书网融合……

题库

第二章　中医药统计资料的收集与管理

PPT

◎ **学习目标**

知识目标
1. **掌握**　资料收集、资料整理、资料管理的概念。
2. **熟悉**　资料来源、资料收集的方法、资料整理的方法。
3. **了解**　质量控制步骤及常用数据管理软件。

能力目标　通过本章的学习，能够熟练应用 SPSS 统计软件建立数据文件，并进行管理，培养在实际工作中正确收集数据和管理数据的能力。

开展中医药的科学研究，首先要进行研究设计，其次是实施具体的科研项目。实施科研项目，及时、准确、客观地收集资料并将资料进行系统化、条理化的整理，即资料的收集与整理。

>>> **知识链接** ○--

C. R. Rao 教授的贡献

C. R. Rao 教授的一生经历了 Pearson 和 Fisher，也经历了大数据和人工智能。C. R. Rao 教授对统计学发展的杰出贡献主要表现在估计理论、渐进推断、多元分析、概率分布的设定、组合分析等诸多方面。2007 年，他建立了 C. R. Rao 数学、统计学和计算机科学前沿研究所（AIMSCS），持续拓展统计学的边界来解决大数据时代和人工智能中的挑战问题。

⊗ 第一节　中医药统计资料的收集

一、资料收集的概念

资料收集（data collection）是指根据研究目的，按照设计去收集原始资料的过程。资料收集实际上是具体调查或实验的实施过程，是开展统计分析的前提与基础。资料收集应该坚持科学的态度和实事求是的精神，保证收集到的原始资料是完整、准确的。

二、资料来源

统计资料的主要来源包括文献资料、调查研究资料及实验研究资料等，包括日常医疗卫生工作记录和报告单、统计报表、专题调查与实验研究资料、公共数据等。

1. 文献资料　是记录知识的载体，包括图书、期刊论文、会议文献、学位论文、专利文献、政府出版物、科技报告、档案，以及音像视听资料等。文献资料在科学研究中占有非常重要的地位。

2. 调查研究资料　是通过对研究对象进行调查、观测而得到的资料，这类资料是在自然状态（非人为干预的条件）下得到的。例如：了解肠癌患者的常见证候及其对应的分子标记物，纳入患者后，收集到的证候及分子标记物等资料为调查研究资料。

3. 实验研究资料 是对研究对象人为给予干预措施而得到的资料。例如，开展某种药物治疗风寒感冒的随机对照试验，将风寒感冒患者随机分为治疗组和对照组，随访观察一段时间，收集患者治疗前后的疗效（临床疗效指标、证候、症状等）及安全性指标，这些资料为实验研究资料。

三、资料收集的基本要求

1. 客观真实性 观察指标包括主观指标和客观指标。主观指标容易受观察者和被观察者心理因素的影响，具有随意性和偶然性，而客观指标具有较好的真实性和可靠性。现代医学愈来愈重视主观指标的应用，进行主观指标测评时，例如生存质量，一般采用公认的量表进行测量，如果采用的量表具有良好的信度和效度，则体现出较好的真实性。

2. 精确性 包括准确度和精密度两层涵义。准确度指观察值与真值的接近程度，主要受系统误差的影响。精密度指相同条件下对同一对象的同一指标进行重复观察时，观察值与其均数的接近程度，其差值受随机误差的影响。观察指标应当既准确又精密，在实际工作中，应根据研究目的来权衡两者的重要性。

3. 完整性 是收集资料的基础。要求收集到的资料全面反映研究对象，为科学决策提供保障。为了保证收集到的资料的完整性，必须设计好研究方案，按照方案收集所有研究对象的资料，并按病例报告表（CRF）的要求填写所有项目，形成完整的 CRF。

4. 时效性 是收集资料的前提。数据的利用价值取决于该信息能否及时、迅速地采集。临床研究强调对研究对象当时情况的真实观察和及时记录，因此必须按照观察表格中规定的时点观察，及时反馈患者的病情或治疗效果。其次，为了能动态观察研究对象的病情变化，强调及时记录对象的信息，根据需要及时调整治疗方案。

有些资料还需要考虑灵敏度和特异度。灵敏度是指将实际有病的人正确地判为患者的能力，反映该指标检出真阳性的能力。特异度是指将实际无病的人正确地判为非患者的能力，反映该指标检出真阴性的能力。

四、资料收集的注意事项

1. 调查研究 调查研究的资料收集主要包括采集对象的问卷材料、语音材料、生理测量指标等。注意事项包括：①调查问卷一般不宜太长，控制在 20～30 分钟为宜，如果问题太多，调查者花费时间过长，将影响调查质量；②语言要简洁，用词准确、通俗；形式上，尽量采用封闭式问题；给答案编码，以便进行统计处理和分析；③问题安排应具有逻辑性，问题的顺序应先易后难，被调查对象感兴趣的问题放在前面，开放性的问题放在后面。

2. 实验研究 实验资料是通过精心设计后，在人为干预情况下得到的资料。良好的实验设计是进行科学研究和数据分析的前提。在实验设计前，需要明确实验设计的基本要素、基本原则和常用的设计类型。

（1）分清处理因素和非处理因素 处理因素是研究者根据研究目的确定的因素。非处理因素是对实验结果有影响的其他因素，如实验动物的性别、体重或患者的年龄、病情轻重等。在确定处理因素的同时，还需根据专业知识和实验条件，找出非处理因素，以便对其进行控制，消除其干扰作用。

（2）处理因素应当标准化 在实验过程中，处理因素（包括处理因素的施加方法、强度、频率和持续时间等）应始终保持不变，不能中途改变。如临床试验，药物的性质、成分、批号、剂型、使用方法等应完全相同，手术或其他操作应当自始至终保持恒定。

3. 文献研究　文献资料应该明确检索的目的和要求。根据研究者的需求确定文献资料，包括文献的主题、时间、类型等。检索目的越明确，要求越具体，检索的针对性越强，效率就越高。确定检索工具和信息源，包括目录、索引、文摘，以及期刊、网络数据库、报纸等。确定检索途径、方法与内容，包括作者名、作者单位、标题、主题词、摘要等。

第二节　中医药统计资料的整理

一、资料整理的概念

资料整理（data soring）是把收集到的原始资料有目的、有计划地进行科学的加工整理，使其系统化、条理化，以便更好地揭示研究事物的规律性。资料整理是对资料进行"去伪存真、去粗取精"的加工过程，是从资料收集到资料分析的过渡环节。

二、资料整理的方法

1. 原始数据输入计算机，建立数据库　数据资料经编码分类后，将其输入计算机，建立数据库。利用数据库软件或统计分析软件对资料进行专业检查和逻辑相关检查。

2. 资料预处理　对收集到的原始资料进行统计分析之前，需要对其进行处理，使之系统化、条理化，这个阶段称为资料预处理。一般来讲，资料预处理包括数据的审核、筛选和整理，审核原始资料的完整性、真实性、准确性、及时性、可比性以及筛选数据、纠错或剔除、变量设置、离群值的处理、缺失值的处理、数据分组、数据排序等。

3. 绘制统计表与统计图　进行统计描述时，统计表和统计图可以揭示资料的特征和分布规律，是展示资料结果的重要工具。统计表是按照一定的要求和顺序将研究指标及其取值排列起来制成的特定表格。统计表可代替冗长的文字叙述，简明扼要地表达分析结果。统计图是用点、线、面、体等几何图形来形象表达资料的数量特征、数从关系或动态变化。统计图主要用于揭示各种现象间的数量差别和相互关系。统计图能够直观形象地展示资料特征，给读者留下深刻印象。

三、资料整理的注意事项

（1）资料整理过程尽量与资料收集过程同步，研究者可及时发现资料存在的缺陷，并采取有效措施加以补救，最终保证数据质量的完整及全面。

（2）原始资料可能杂乱无章，需要采取一定的模式，把数据整理成格式化的资料，方便后期的数据分析。同时，整理数据过程中，还需要使用对应的软件（如 R 软件的正则表达式），提取数据。

（3）如果数据量较大，难以发现重复数值，可以对数据进行排序，让重复数值集中出现。

（4）如果数据来自不同的数据库，使用之前应该查明内容的异同点，寻求存在差异的原因再做取舍。

第三节　数据管理

一、数据管理的概念

数据管理可称为智能化收集与整理资料，是利用计算机硬件和软件技术对数据进行有效的收集、存储、处理和应用的过程。数据管理的目的在于充分有效地发挥数据的作用。随着计算机技术的发展，数据管理经历了人工管理、文件系统、数据库系统三个发展阶段。

二、数据管理的分类

根据管理承载工具的不同，数据管理分为纸质化数据管理和电子化数据管理。纸质化数据管理，一般采用病例报告表（CRF）收集数据资料，CRF 是研究中用于评价疗效的重要工具，也是研究者评价药物安全性的重要依据。电子化病例报告表（eCRF）是在传统的 CRF 基础上衍生出的新型数据填报工具，用于减轻研究者的工作负担。

三、数据管理计划

在进行医学研究之前，需要制定数据管理计划（data management plan，DMP）。DMP 是临床研究数据管理工作的纲领性文件，也是数据管理工作的总体规划。DMP 内容包括：①研究的一般情况，如研究目的、研究设计等；②数据管理的时间表、相关人员与职责；③确认数据库的管理软件；④数据库的创建方式和框架；⑤如何进行数据录入与核查，如何进行数据确认；⑥疑问表的产生、解决与管理；⑦如何进行质量检查，包括质量检查标准；⑧数据锁定及移交，定义需要存档的文件，数据的安全保障措施。

四、常用数据管理软件

1. EpiData 是免费的数据管理软件，具有简单、好用、实用的特点。EpiData 的开发者是丹麦欧登塞（Odense）的一个非营利组织。EpiData 可以用于数据录入和简单的数据分析。如果需要对数据做复杂的分析，可以将录入的数据导入其他专业统计分析软件处理。

2. EpiInfo 是由美国疾病控制中心和 WHO 联合研制的流行病学工作专用软件包，是完全免费的软件，拥有常用的统计分析功能，常被公共卫生人员用来调查取样、资料登录与后续统计分析。

3. 其他数据库软件 如 Oracle、SQL、Hadoop 等适宜数据库专业人员建立与管理大型数据库。若研究资料指标少、观察员少，可用 Excel 建立数据集。

第四节 SPSS 数据文件的建立与管理

SPSS 统计软件的数据管理主要借助于数据管理窗口和主窗口的 File、Data、Transform 等菜单完成。

一、数据文件建立与编辑

1. 定义变量类型 数据类型包括：数值型（numeric）、科学记数型（scientific notation）、日期型（date）、货币型（dollar）、字符型（string）等。

2. 增加新的变量列与观察值

（1）增加一个新的变量 Edit 菜单的 Insert Variable 命令项。

（2）增加一个新的观察值 Edit 菜单的 Insert Cases 命令项。

3. 删除、剪切或粘贴某个变量列与观察单位行

（1）删除 点击某列变量或某行观察单位，按 Delete 键删除该列或行。

（2）剪切 选择 Edit 菜单的 Cut 命令项。

（3）粘贴　选择 Edit 菜单的 Paste 命令项。

4. 确定重复的个体　选择 Data 菜单的 Identify Duplicate Cases 命令项，弹出对应的对话框，在 Define matching cases by 框中选入一个或多个变量，点击 OK 按钮。

5. 数据的排序　选择 Data 菜单的 Sort Cases 命令项，弹出 Sort Cases 对栺框，在 Sort by 框中选入一个或多个变量进行升序（或降序）排序。升序（或降序）选择 Sort Order 的 Ascending（或 Descending），点击 OK 按钮。

6. 变量的排序　选择 Data 菜单的 Sort Variables 命令项，弹出 Sort Variables 对栺框，在 Variable View Columns 框中选 1 个变量按升序（或降序）排序。升序（或降序）选择 Sort Order 的 Ascending（或 Descending），点击 OK 按钮。

7. 数据的行列互换　选择 Data 菜单的 Transpose 命令项，弹出 Transpose 对话框，在 Variable（s）框中选 1 个或多个变量，点击 OK 按钮。

8. 频数加权　选择 Data 菜单的 Weight cases 命令项，点击 Weight cases by，将变量选入 Frequency Variable，点击 OK 按钮。

9. 数据的分组汇总　选择 Data 菜单的 Aggregate Data 命令项，在 Break Variable（s）中选入分组变量，在 Aggregated Variables 选入汇总的变量，在 Function 中选择汇总形式，汇总的形式有 Mean of values（平均值）和 Standard deviation（标准差）等十多种指标。

10. 数据的分割　选择 Data 菜单的 Split File 命令项，弹出 Split File 对话框，选择拆分变量。若在数据分割之后要取消这种分组，选择 Analyze all cases 选项，则系统恢复分析所有数据。

11. 数据的选择　选择 Data 菜单的 Select Cases 命令项，弹出 Select Cases 对话框，系统提供全选择（All cases）、条件选择（If condition is satisfied）、随机抽样（Random sample of cases）、顺序抽样（Based on time or case range）、变量过滤（Use filter variables）等选择方法，选择完成后，点击 OK 按钮。

12. 观察单位排秩次　选择 Transform 菜单的 Rank Cases 命令项，弹出 Rank Cases 对话框，在 Variable（s）框中选入 1 个或多个变量，点击 OK 按钮。

二、数据文件的管理

1. 调入数据文件　选择 File 菜单的 Open 命令项，选中 Data 项，弹出 Open Data 对话框，确定盘符、路径、文件名后点击 OK 按钮，即可导入数据。

2. 数据文件的保存　选择 File 菜单的 Save As 命令项，弹出 New data：Save Data As 对话框，确定盘符、路径、文件名以及文件格式保存数据文件，包括 Excel 在内有 13 种。

3. 数据文件的连接

（1）纵向连接——观察单位的追加　选择 Data 菜单的 Merge Files 命令项，选中 Add Cases 项，弹出 Add Cases：Head File 对话框，确定盘符、路径、文件名后，点击 OK 按钮。

（2）横向连接——变量值的合并　选择 Data 菜单的 Merge Files 命令项，选中 Add Variables 项，弹出 Add Variables：Read File 对话框，确定盘符、路径、文件名后，点击 OK 按钮。

4. 变量转换与赋值产生新的数据文件　在 Transform 的菜单里，包含一些对数据进行编辑转换的命令菜单项，包括由已存变量赋值新变量、变量值重新编码、自动重新编码、创建哑变量、可视分段、最优分段、排秩、创建时间序列变量等。

（1）已存变量赋值新变量　选择 Transform 菜单的 Recode into Same Variables 命令项。

（2）变量值重新编码　选择 Transform 菜单的 Recode into Different Variables 命令项。

（3）自动重新编码　选择 Transform 菜单的 Automatic Recode 命令项。

（4）创建哑变量　选择 Transform 菜单的 Create Dummy Variables 命令项。

（5）可视分段　选择 Transform 菜单的 Visual Binning 命令项。

（6）最优分段　选择 Transform 菜单的 Optimal Binning 命令项。

（7）排秩　选择 Transform 菜单的 Rank Cases 命令项。

（8）创建时间序列变量　选择 Transform 菜单的 Create Time Series 命令项。

5. SPSS 常用函数　选择 Transform 菜单的 Compute Variable 命令项，里面有常用函数。

（1）基本函数符号　加、减、乘、除、平方分别用"+""－""＊""/"和"＊＊"表示。

（2）算术函数　常用算术函数见表 2－1。

表 2－1　常用算术函数

函数	说明
ABS（numbexpr）	绝对值函数
RND（numbexpr）	四舍五入函数
TRUNC（numbexpr）	取整函数
SQRT（numbexpr）	平方根函数
MOD（numbexpr, modulus）	计算两数相除后的余数
EXP（numbexpr）	以 e 为底的指数函数
LG10（numbexpr）	以 10 底的对数函数
LN（numbexpr）	自然对数函数

（3）统计函数　常用统计函数见表 2－2。

表 2－2　常用统计函数

函数	说明
MEAN（numexpr, numexpr,…）	均数
MIN（value, value,…）	最小值
MAX（value, value,…）	最大值
SUM（numexpr, numexpr…）	和
SD（numexpr, numexpr,…）	标准差
VARIANCE（numexpr, numexpr,…）	方差
CFVAR（numexpr, numexpr,…）	变异系数

（4）时间日期函数　常用时间日期函数见表 2－3。

表 2－3　常用时间日期函数

函数	说明
DATA. DMY（d, m, y）	指定日月年对应的日期
DATA. MDY（m, d, y）	指定月日年对应的日期
DATA. YRDA（y, d）	指定年日对应的日期
DATA. QYR（q, y）	指定季节年份对应的日期
DATA. MOYR（m, y）	指定月年度对应的日期
DATA. WKYR（w, y）	指定周年度对应的日期

（5）累积概率分布函数　常用累积概率分布函数见表 2－4。

表 2 - 4　常用累积概率分布函数

函数形式	函数说明
CDFNORM（zvalue）	标准正态分布的累计概率值
CDF. NORMAL（quant, mean, stddev）	正态分布的累计概率值
CDF. BINOM（quant, n, prob）	二项分布的累计概率值
CDF. POISSON（quant, mean）	Poisson 分布的累计概率值
CDF. T（quant, df）	t 分布的累计概率值
CDF. CHISQ（quant, df）	χ^2 分布的累计概率值
CDF. F（quant, dfl, df2）	F 分布的累计概率值
CDF. UNIFORM（quant, min, max）	均匀分布的累计概率值

◎ 第五节　SPSS 统计软件实现方法

【例 2 - 1】表 2 - 5 是胃癌患者的基线情况与生存时间，试对此资料建立 SPSS 数据集并对其进行数据管理。包括建立数据集，审核，并描述年龄分布，按男女分类将"生存时间"排序。

表 2 - 5　20 名胃癌患者的基线情况与生存时间

序号	性别	年龄	家族史	肿瘤浸润	生存时间（月）
1	男	58	否	否	66.7
2	女	34	否	否	80.2
3	女	62	是	否	70.4
4	男	75	是	是	15.3
5	男	70	否	否	80.4
6	女	39	否	否	81.7
7	女	65	是	是	44.3
8	女	75	否	否	79.1
9	男	64	否	否	61.7
10	男	53	否	是	51.7
11	男	63	否	否	82.0
12	男	72	否	否	80.5
13	女	38	是	是	21.7
14	男	70	否	否	43.4
15	女	50	否	是	20.5
16	女	69	否	否	80.9
17	男	56	否	是	20.2
18	女	60	否	否	80.9
19	男	49	是	否	23.4
20	男	47	否	否	101.4

【实训 2 - 1】将例 2 - 1 资料建立 SPSS 数据集对其进行数据管理。

1. 建立数据集 微课1

（1）直接建立数据集　如图 2-1 所示，在 Data Editor （数据编辑）窗口直接录入数据，并建立数据文件（sav 文件）。在 Variable View（变量视图）窗口，将 VAR00001 改为"序号"，该变量小数点保留 0 位数。将 VAR00002 改为"性别"，该变量小数点保留 0 位数，点击 Value Labels，在 Value 中输入"1"，Label 中输入"男"，点击 Add；Value 输入"2"，Label 中输入"女"，点击 Add；点击 OK 完成赋值。

序号	性别	年龄	家族史	肿瘤浸润	生存时间
1	1	58	0	0	66.7
2	2	34	0	0	80.2
3	2	62	1	0	70.4
⋮	⋮	⋮	⋮	⋮	⋮
18	2	60	0	0	80.9
19	1	49	1	0	23.4
20	1	47	0	0	101.4

图 2-1　E0201 数据集

VAR00003 改为"年龄"，该变量小数点保留 0 位数。依次将 VAR00004、VAR00005、VAR00006 改为"家族史""肿瘤浸润""生存时间"。其中"家族史"和"肿瘤浸润"也分别进行赋值，"有"赋值为 1，"无"赋值为 0。回到数据编辑窗口，点击 File-Save，将数据集命名为 E0201.sav。

（2）间接建立数据集　如果已经存在 Excel 数据集（其中第一行为变量名），可以按照以下步骤导入数据：File→Import Data→Excel，在"Read Excel File"对话框选择 Read variable names from first row of data，点击 OK 按钮。

2. 数据管理 微课2

（1）分析年龄构成，求出其最大值与最小值，并核查有无异常值。步骤如下：Analyze→Descriptive Statistics→Frequencies，将"年龄"选入 Variable（s）框中，点击 Statistics，在 Frequencies：Statistics 视窗中点击以下指标：Mean（均数）、Std. deviation（标准差）、Minimum（最小值）、Maximum（最大值），点击 Continue→OK，可得到年龄这一指标的分析结果。结果显示，该对象年龄的最大值为 75 岁，最小值为 34 岁，平均年龄为 58.45 岁，标准差为 12.44 岁。本研究纳入的是胃癌患者，其年龄分布应该没有异常值。

（2）男女分类按照成绩排序。步骤如下：Data→Sort Cases，在 Sort Cases 视窗中将"性别""生存时间"选入 Sort by 框中，在 Sort Order 框中默认为 Ascending（升序），也可根据需要选择 Descending（降序），点击 OK 按钮。

目标检测

答案解析

一、最佳选择题

1. 研究对象的体重资料是（　　）
   A. 离散型定量资料　　　　B. 二分类定性资料　　　　C. 连续型定性资料
   D. 连续型定量资料　　　　E. 等级资料

2. 统计资料的主要来源包括（　　）
   A. 医疗卫生工作记录　　　B. 统计报表　　　　　　　C. 专题调查或研究资料
   D. 公共数据　　　　　　　E. 以上都是

3. 资料收集的基本要求（　　）
   A. 客观真实性　　　　　　B. 精确性　　　　　　　　C. 完整性
   D. 时效性　　　　　　　　E. 以上都是

4. 下列关于资料收集的注意事项，错误的是（　　）

　　A. 调查问卷一般不宜太长

　　B. 语言要简洁，用词准确、通俗

　　C. 形式上，尽量采用封闭式问题；给答案编码，以便进行统计处理和分析

　　D. 问题安排应具有逻辑性

　　E. 问题的顺序应先易后难，敏感性问题放在前面

二、简答题

1. 请举例说明资料的来源。

2. 资料收集的基本要求是什么？

3. 如何进行资料的预处理？

（陈新林）

书网融合……

微课1　　　　　　　　微课2　　　　　　　　题库

第三章 统计描述

在医学科学研究工作中，通常需要根据研究目的对收集到的研究资料进行统计分析。统计分析包括统计描述和统计推断两部分，本章重点讲述统计描述。统计描述是通过计算统计指标或绘制统计表、统计图来展示所获样本资料的数量特征与分布特征，为进一步进行统计推断打下基础。

第一节 数值变量资料的统计描述

PPT

一、数值变量资料的频数分布

（一）频数分布表

对于大样本数据，可以通过编制频数分布表了解资料的分布情况。通常是将定量资料中的观察值分为若干个组段，列出各个组段的范围及其频数即构成了频数分布表，简称频数表。

【例 3-1】某地随机抽取 120 名成年男性测定其血清总胆固醇含量（mg/dl），资料如下，试编制频数分布表。

220	184	140	237	147	153	163	166	182	176	200	169	156	199	137
230	115	169	223	189	216	197	185	169	159	208	185	241	138	126
166	251	243	198	206	129	185	176	177	181	201	200	134	158	206
221	164	209	197	179	188	164	188	253	153	214	181	139	205	167
184	227	122	183	132	192	184	226	178	197	201	135	171	110	235
161	155	180	120	118	143	202	150	106	191	200	232	195	149	174
221	175	222	186	134	155	182	205	228	167	170	124	181	142	162
159	172	190	194	213	188	174	190	216	193	175	220	217	191	198

结合例 3-1 说明数值变量资料频数分布表的编制步骤如下。

1. 计算全距 全距（range，R）也称极差，是一组资料的最大值与最小值之差。本例 $R = 253 - 106 =$

147（mg/dl）。

2. 确定组段数和组距 根据样本量的多少及数据变动范围大小，选择合适的组段数。如果样本量在 100 左右，通常取 8～15 个组为宜。每个组的上限与下限之差称为组距，一般采用等组距，组距＝全距/组段数，本例 $R=147$，设定 10 个组段，则组距＝147/10＝14.7，为便于计算，取 15 作为组距。

3. 确定组段 每个组段的起点和终点分别称为该组段的下限和上限。第一组段应包含最小值，最后一组段应包含最大值。除最后一组段，其余组段区间均为左闭右开，即包括下限，不含上限。例 3-1 第一组段为 106～，依次为 121～，136～……，最后一组段为 241～256。

4. 列频数表 统计各组段的观察值个数即频数，将各组段与相应的频数列表，可计算各组段频率、累计频数、累计频率等指标，制成的频数表见表 3-1。

表 3-1 某地 120 名成年男性血清总胆固醇含量（mg/dl）的频数表

组段（mg/dl）	组中值	频数	频率（%）	累计频数	累计频率（%）
106～	113.5	5	4.2	5	4.2
121～	128.5	8	6.7	13	10.8
136～	143.5	9	7.5	22	18.3
151～	158.5	13	10.8	35	29.2
166～	173.5	20	16.7	55	45.8
181～	188.5	25	20.8	80	66.7
196～	203.5	18	15.0	98	81.7
211～	218.5	11	9.2	109	90.8
226～	233.5	7	5.8	116	96.7
241～256	248.5	4	3.3	120	100.0

（二）频数分布图

频数分布图可以更加直观和形象地反映样本资料的分布特征。连续型定量资料绘制的频数分布图又称直方图（histogram）。绘制直方图时，通常以横轴表示观察变量（组距），纵轴表示频数。由例 3-1 资料绘制的直方图如图 3-1 所示。

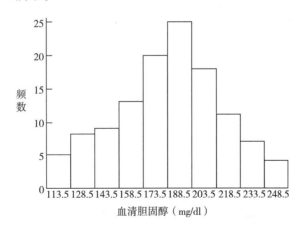

图 3-1 某地 120 名成年男性血清总胆固醇含量的频数分布图

（三）频数分布表和频数分布图的用途

1. 描述频数分布类型 频数分布的类型可分为对称分布和偏态分布。对称分布是指频数分布的集中位置居中，左右两侧频数分布大体对称。偏态分布是指集中位置偏向一侧，频数分布不对称，可分为正偏态和负偏态两种类型。正偏态分布又称右偏态分布，其集中位置偏向数值小的一侧，长尾向右延伸（图3 - 2A）；负偏态分布又称左偏态分布，其集中位置偏向数值大的一侧，长尾向左延伸（图3 - 2B）。

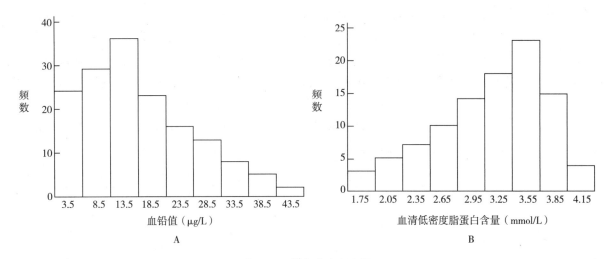

图3 - 2　偏态分布示意图

A. 正偏态（右偏态）分布图；B. 负偏态（左偏态）分布图

2. 揭示频数分布特征　频数分布有两个重要特征：集中趋势（central tendency）和离散趋势（tendency of dispersion）。集中趋势反映一组观察值的平均水平或中心位置，离散趋势反映观察值的变异程度。在描述定量资料时，需要对其集中趋势和离散趋势都进行描述。

3. 识别异常值　频数表有助于发现资料中的某些极大值或极小值。当频数表的两端连续出现几个组段的频数为0后，又出现一些极大或极小值，应怀疑这些资料的准确性，有必要对数据进行核查。

4. 便于进一步的统计分析　不同分布类型的资料，采用的统计描述指标和统计推断方法各不相同。基于频数表与频数图反映出的数据分布类型与特征，便于进一步对资料进行统计分析。

二、集中趋势描述

频数表与频数图可以反映资料的大致分布趋势，要想更准确地反映数值变量资料的数量特征，则可以通过计算统计指标来实现。通常使用平均数（average）来描述一组数值变量资料的集中趋势，常用平均数指标包括算术均数、几何均数、中位数等。

（一）算术均数

算术均数（arithmetic mean）简称均数（mean）。总体均数用μ表示，样本均数用$\bar{x}$表示。其计算方法包括直接法和加权法。

1. 直接法　将所有观察值相加后除以观察值的个数，计算公式如下：

$$\bar{x} = \frac{x_1 + x_2 + \cdots + x_n}{n} = \frac{\sum x}{n} \tag{3 - 1}$$

式中，x_1，x_2，$\cdots$，x_n为观察值，n为样本含量，$\sum$（读作 sigma）为求和符号。

【例3 - 2】用直接法计算例3 - 1某地120名成年男性血清胆固醇的均数。

$$\bar{x} = \frac{220 + 184 + \cdots + 198}{120} = \frac{21709}{120} = 180.91(\text{mg/dl})$$

2. 加权法　对于样本量较大的数据，可以在编制频数表的基础上使用加权法计算。计算公式如下：

$$\bar{x} = \frac{f_1x_1 + f_2x_2 + \cdots + f_kx_k}{f_1 + f_2 + \cdots + f_k} = \frac{\sum fx}{\sum f} = \frac{\sum fx}{n} \quad (3-2)$$

式中，f_k 和 x_k 分别表示第 k 组段的频数和组中值。

【例 3-3】根据例 3-1 得到的频数分布表 3-1，采用加权法计算 120 名成年男性血清胆固醇的均数。

先计算各组段的组中值，它等于各组的上限与下限之和除以 2，如第一组段的组中值 =（106 + 121）/2 = 113.5，第二组段的组中值 =（121 + 136）/2 = 128.5，以此类推，然后计算各组段频数与组中值的乘积，结果见表 3-2。

表 3-2 加权法计算 120 名成年男性血清胆固醇的均数

组段	频数（f_k）	组中值（x_k）	$f_k x_k$
106 ~	5	113.5	567.5
121 ~	8	128.5	1028.0
136 ~	9	143.5	1291.5
151 ~	13	158.5	2060.5
166 ~	20	173.5	3470.0
181 ~	25	188.5	4712.5
196 ~	18	203.5	3663.0
211 ~	11	218.5	2403.5
226 ~	7	233.5	1634.5
241 ~ 256	4	248.5	994.0
合计	120	—	21825.0

$$\bar{x} = \frac{\sum fx}{n} = \frac{21825}{120} = 181.88 \ (\text{mg/dl})$$

均数适用于对称分布，尤其是正态或近似正态分布的定量资料平均水平的描述。当数据呈明显偏态分布，均数则不能较好地反映资料的集中趋势，可考虑采用其他指标。

（二）几何均数

几何均数（geometric mean，G）适用于各观察值之间呈倍数变化（等比关系），或原始数据呈偏态分布但经对数转换后呈正态分布的资料。在医学研究中，有些资料如血清抗体滴度、血清效价、细菌计数等，宜采用几何均数描述其集中趋势。几何均数的计算方法包括直接法和加权法。

1. 直接法 n 个变量值连乘后再开 n 次方根，计算公式如下：

$$G = \sqrt[n]{x_1 x_2 \cdots \cdots x_n} \quad \text{或} \quad G = 10^{\frac{\sum \lg x}{n}} \quad (3-3)$$

【例 3-4】某医生收集了 5 名风湿免疫性疾病患者的抗核抗体资料，其测定值分别为 1：80、1：160、1：320、1：640、1：1280，试计算抗核抗体的平均滴度。

$$G = \sqrt[5]{80 \times 160 \times 320 \times 640 \times 1280} = 320$$

即 5 名患者抗核抗体的平均滴度是 1：320。

2. 加权法 对于频数表资料，可以采用加权法计算几何均数，计算公式如下：

$$G = 10^{\frac{\sum f \lg x}{n}} \quad (3-4)$$

【例 3-5】某医院呼吸科收集了 40 名呼吸道感染者的肺炎支原体抗体滴度，结果见表 3-3，试计算其平均滴度。

表 3-3　40 名呼吸道感染者的肺炎支原体滴度频数表

抗体滴度	频数 f	滴度倒数 x	lgx
1:20	4	20	1.3010
1:40	7	40	1.6021
1:80	13	80	1.9031
1:160	10	160	2.2041
1:320	6	320	2.5051
合计	40	—	—

$$G = 10^{\frac{\sum f\lg x}{n}} = 10^{\frac{78.2306}{40}} = 10^{1.9558} \approx 90$$

即 40 名呼吸道感染者的肺炎支原体抗体的平均滴度是 1:90。

计算几何均数时，一般不能有观察值为 0 或同时出现正负观察值的情况。如果观察值全部为负值，计算时可先将负号去掉，算出结果后再将负号加上。

（三）中位数与百分位数

中位数（median，M）是将一组数据按从小到大的顺序排列，位置居中的那个数值。计算公式如下：

$$n \text{ 为奇数时, } M = x_{\frac{n+1}{2}} \tag{3-5}$$

$$n \text{ 为偶数时, } M = \frac{1}{2}\left(x_{\frac{n}{2}} + x_{\frac{n}{2}+1}\right) \tag{3-6}$$

【例 3-6】某研究者观察了 9 名某传染病患者的潜伏期（天），分别为 9、6、11、7、3、6、8、4、14，试计算其中位数。

将观察值按从小到大的顺序排列为：3、4、6、6、7、8、9、11、14

本例 $n = 9$，为奇数，$M = x_{\frac{n+1}{2}} = x_{\frac{9+1}{2}} = x_5 = 7$（天）

中位数适用于各种分布类型的资料，特别是偏态分布资料、开口资料（一端或两端无确切数值）和分布不明资料。由于中位数的大小仅与居中的观察值有关，不能充分利用所有观察值，因此对正态分布或近似正态分布资料应首选均数描述其集中趋势。

百分位数是一个位置指标，样本的第 x 百分位数记作 P_x。它表示将所有变量值由小到大排序后位于第 x 百分位置的数值。如 P_{25} 是第 25 百分位数，理论上有 25% 的观察值小于它，有 75% 的观察值大于它。中位数是一个特定的百分位数，排在第 50% 的位置，即 P_{50}。对于连续变量的频数表资料，百分位数的计算公式如下：

$$P_x = L + \frac{i}{f_x}\left(nx\% - \sum f_L\right) \tag{3-7}$$

式中，L 为第 x 百分位数所在组段的下限，i 为组距，f_x 为所在组段频数，n 为样本含量，$\sum f_L$ 为该组段之前的累计频数。

【例 3-7】利用表 3-1 资料计算血清胆固醇的 P_{10}、P_{25}、P_{75}、P_{90}。

$$P_{10} = 121 + \frac{15}{8}(120 \times 10\% - 5) = 134(\text{mg/dl})$$

$$P_{25} = 151 + \frac{15}{13}(120 \times 25\% - 22) = 160(\text{mg/dl})$$

$$P_{75} = 196 + \frac{15}{18}(120 \times 75\% - 80) = 204(\text{mg/dl})$$

$$P_{90} = 211 + \frac{15}{11}(120 \times 90\% - 98) = 225(\text{mg/dl})$$

三、离散趋势描述

离散趋势反映的是一组数值变量资料的变异水平，描述离散趋势的主要统计指标包括极差、四分位数间距、方差、标准差和变异系数。

（一）极差

极差是一组资料的最大值与最小值之差。极差越大，数据的变异程度越大。极差计算简便，但是不够稳定，易受到极端值的影响，样本量越大，抽到较大或较小观察值的可能性越大，极差也会越大。

（二）四分位数间距

统计学中，将 P_{75} 称为上四分位数，用 Q_U 表示，P_{25} 称为下四分位数，用 Q_L 表示。四分位数间距（quartile range, Q）是上四分位数与下四分位数的差值，即 $Q = Q_U - Q_L = P_{75} - P_{25}$。其数值越大，资料的变异程度越大。四分位数间距适用于描述偏态分布资料以及一端或两端无确切数值资料的离散趋势，常与中位数联合应用，表达为 $M(Q)$ 或 $M(P_{25}, P_{75})$。

根据例 3-7 的资料，求得 $Q = P_{75} - P_{25} = 204 - 160 = 44$（mg/dl）。

（三）方差

方差（variance）是反映一组数据平均离散水平的指标。为了充分利用数据信息，可以通过计算每个变量值与总体均数的差值（即离均差，用 $x - \mu$ 表示）来反映资料的离散程度。由于 $\sum(x - \mu) = 0$，不能反映变异程度，因此可考虑采用离均差平方和（sum of square, SS）表示，即 $\sum(x - \mu)^2$。当总体中的变量值个数 N 越大时，离均差平方和也会增大，故计算离均差平方和的均数，用 $\sum(x - \mu)^2/N$ 表示，得到的就是总体方差 σ^2。其计算公式如下：

$$\sigma^2 = \frac{\sum(x - \mu)^2}{N} \tag{3-8}$$

在实际工作中，总体均数往往是未知的，通常利用样本离均差平方和 $\sum(x - \bar{x})^2$ 来代替 $\sum(x - \mu)^2$，用样本例数 n 代替总体例数 N 计算样本方差（s^2）。数理统计证明，这样会低估总体数据的变异程度，因此计算时分母用 $n-1$ 代替 n 进行校正。其计算公式如下：

$$s^2 = \frac{\sum(x - \bar{x})^2}{n - 1} \tag{3-9}$$

$n-1$ 称为自由度（degree of freedom, df），也记作 ν。它是允许自由取值的变量值的个数；当变量值的取值受 k 个条件限制时，自由度为 $n-k$。

（四）标准差

方差的单位是观察变量原单位的平方，为了统计分析的方便，更常使用标准差（standard deviation）这一统计指标。标准差是方差的算术平方根，将方差开方后可得总体标准差（σ）和样本标准差（s），计算公式如下：

$$\sigma = \sqrt{\frac{\sum(x - \mu)^2}{N}} \tag{3-10}$$

$$s = \sqrt{\frac{\sum(x - \bar{x})^2}{n - 1}} \tag{3-11}$$

方差和标准差充分利用所有观察值的信息，用其反映资料的离散程度，代表性较好。方差和标准差越大，表明数据的变异程度越大。二者常适用于描述呈正态分布资料的离散趋势，在实际应用中，如果一组资料的集中趋势用均数描述，其离散趋势常用标准差描述，以 $\bar{x} \pm s$ 表示。

（五）变异系数

变异系数（coefficient of variation，CV）适用于比较度量单位不同的变量之间的变异程度，或者度量单位相同但是均数相差悬殊的变量间的变异程度。其计算公式如下：

$$CV = \frac{s}{\bar{x}} \times 100\% \tag{3-12}$$

变异系数是一个相对数，没有单位，CV 值越大，表示离散程度越大。

【例 3-8】某单位参与体检的 150 名男性收缩压均数为 134.8mmHg，标准差为 23.2mmHg，血糖均数为 5.78mmol/L，标准差为 0.86mmol/L，试比较男性收缩压与血糖的变异程度。

收缩压的变异系数：$CV = \dfrac{23.2}{134.8} \times 100\% = 17.2\%$

血糖的变异系数：$CV = \dfrac{0.86}{5.78} \times 100\% = 14.9\%$

由此可见，150 名男性收缩压的变异程度大于血糖的变异程度。

第二节　分类变量资料的统计描述

PPT

一、分类变量资料的频数分布

（一）频数分布表

对于定性资料，编制频数表的方法是清点分类变量的各个取值的频数，计算频率，然后将它们列在一个表中。

【例 3-9】某医生对收治的 60 例高血压患者进行中医辨证分型，其中肝阳上亢型 19 例、肝郁脾虚型 11 例、痰湿壅盛型 23 例、肾阴亏虚型 7 例，中医辨证分型资料的频数分布见表 3-4。

表 3-4　60 例高血压患者中医辨证分型情况

中医辨证分型	频数	构成比（%）
肝阳上亢	19	31.67
肝郁脾虚	11	18.33
痰湿壅盛	23	38.33
肾阴亏虚	7	11.67
合计	60	100.00

（二）频数分布图

定性资料常用的统计图有直条图、百分条图、圆图、线图等。绘制统计图要根据资料的性质和分析目的选择合适的图形。

（三）频数分布表和频数分布图的用途

定性资料的频数表和频数图用途与定量资料类似，能够清晰地展示各分类观察值出现的频率大小，描述资料的基本特征，便于进一步的统计分析。

二、分类变量资料描述指标

相对数（relative number）是两个有联系的指标的比值，常用于描述分类变量资料的数量特征。常用的相对数指标包括率、构成比、相对比等。

（一）常用相对数指标

1. 率（rate） 表示在一定时间内某现象实际发生数与可能发生数之比，说明某现象发生的频率或强度。常用百分率（%）、千分率（‰）、万分率（1/万）、十万分率（1/10 万）表示，计算公式如下：

$$率 = \frac{某时期内发生某现象的观察单位数}{同期可能发生某现象的观察单位总数} \times K \tag{3-13}$$

式中，K 表示比例基数，可以取 100%、1000‰、10000/万、100000/10 万，根据具体情况选用。医学中常用的率有发病率、患病率、死亡率、病死率、生存率、感染率等。

【例 3 - 10】 表 3 - 5 列举了我国 2021 年部分地区城市居民主要疾病死亡率。

表 3 - 5　2021 年我国部分地区城市居民主要疾病死亡率

疾病名称	死亡率（1/10 万）	疾病名称	死亡率（1/10 万）
心脏病	165.37	呼吸系统疾病	54.49
恶性肿瘤	158.70	损伤和中毒外部原因	35.22
脑血管病	140.02	内分泌、营养和代谢疾病	24.15

注：数据来自《中国卫生健康统计年鉴》。

死亡率是在一定的时间范围内，在一定人群中，死于某种疾病的频率，死亡率 = 某期间内（因某病）死亡总数/同期平均人口数 × K。由表 3 - 5 中数据可见，我国城市居民心脏病、恶性肿瘤、脑血管病的死亡率较高，是对人类健康威胁较大的疾病。

2. 构成比（proportion） 表示事物内部各组成部分在总体中所占的比重，常用百分数（%）表示，计算公式如下：

$$构成比 = \frac{某一组成部分的观察单位数}{同一事物各组成部分的观察单位总数} \times 100\% \tag{3-14}$$

某事物各组成部分的构成比之和为 100%；各组成部分之间的构成比是相互影响的，某一组成部分构成比发生变化，其他部分的构成比也相应发生变化。

【例 3 - 11】 我国第七次全国人口普查资料显示，大陆 31 个省、自治区、直辖市和现役军人的人口总数为 1 411 778 724，其中男性人数为 723 339 956，女性人数为 688 438 768，试计算男女性别所占的比重。

男性所占构成比：723 339 956/1 411 778 724 × 100% = 51.24%

女性所占构成比：688 438 768/1 411 778 724 × 100% = 48.76%

3. 相对比（relative ratio） 甲、乙两个有关联的指标之比，常以倍数和百分数表示。计算公式如下：

$$相对比 = \frac{甲}{乙} \tag{3-15}$$

式中，甲、乙两个指标可以是绝对数，也可以是相对数或平均数；可以性质相同，也可以性质不同。

如我国第七次全国人口普查的资料中，男女性别比 = 723 339 956/688 438 768 ≈ 1.05：1，即男性人口数约是女性人口数的 1.05 倍。

相对比在医学研究中有着广泛的应用，如计算腰围与臀围的比值，即腰臀比（waist – to – hip ratio，WHR），可用于反映腹部脂肪堆积程度，男性 WHR > 0. 90，女性 WHR > 0. 85，提示存在腹型肥胖，可能增加糖尿病、高血压等慢性病的发病风险。此外，相对危险度（relative risk，*RR*）和比值比（odds ratio，*OR*）是流行病学研究中的常用指标，可用于反映暴露因素与疾病的关联强度。

（二）应用相对数的注意事项

1. 计算相对数时分母不宜过小 如果观察例数过少，即相对数分母较小，会导致计算结果不稳定。如"某药治疗 2 例患者，2 例均治疗有效"，最好采用绝对数来进行描述，而不要表示为有效率为100%。

2. 正确区分构成比与率 构成比表示事物内部各组成部分所占的比重，不能反映事物发生的频率与强度。比如从表 3 – 6 给出的数据可以看出，50 ~ 岁年龄组检出的牙周疾病患者人数最多，占26. 11%，它反映的是该年龄组检出患者占总检出患者的构成比，不能据此认为该年龄组的患病率最高。如何判断则需要比较各年龄组的患病率，可由各年龄组患者数除以各组检查人数计算得出。

表 3 – 6 某口腔医院收治的不同年龄组的牙周疾病患病情况

年龄（岁）	患者人数	百分比（%）
< 30	12	6. 67
30 ~	29	16. 11
40 ~	32	17. 78
50 ~	47	26. 11
60 ~	35	19. 44
≥70	25	13. 89
合计	180	100. 00

3. 正确计算总体率 对观察单位数不等的几个率，不能直接相加求平均率。应将各率的分子和分母分别相加，然后用合计的分子除以合计的分母求合计率。例如调查两所学校的近视眼患病情况，其中甲校800 人，近视眼患者450 人，近视眼患病率为56. 25%，乙校1250 人，近视眼患者496 人，近视眼患病率为39. 68%，两校近视眼的总体患病率为（450 +496）/（800 +1250）× 100% =（946/2050）× 100% =46. 15%。

4. 注意相对数的可比性 由于影响相对数的因素很多，在比较两个或多个相对数时，除了研究因素不同外，其他因素应尽可能相同或相近。例如某研究欲比较两种不同药物治疗糖尿病的效果，此时应保证接受不同药物治疗的两组患者在年龄、性别构成、病情严重程度、病程长短、药物治疗时间等方面尽可能一致，这样才能保证结果的可信度。若两组样本内部构成不同，应考虑分组计算频率指标或标准化后再进行比较。

5. 考虑抽样误差 在比较两个或多个样本率、构成比时，应考虑到抽样误差的存在，不能仅凭数值的大小下结论，需要进行假设检验。

三、率的标准化

（一）基本思想

在进行两组或多组率的比较时，如果各组研究对象的内部构成（如年龄、性别、病情等）存在差异，直接比较是不合理的，会产生错误的结论。此时，应设法消除这种内部构成上的差异，才能进行比较，统计学上将这种方法称为率的标准化法，采用统一的标准对内部构成不同的各组率进行调整，调整后的率称为标准化率（standardized rate）。

【例3－12】表3－7列出了甲、乙两所医院对同一种疾病的治疗效果。

表3－7　甲、乙两所医院治疗某病的效果

病情	甲医院			乙医院		
	治疗人数	治愈人数	治愈率（%）	治疗人数	治愈人数	治愈率（%）
轻	200	150	75.0	900	540	60.0
重	800	380	47.5	100	40	40.0
合计	1000	530	53.0	1000	580	58.0

从表中数据可以看出，甲医院轻症和重症患者的治愈率均高于乙医院，但是合计治愈率（53.0%）却低于乙医院（58.0%）。出现这种矛盾的原因是两所医院患者的病情构成存在明显不同，甲医院以重症患者为主，乙医院以轻症患者为主，而病情是影响患者治疗效果的一个重要因素。因此，直接采用这样的结果进行比较是不合理，需要对两所医院患者的病情构成按统一标准进行调整，计算标准化率后再进行比较。

（二）标准化率的计算

在进行率的标准化时首先需要选择一个标准构成，其选取通常有三种方法：①选取有代表性、较稳定且数量较大的人群作为"标准"，如全国或某省、某地区的数据作为标准构成；②以相互比较组中的任意一组作为标准构成；③将相互比较资料的各组例数合并作为标准构成。

标准化率的计算方法包括直接法和间接法。根据已有资料的条件，确定选用直接法还是间接法。如对患病率的年龄构成标准化，若已知年龄别患病率，可采用直接法，若只有总患者数和年龄别人口数而缺乏年龄别患病率时，宜采用间接法。这里主要介绍常用的直接法。

1. 采用标准人口的标化率计算　　计算公式如下：

$$P' = \frac{N_1P_1 + N_2P_2 + \cdots + N_kP_k}{N} = \frac{\sum N_iP_i}{N} \tag{3-16}$$

式中，N_1，N_2，$\cdots$，N_k 为某一影响因素（如病情、年龄）标准构成的每层例数，P_1，P_2，$\cdots$，P_k 为原始数据中每层的率，N 为标准构成的总观察人数。表3－8是根据表3－7的资料进行某地甲、乙两医院标准化治愈率计算与比较。

表3－8　某地甲、乙两医院标准化治愈率计算

病情	标准治疗人数	甲医院		乙医院	
		原治愈率（%）	预期治愈人数	原治愈率（%）	预期治愈人数
轻	1100	75.0	825	60.0	660
重	900	47.5	428	40.0	360
合计	2000	53.0	1253	58.0	1020

甲医院的标准化治愈率：1253/2000 × 100% = 62.65%

乙医院的标准化治愈率：1020/2000 × 100% = 51.00%

经过标准化后，甲医院的治愈率要高于乙医院，与分层比较的治愈率结论一致，校正了标准化前甲医院治愈率低于乙医院的不合理结论。

2. 采用标准人口构成的标化率计算　　计算公式如下：

$$P' = C_1P_1 + C_2P_2 + \cdots + C_kP_k = \sum C_iP_i \tag{3-17}$$

式中，C_1，C_2，$\cdots$，C_k 为某一影响因素（如病情）的标准人口构成比，P_1，P_2，$\cdots$，P_k 为原始数据中每层的率。表 3-9 是采用标准人口构成比计算的标准化治愈率。

表 3-9　某地甲、乙两医院标化治愈率（%）的标准人口构成计算法

病情	标准人口构成比	甲医院		乙医院	
		原治愈率（%）	分配治愈率（%）	原治愈率（%）	分配治愈率（%）
轻	0.55	75.0	41.25	60.0	33.00
重	0.45	47.5	21.38	40.0	18.00
合计	1.00	53.0	62.63	58.0	51.00

具体步骤如下。

（1）将甲医院和乙医院治疗的不同病情的患者总数的构成比看作 100%，分别计算不同病情患者所占的构成比（C_k）。

（2）计算分配治愈率，用每组的标准人口构成比（C_k）乘以每组的原治愈率（P_k），即求得甲、乙两医院不同病情患者的分配治愈率。

（3）计算两医院的标准化治愈率，即甲、乙两医院不同病情患者的分配治愈率直接相加求和，由表 3-9 可见，甲医院的合计治愈率（62.63%）高于乙医院（51.00%）。

（三）应用标准化率的注意事项

（1）标准化法的目的是消除不同群组间内部构成的差异，使资料具有可比性。当选择的标准不同时，计算出的标准化率也不相同，但是比较的结论一致。

（2）标准化率反映的是相互比较资料间的相对水平，不代表某时某地的实际水平，仅在比较时使用，未标化的率才反映事物的真实水平。

（3）样本的标准化率是样本统计量，存在抽样误差，进行比较时需要进行假设检验。

第三节　常用统计图表

PPT

对资料的统计描述，除了采用统计指标进行定量描述外，还可以用统计表（statistical table）与统计图（statistical chart）进行描述。在科研论文与报告中，将数据资料用统计表或统计图的形式展示，往往更加形象和直观。

一、统计表

统计表是将研究指标或统计指标及其取值以表格的形式展示。一个合理的统计表可以将大量信息浓缩在表格中，代替冗长的文字叙述，使资料条理化，便于统计指标计算、对比和分析。

（一）统计表的编制原则

首先，统计表要重点突出，简单明了。每张表一般只表达一个中心内容，避免将过多的内容放在一个表中。其次是主谓分明，层次清楚。主谓语的位置准确，指标目的安排及分组要合理，符合专业。

（二）统计表的结构

1. 标题　应简明扼要地概括表的主要内容，包括时间、地点、主要事件，位于统计表的上方。

2. 标目　包括横标目和纵标目。横标目位于表的左侧，说明横行数字的特征，纵标目位于表的右侧，说明纵列数字的特征。

3. 线条　一般采用三线表，即顶线、底线和纵标目分隔线。如表中有合计项时，可加一条横线隔开。线条不宜过多，不使用斜线和竖线。

4. 数字　用阿拉伯数字表示，同一个指标的数字精确度应当一致，且按小数点对齐。表内不宜有空格，无数字用"—"表示，数字缺失用"…"表示，数值为0记为"0"。

5. 备注　如有需要注释时可用"＊"等符号标示，列在表格的下面。

（三）统计表的种类

1. 简单表　按照一个标志或特征进行分组。如表3–10按不同治疗方法分为中医组、西医组和中西医结合组。

表3–10　不同疗法治疗类风湿性关节炎的效果

组别	n	有效	无效	有效率（%）
中医	26	16	10	61.54
西医	28	21	7	75.00
中西医结合	30	25	5	83.33

2. 复合表　按照两个或两个以上的标志分组。如表3–11是按疾病种类和性别两个特征进行分析的。

表3–11　2021年我国城市居民主要疾病死亡率及位次

疾病种类	合计		男性		女性	
	死亡率（1/10万）	位次	死亡率（1/10万）	位次	死亡率（1/10万）	位次
心脏病	165.37	1	171.26	2	159.40	1
恶性肿瘤	158.70	2	200.10	1	116.76	3
脑血管病	140.02	3	155.32	3	124.52	2
呼吸系统疾病	54.49	4	67.30	4	41.51	4
损伤和中毒外部原因	35.22	5	42.93	5	27.41	5

注：数据来自《中国卫生健康统计年鉴》。

二、统计图

统计图是用点的位置、线段的升降、直条的长短及面积的大小等来表达统计数据的一种形式。统计图具有形象直观、易于理解等优点，可以使复杂的统计数字简单化、直观化。

（一）统计图的绘制原则

首先根据研究目的和资料类型，选择合适的统计图；其次统计图要结构完整，通俗易懂，满足视觉美观的要求。

（二）统计图的结构

1. 标题　简明扼要地说明资料的内容、时间和地点，一般置于图的正下方。

2. 标目　包括横标目和纵标目，说明横轴和纵轴代表的指标和度量单位。

3. 刻度　指横轴和纵轴上的坐标尺度。横轴的尺度自左向右，纵轴的尺度自下而上，数值通常是由小到大。

4. 图域　即制图范围，是整个统计图的视觉中心。除圆图外，一般取横纵坐标交点为起点，以第一象限为作图区，纵、横轴的比例一般为5∶7或7∶5。

5. 图例   图中用不同线条、图案或颜色区别不同事物时，需要附图例说明，图例一般放在右上角空隙处或下方中间位置。

（三）统计图的种类

1. 条图（bar chart）   又称直条图，是用等宽直条的长短或高低表示相互独立的各项指标数值的大小和它们之间的对比关系。适用于离散型定量资料和定性资料的统计描述。根据分组因素多少可分为单式条图和复式条图。单式条图的横轴只有一个分组变量，复式条图的横轴有两个或两个以上的分组变量。横轴表示类别，纵轴一般表示研究指标的数值大小。

绘制条图时纵轴尺度必须从"0"开始，各直条宽度应相等，直条之间的间隔要适当，一般可与直条宽度相等或为直条宽度的一半。复式条图同一组内的直条间不应留有间隙，直条表示的类别用图例说明。图 3 – 3 是根据表 3 – 10 资料绘制的单式条图，展示了不同疗法治疗类风湿性关节炎的效果，图 3 – 4 是复式条图，描述了甲、乙两所医院治疗不同病情患者的效果，它在医院分组的基础上增加了病情这一分组变量。

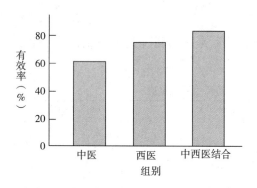

图 3 – 3   不同方法治疗类风湿性关节炎的效果

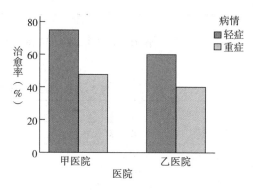

图 3 – 4   甲、乙两所医院治疗某病的疗效

2. 圆图（circle graph）   以一个圆的面积作为 100%，用扇形面积表示事物内部各组成部分所占的比重，适于描述定性资料中各类别所占的构成比。绘制时以圆形的 360°角记为 100%，1% 相当于 3.6°角，将各组成部分的构成比乘以 3.6，即得到各部分所占的圆心角度数。一般以 12 点为起点，各个部分的构成按照顺时针方向依次排列。图 3 – 5 是根据表 3 – 4 资料绘制的 60 例高血压患者中医辨证分型构成情况的圆图。

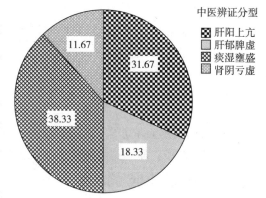

图 3 – 5   60 例高血压患者中医辨证分型的构成情况（%）

3. 百分条图（percent bar graph）   与圆图相同，也是表示事物内部各组成部分占总体的比重，适用于描述定性资料的构成比。绘制时以直条的总长度为 100%，各组成部分的构成比按大小顺序或资料的自然顺序依次排列。为了以示区别，可以用不同颜色或图案来表示不同的条段，并附图例说明。

通常在描述单个构成比时，圆图和百分条图均适用，如果涉及到多个构成比的描述和比较时，宜采用百分条图，它较圆图更形象直观。

【例 3 – 13】利用表 3 – 12 资料绘制百分条图。

表 3 – 12　我国第六次和第七次全国人口数（亿）普查年龄构成情况

全国人口普查	0～14 岁		15～59 岁		60 岁及以上	
	人数	构成比（%）	人数	构成比（%）	人数	构成比（%）
第六次	2.22	16.60	9.40	70.14	1.78	13.26
第七次	2.53	17.95	8.94	63.35	2.64	18.70

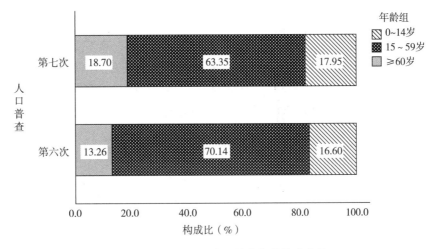

图 3 – 6　两次全国人口普查年龄构成比较

4. 线图（line graph）　用线段的升降来描述某事物随时间变化，或是某事物随另一事物变化的趋势，适用于连续性资料。根据纵轴尺度的不同，可分为普通线图和半对数线图。普通线图的横轴和纵轴都是算术尺度，绘制线图时横轴和纵轴可以从"0"开始，也可以不从"0"开始，不同指标可以用实线、虚线等不同线条表示，并附图例说明。相邻的测定值标记点用直线连接，不能将各标记点连接成光滑的曲线。半对数线图（semi - logarithmic line graph）的横轴是算术尺度，纵轴是对数尺度。用于比较不同事物之间的相对变化速度，特别适用于所比较事物的绝对水平相差悬殊的资料。

【例 3 – 14】利用表 3 – 13 资料绘制线图。

表 3 – 13　2016—2021 年我国艾滋病发病率（1/10 万）

年份	发病率	年份	发病率
2016	3.97	2019	5.10
2017	4.15	2020	4.43
2018	4.62	2021	4.27

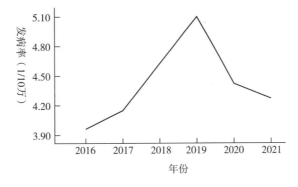

图 3 – 7　2016—2021 年我国艾滋病发病率（1/10 万）

从图 3 – 7 可以看出，2016—2019 年我国艾滋病发病率呈现上升趋势，2020 年略有下降。

【例3-15】试根据表3-14的资料，采用合适的图形描述1980—2000年我国疟疾和百日咳的发病率变化情况。

表3-14　1980～2000年我国疟疾和百日咳发病率（/10万）

年份	疟疾	百日咳	年份	疟疾	百日咳
1980	337.83	62.82	1995	4.19	0.50
1985	54.39	14.22	2000	2.02	0.46
1990	10.56	1.80			

图3-8是根据表3-14资料绘制的线图，从图中可以看出疟疾发病率呈明显下降趋势，百日咳发病率下降缓慢，实际上，从1980到2000年百日咳发病率从62.82/10万下降到0.46/10万，其下降的幅度也较大，那么这种关系只有通过半对数线图才能更加准确地表达（图3-9）。

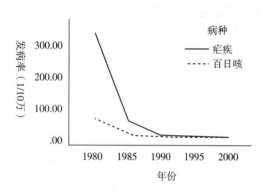

图3-8　我国疟疾和百日咳发病率（/10万）

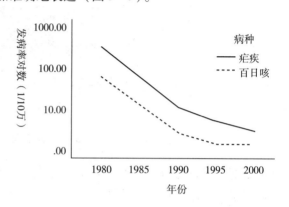

图3-9　我国疟疾和百日咳发病率（/10万）

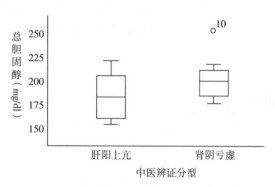

图3-10　不同辨证分型高血压患者总胆固醇含量（mg/dl）

5. 箱式图（box plot）　表达了定量资料的5个统计量（图3-10），上线和下线分别表示无异常值时的最大值和最小值，箱子的底线和顶线分别表示P_{25}和P_{75}，中间粗横线表示中位数。若中间横线位于箱子中心位置，则表明资料呈对称分布。箱子越短，表示数据的变异程度越小。箱式图还能显示异常值（超过1.5倍四分位数间距的数值）和极端值（超过3倍四分位数间距的数值），异常值常用"○"表示，极端值用"＊"表示。箱式图常用于多组定量资料分布特征的比较。

【例3-16】某研究者对16例不同辨证分型高血压患者的胆固醇水平进行了测定，结果见表3-15，试根据该数据，绘制箱式图。

表3-15　不同辨证分型高血压患者总胆固醇水平（mg/dl）

中医辨证分型	1	2	3	4	5	6	7	8
肝阳上亢型	221	209	187	155	201	179	166	154
肾阴亏虚型	202	253	198	176	205	218	181	188

6. 散点图（scatter plot）　用点的密集程度和趋势描述两个变量之间的相关关系，适用于连续型定量资料。绘制散点图时，横轴一般表示自变量，纵轴表示因变量，横轴和纵轴的起点不必从"0"开始，在图中用点标识出每一对观察值的对应位置，但点与点之间不需要用直线连接。图3-11的散点图反映了肺活量随着体重的增加而升高。

【例 3 – 17】某班级 10 名男生体重和肺活量数据见表 3 – 16，试根据该资料绘制散点图。

表 3 – 16　某班级 10 名男生体重和肺活量情况

编号	体重（kg）	肺活量（L）	编号	体重（kg）	肺活量（L）
1	64.0	3.71	6	55.8	3.42
2	62.5	3.64	7	60.8	3.60
3	69.3	3.91	8	67.8	4.02
4	58.5	3.45	9	71.6	4.10
5	72.3	4.21	10	74.0	4.42

7. 直方图（histogram）　是用矩形面积表示各组段的频数或频率大小的图形，适用于描述连续型定量资料的频数分布。横轴表示变量，纵轴表示频数或频率。绘制直方图时，纵轴刻度必须从"0"开始，横轴上各组段的组距应相等，如不相等，要折算成等距后再作图，相邻矩形不应留有间隙。根据例 3 – 1 资料绘制的直方图见图 3 – 1，反映了某地120 名成年男性血清总胆固醇含量的频数分布，横坐标是血清总胆固醇含量的组段，纵坐标是各组段的频数。

表 3 – 17 列举了常用统计图的适用资料性质和分析目的。

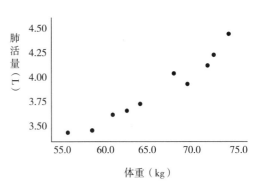

图 3 – 11　肺活量与体重关系的散点图

表 3 – 17　常用统计图的适用资料性质和分析目的

资料的性质与分析目的	宜选用的统计图
比较定性资料各类别的统计指标	条图
分析事物内部各组成部分所占比重	圆图或百分条图
描述事物随时间变化趋势或两现象相互变化趋势	线图或半对数线图
比较多组定量资料分布特征的差异	箱式图
描述双变量资料的相关关系	散点图
描述连续性定量资料的频数分布	直方图

第四节　SPSS 软件实现方法

PPT

一、频数分布表的编制 　微课 1

1. 建立数据文件　根据例 3 – 1 资料录入数据（图 3 – 12），以"血清胆固醇"为变量名，建立数据集 0301. sav。

2. 分析步骤　"Transform" → "Record into Different Variables" → "血清胆固醇"放入"Numeric Variable"框中 → "Output Variable" → "Name"框中键入"组段" → "Change" → "Old and New Values" → "Old Value"选中"Range：…through…"，"106 through 120"对应在"New Values"中键入106，"121 through 135"对应在"New Values"中键入121，以此类推，直到"241 through 256"对应在"New Values"中键入241 → "Continue" → "OK"。

	血清胆固醇
1	220
2	184
⋮	⋮
118	217
119	191
120	198

图 3 - 12 数据集 0301. sav

"Analyze" → "Descriptive Statistics" → "Frequencies" → "组段" 放入 "Variables" 框中，选中 "Display frequency tables" → "OK"。

3. 主要结果 见图 3 - 13。

		Frequency	Percent	Valid Percent	Cumulative Percent
Valid	106	5	4.2	4.2	4.2
	121	8	6.7	6.7	10.8
	136	9	7.5	7.5	18.3
	151	13	10.8	10.8	29.2
	166	20	16.7	16.7	45.8
	181	25	20.8	20.8	66.7
	196	18	15.0	15.0	81.7
	211	11	9.2	9.2	90.8
	226	7	5.8	5.8	96.7
	241	4	3.3	3.3	100.0
	Total	120	100.0	100.0	

图 3 - 13 血清总胆固醇含量频数分布输出结果

二、统计描述指标的计算

(一) 均数、百分位数和四分位数间距的计算

利用例 3 - 1 数据计算血清胆固醇的均数，P_{10}、P_{25}、P_{75}、P_{90} 和四分位数间距。

1. 建立数据文件 建立数据集（图 3 - 12）。

2. 分析步骤 "Analyze" → "Descriptive Statistics" → "Frequencies" → "血清胆固醇" 放入 "Variables" 框中→点击 "Statistics"，在 "Central Tendency" 选中 "Mean"，在 "Percentile Values" 选中 "Quartiles" "Percentile（s）"，依次键入 10、25、75、90→ "Continue" → "OK"。

3. 主要结果 见图 3 - 14。

N	Valid	120
	Missing	0
Mean		180.91
Percentiles	10	134.10
	25	159.50
	75	201.00
	90	222.90

图 3 - 14 某地 120 名成年男性血清胆固醇的分析结果

(二) 几何均数的直接法计算

根据例 3 - 4 资料采用直接法计算几何均数。

1. 建立数据文件 根据例 3 - 4 资料录入数据（图 3 - 15），以 "滴度倒数" 为变量名，建立数据集 0302. sav。

2. 分析步骤 "Analyze" → "Reports" → "Case Summaries" → "抗体滴度倒数" 放入 "Variables" →点击 "Statistics" →选中 "Geometric Mean" 放入 "Cell Statistics" → "Continue" → "OK"。

	滴度倒数
1	80
2	160
3	320
4	640
5	1280

图 3 - 15 数据集 0302. sav

3. 主要结果　见图3-16。

		滴度倒数
1		80
2		160
3		320
4		640
5		1280
Total	N	5
	Geometric Mean	320.00

a. Limited to first 100 cases.

图3-16　5名风湿免疫性疾病患者抗核抗体的平均滴度结果

(三) 几何均数的加权法计算

根据例3-5资料采用加权法计算几何均数。

1. 建立数据文件　根据例3-5资料录入数据 (图3-17), 设置两组变量, 分别为"抗体滴度倒数"和"频数", 建立数据集0303. sav。

2. 分析步骤

(1) 频数加权, "Data" → "Weight cases" → "Weight cases by", "频数" → "Frequency Variable" → "OK"。

(2) "Analyze" → "Reports" → "Case Summaries" → "抗体滴度倒数" 放入 "Variables" →点击 "Statistics" →选中 "Geometric Mean" 放入 "Cell Statistics" → "Continue" → "OK"。

	滴度倒数	频数
1	20	4
2	40	7
3	80	13
4	160	10
5	320	6

图3-17　数据集0303. sav

3. 主要结果　见图3-18。

		滴度倒数
1		20
2		40
3		80
4		160
5		320
Total	N	40
	Geometric Mean	90.32

a. Limited to first 100 cases.

图3-18　40名呼吸道感染者肺炎支原体抗体的平均滴度结果

三、统计图的制作 　微课2

(一) 单式条图的制作

1. 建立数据文件　根据表3-10资料录入数据 (图3-19), 设置两组变量, 分别为组别 (1 = "中医", 2 = "西医", 3 = "中西医结合") 和有效率, 建立数据集0304. sav。

2. 分析步骤　"Graph" → "Legacy Dialogs" → "Bar" → "Simple", 在 "Data in Chart Are" 框中选择 "Summaries for groups of cases" → "Define", 在 "Bars Represent" 中, 选择 "Other statistic (e. g. , mean)", "有效率" → "Variable", "组别" → "Category Axis" → "OK"。

3. 主要结果　见图3-3。

（二）复式条图的制作

1. 建立数据文件 根据表 3 - 7 资料录入数据（图 3 - 20），设置三组变量，分别为病情（1 = "轻"，2 = "重"）、医院（1 = "甲医院"，2 = "乙医院"）和治愈率，建立数据集 0305. sav。

2. 分析步骤 "Graph" → "Legacy Dialogs" → "Bar" → "Clustered"，在 "Data in Chart Are" 框中选择 "Summaries for groups of cases" → "Define"，在 "Bars Represent" 中，选择 "Other statistic （e. g.，mean）"，"治愈率" → "Variable"，"医院" → "Category Axis"，"病情" → "Define Clusters by" → "OK"。

3. 主要结果 见图 3 - 4。

	组别	有效率
1	1	61.54
2	2	75.00
3	3	83.33

图 3 - 19 数据集 0304. sav

	病情	医院	治愈率
1	1	1	75.0
2	2	1	47.5
3	1	2	60.0
4	2	2	40.0

图 3 - 20 数据集 0305. sav

（三）圆图的制作

1. 建立数据文件 根据表 3 - 4 资料录入数据（图 3 - 21），设置两组变量，分别为中医辨证分型（1 = "肝阳上亢"，2 = "肝郁脾虚"，3 = "痰湿壅盛"，4 = "肾阴亏虚"）、构成比，建立数据集 0306. sav。

2. 分析步骤 "Graph" → "Legacy Dialogs" → "Pie"，在 "Data in Chart Are" 框中选择 "Summaries for groups of cases" → "Define"，在 "Slices Represent" 中，选择 "Sum of variable"，"构成比" → "Variable"，"中医辨证分型" → "Define Slices by"，→ "OK"。

3. 主要结果 见图 3 - 5。

（四）百分比条图的制作

1. 建立数据文件 根据表 3 - 12 资料录入数据（图 3 - 22），设置三组变量，分别为人口普查（1 = "第六次"，2 = "第七次"）、年龄组（1 = "0 ~ 14 岁"，2 = "15 ~ 59 岁"，3 = "≥60 岁"）、构成比，建立数据 0307. sav。

2. 分析步骤 "Graph" → "Legacy Dialogs" → "Bar" → "Stacked"，在 "Data in Chart Are" 框中选择 "Summaries for groups of cases" → "Define"，在 "Bars Represent" 中，选择 "Other statistic （e. g.，mean）"，"构成比" → "Variable"，"人口普查" → "Category Axis"，"年龄组" → "Define Stacks by"，→ "OK"。

3. 主要结果 见图 3 - 6。

	中医辨证分型	构成比
1	1	31.67
2	2	18.33
3	3	38.33
4	4	11.67

图 3 - 21 数据集 0306. sav

	人口普查	年龄组	构成比
1	1	1	16.60
2	1	2	70.14
3	1	3	13.26
4	2	1	17.95
5	2	2	63.35
6	2	3	18.70

图 3 - 22 数据集 0307. sav

（五）线图的制作

1. 建立数据文件 根据表 3 - 13 资料录入数据（图 3 - 23），设置两组变量，分别为年份和发病率，建立数据集 0308. sav。

2. 分析步骤　"Graph"→"Legacy Dialogs"→"Line"→"Simple"，在"Data in Chart Are"框中选择"Summaries for groups of cases"→"Define"，在"Line Represents"中，选择"Other statistic (e. g. , mean)"，"发病率"→"Variable"，"年份"→"Category Axis"→"OK"。

3. 主要结果　见图 3 - 7。

(六) 半对数线图的制作

1. 建立数据文件　根据表 3 - 14 资料录入数据（图 3 - 24），设置三组变量，分别为年份、病种（1 = "疟疾"，2 = "百日咳"）、发病率，建立数据集 0309. sav。

	年份	发病率
1	2016	3.97
2	2017	4.15
3	2018	4.62
4	2019	5.10
5	2020	4.43
6	2021	4.27

图 3 - 23　数据集 0308. sav

	年份	病种	发病率
1	1	1	337.83
2	2	1	54.39
⋮	⋮	⋮	⋮
9	4	2	.50
10	5	2	.46

图 3 - 24　数据集 0309. sav

2. 分析步骤

（1）"Graph"→"Legacy Dialogs"→"Line"→"Multiple"，在"Data in Chart Are"框中选择"Summaries for groups of cases"→"Define"，在"Lines Represent"中，选择"Other statistic (e. g. , mean)"，"发病率"→"Variable"，"年份"→"Category Axis"，"病种"→"Define Lines by"→"OK"。

（2）普通线图转换为半对数线图。双击已绘制的普通线图→图形编辑界面→双击纵坐标轴→"Properties"→"Scale"，在"Type"框中，将坐标尺度"Scale"由"Linear"改为"Logarithmic"→"OK"。

3. 主要结果　见图 3 - 9。

(七) 箱式图的制作

1. 建立数据文件　根据表 3 - 15 资料录入数据（图 3 - 25），设置两组变量，分别为中医辨证分型（1 = "肝阳上亢"，2 = "肾阴亏虚"）、总胆固醇含量，建立数据集 0310. sav。

2. 分析步骤　"Graph"→"Legacy Dialogs"→"Boxplot"→"Simple"，在"Data in Chart Are"框中选择"Summaries for groups of cases"→"Define"，"总胆固醇"→"Variable"，"中医辨证分型"→"Category Axis"→"OK"。

3. 主要结果　见图 3 - 10。

(八) 散点图的制作

1. 建立数据文件　根据表 3 - 16 资料录入数据（图 3 - 26），设置两组变量，分别为体重和肺活量，建立数据集 0311. sav。

2. 分析步骤　"Graph"→"Legacy Dialogs"→"Scatter"→"Simple Scatter"，"肺活量"→"Y Axis"，"体重"→"X Axis"→"OK"。

3. 主要结果　见图 3 - 11。

	中医辨证分型	总胆固醇
1	1	221
2	1	209
⋮	⋮	⋮
15	2	181
16	2	188

图 3 – 25　数据集 0310. sav

	体重	肺活量
1	64.0	3.71
2	62.5	3.64
⋮	⋮	⋮
9	71.6	4.10
10	74.0	4.42

图 3 – 26　数据集 0311. sav

（九）直方图的制作

	组中值	频数
1	113.5	5
2	128.5	8
⋮	⋮	⋮
9	233.5	7
10	248.5	4

图 3 – 27　数据集 0312. sav

1. 建立数据文件　根据表 3 – 1 资料录入数据（图 3 – 27），设置两组变量，分别为血清总胆固醇含量的组中值和频数，建立数据集 0312. sav。

2. 分析步骤

（1）频数加权，"Data" → "Weight cases" → "Weight cases by"，"频数" → "Frequency Variable" → "OK"；

（2）"Graph" → "Legacy Dialogs" → "Histogram"，"血清总胆固醇" → "Variable" → "OK"。

3. 主要结果　见图 3 – 1。

目标检测

答案解析

最佳选择题

1. 用均数与标准差可全面描述下列哪种资料的特征（　）

　　A. 正偏态分布　　　　　　B. 负偏态分布　　　　　　C. 正态分布

　　D. 不对称分布　　　　　　E. 偏态分布

2. 某医学资料数据大的一端没有确定数值，描述其集中趋势适用的统计指标是（　）

　　A. 中位数　　　　　　　　B. 标准差　　　　　　　　C. 算术均数

　　D. 四分位数间距　　　　　E. 方差

3. 某科室 5 人接种流感疫苗 1 个月后测定抗体滴度为 1∶40、1∶80、1∶80、1∶160、1∶320，求平均滴度应选用的指标是（　）

　　A. 算术均数　　　　　　　B. 几何均数　　　　　　　C. 中位数

　　D. 百分位数　　　　　　　E. 倒数的均数

4. 已知动脉硬化患者载脂蛋白 B 的含量（mg/dl）呈明显偏态分布，描述其个体差异的统计指标应使用（　）

　　A. 全距　　　　　　　　　B. 标准差　　　　　　　　C. 变异系数

　　D. 极差　　　　　　　　　E. 四分位数间距

5. 某医院根据收集到的病历资料，计算了各种疾病所占的比例，该指标为（　）

　　A. 发病率　　　　　　　　B. 构成比　　　　　　　　C. 相对比

　　D. 标化发病率　　　　　　E. 标化发病比

6. 下列说法错误的是（　　）

　　A. 计算相对数尤其是率时应有足够数量的观察单位数或观察次数

　　B. 分析大样本数据时可以构成比代替率

　　C. 应分别将分子和分母合计求合计率或平均率

　　D. 相对数的比较应注意其可比性

　　E. 样本率或构成比的比较应作假设检验

7. 某调查中显示，某病患者100人，其中男性80人，女性20人，分别占80%和20%，则结论为（　　）

　　A. 该病男性易得　　　　　　B. 该病女性易得　　　　　　C. 该病男女患病程度相等

　　D. 该资料可以计算出男女性的患病率　　　　　　E. 尚不能得出有关患病情况的结论

8. 下列关于统计表的制作，不正确的是（　　）

　　A. 横标目是研究对象，列在表的右侧；纵标目是分析指标，列在表的左侧

　　B. 线条主要有顶线、底线及纵标目下面的横线，不宜有斜线和竖线

　　C. 数字对齐，同一指标小数位数一致，表内不宜有空格

　　D. 统计表的标题放在表的上方

　　E. 备注一般放在表格的下方

9. 研究三种不同麻醉剂在麻醉后的镇痛效果，采用计量评分法，分数呈偏态分布，比较终点时分数的平均水平及个体的变异程度，应使用的图形是（　　）

　　A. 复式条图　　　　　　B. 线图　　　　　　C. 散点图

　　D. 箱式图　　　　　　E. 直方图

10. 欲了解婴幼儿生长发育过程中体重与胸围的关系，宜绘制（　　）

　　A. 线图　　　　　　B. 半对数线图　　　　　　C. 条图

　　D. 散点图　　　　　　E. 圆图

（李　静）

书网融合……

微课1　　　　　　　微课2　　　　　　　题库

第四章　常用概率分布

变异现象在生物界普遍存在，这种变异现象表现在人体某一具体指标或变量上，就是其数值的千变万化，测量前具有不可预测性，统计学上称这种变量为随机变量。正如第三章所述，频数分布表和频数分布图描述了某一随机变量的经验分布，这是针对样本资料来透视数据的分布特征；由于抽样的随机性，样本的经验分布会随着样本的不同而所有变化。当由样本拓展到总体时，随机变量的总体分布即为概率分布。医学研究中，变量值的常见总体分布有正态分布、二项分布和 Poisson 分布，常见的抽样分布有 t 分布、F 分布和 χ^2 分布，本质上这两种分布都为概率分布。分布理论是统计学的基础理论，也是选择统计学方法的基础。

第一节　正态分布

正态分布是生物医学和统计学上极其重要的一种分布，人体很多指标都服从或近似服从正态分布。在统计学上，很多分布都由正态分布导出，正态分布同时又是多种分布的极限分布。下面介绍正态分布。

一、正态分布的概念和特征

正态分布也称正态曲线、钟形曲线，它是一根两端低，中间高的曲线，最早由德国数学家 Gauss 在描述误差分布时所发现。正如第二章频数分布图所示，当样本量不断增大时，组距可以不断细分而缩小，整个图形将逐渐接近一条光滑的曲线，即接近于正态分布曲线（图 4 - 1）。可以想象，当研究的样本量增加至总体数量时，其相应变量的分布即为正态分布，对应的曲线即正态分布曲线。

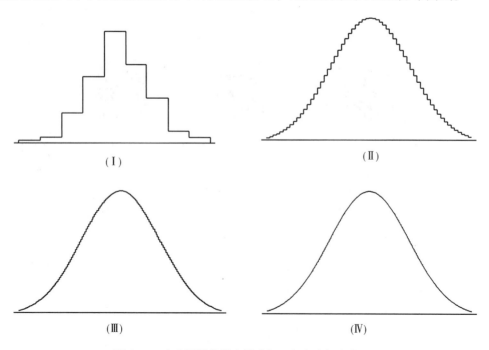

（Ⅰ）　（Ⅱ）　（Ⅲ）　（Ⅳ）

图 4 - 1　直方图随着样本量增加逐渐变为正态曲线

正如数学很多曲线可以用函数表达式来表示一样，正态分布曲线也具有其对应的函数表达式：

$$f(x) = \frac{1}{\sigma\sqrt{2\pi}}e^{-\frac{(x-\mu)^2}{2\sigma^2}}, \quad -\infty < x < +\infty \tag{4-1}$$

由于正态分布曲线的纵坐标为概率密度，故式 4-1 也称正态分布的概率密度函数，式中 μ 为总体均数，σ 为总体标准差，π 为圆周率，e 为自然对数的底，x 为变量，表示图形上横轴的数值，$f(x)$ 为纵轴数值。μ 和 σ 是正态分布的两个参数，不同的 μ 和 σ 对应不同的正态分布曲线。因此正态分布曲线是一簇曲线，通常正态分布表示为 $N(\mu, \sigma^2)$。当 $\mu = 0$，$\sigma = 1$ 时，即 $N(0,1)$ 的正态分布，统计学上称为标准正态分布。实际上，任何一个正态分布都可以通过下式变换为标准正态分布：

$$u = \frac{x - \mu}{\sigma} \tag{4-2}$$

其概率密度函数简化为：

$$\varphi(u) = \frac{1}{\sqrt{2\pi}}e^{-u^2/2}, \quad -\infty < u < +\infty \tag{4-3}$$

通过图 4-1 可以发现正态分布具有如下特征。

（1）正态分布是一条单峰分布，高峰位置在均数处，即 $x = \mu$ 处，此时，

$$f(\mu) = \frac{1}{\sigma\sqrt{2\pi}} \tag{4-4}$$

（2）正态分布以均数为中心，左右完全对称。

（3）正态分布曲线的形态取决于两个参数，即总体均数 μ 和总体标准差 σ。μ 为位置参数，μ 越大，则曲线沿横轴向右移动，反之，则相反（图 4-2）；σ 为形态参数，表示数据的离散程度，若 σ 小，则变异小，曲线表现为"瘦高"，反之，则曲线形态"矮胖"（图 4-3）。

（4）正态分布曲线下的面积分布具有一定的规律，这一点将在下面详细介绍。

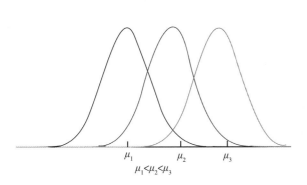

图 4-2　正态分布位置变换示意图

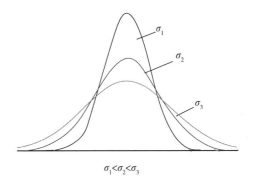

图 4-3　正态分布置变换示意图

二、正态分布面积分布规律

在第三章中，我们介绍了直方图，当直方图的纵坐标为频率时，则所得的直方图为频率曲线，由于频率的总和为 1 或 100%，故曲线下面积可以想象为 1 或 100%。但当研究的不是样本，而是总体时，频率曲线将变为正态曲线，这时正态曲线下的面积，实际上反映了总体中相应区间的个体观察值所占的比例或概率。实际工作中，经常要计算这种比例或概率，即要了解正态曲线下横轴上一定区间的面积占总面积的比例。这在数学上，可以通过对正态分布的概率密度函数的定积分实现：

$$F(x) = \frac{1}{\sigma\sqrt{2\pi}}\int_{-\infty}^{x} e^{-\frac{(x-\mu)^2}{2\sigma^2}}\mathrm{d}x \tag{4-5}$$

式中，$F(x)$ 表示横轴自$-\infty$ 至 x 间曲线下面积，即下侧累计面积（概率），如图4-4所示，上式的函数也称为 $F(x)$ 对应于正态分布 $N(\mu, \sigma^2)$ 的分布函数。

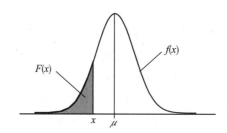

图4-4　正态分布的概率密度函数及分布函数及概率计算示例

数学上可以证明，正态分布曲线下面积具有以下规律（图4-5）。

（1）正态分布曲线与横轴所夹面积为1。

（2）区间在 $(\mu-\sigma, \mu+\sigma)$ 内的面积或概率为0.683，此区间之外的概率为0.317，左右两侧各为0.1585。

（3）区间在 $(\mu-1.96\sigma, \mu+1.96\sigma)$ 内的面积或概率为0.95，此区间之外的概率为0.05，左右两侧各为0.025。

（4）区间在 $(\mu-2.58\sigma, \mu+2.58\sigma)$ 内的面积或概率为0.99，此区间之外的概率为0.01，左右两侧各为0.005。

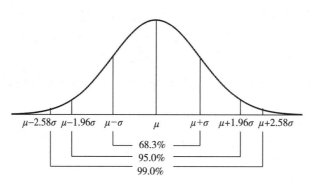

图4-5　正态分布曲线下面积分规律

同理，对于标准正态分布的密度函数，其分布函数如下：

$$\Phi(u) = \frac{1}{\sqrt{2\pi}} \int_{-\infty}^{u} e^{-u^2/2} \mathrm{d}u \tag{4-6}$$

式中，$\Phi(u)$ 为标准正态变量 u 的累计分布函数，表示横纵$-\infty$ 至 u 的正态曲线下面积，即下侧累计面积（概率）。由于上式数学上无显式表达式，需要用计算机迭代计算，因此，在计算机和统计软件没有普及时代，为了方便查找，统计学已将不同 u 值的积分值 $\Phi(u)$ 编制成表，名为标准正态分布密度曲线下的面积［$\Phi(u)$ 值］表。现在几乎所有的统计软件都具有包括累计正态分布函数在内的各种累计分布函数（cumulative distribution function，CDF），知道 u 值，不用查表，也能直接返回精确的积分值。

三、正态分布的应用

（一）制定医学参考值范围

由于医学指标具有变异性，我们不能用一个指标来表示其正常值，而应该是一个范围，即医学参考值范围，又称正常值范围，医学上通常规定，包括绝大多数正常人的某指标值的波动范围称为该指标的正常值范围，值得注意的是，所谓"正常人"，并非指没有任何疾病的人，而是指在同质的前提下，排除了影响所测指标的因素的个体。这里的"绝大多数人"通常是指包括正常人的90％、95％、99％等，从这个意义上讲，显然正常值范围并未包含所有正常人在内。

制定医学参考值范围的方法如下。

（1）确定一批样本含量足够大的"正常人"，一般要求大于100例，可以通过抽样的方法获得，抽取人群之前，须制定纳入标准和排除标准，以保证研究对象的同质性。

（2）测量样本人群相应指标的值，测量的过程中要严格控制各种误差。

（3）根据指标特点决定单双侧，通常根据专业知识和实际用途决定，若某指标过高或过低均为异常，则相应的参考值范围既有上限又有下限，即取双侧界值，如血糖值；若某指标仅过高属异常，应采用单侧参考值范围制定上侧界值，即上限，如血压、尿铅、发汞等指标，反之，若某指标仅过低为异常，则应用对此指标制定单侧下限，作为参考值范围，如肺活量。因此单双侧的选取取决于专业知识和专业需要。

（4）选择适宜的百分界值，一般以95％参考值范围为最常用，也可根据需要确定90％或99％为百分范围。

（5）根据资料的分布类型选择适宜的方法进行正常值估计。常用的方法有正态分布法和百分位数法（表4－1）。

表4－1　参考值范围的制定

百分数（％）	正态分布法			百分位数法		
	双侧	单侧		双侧	单侧	
		下限	上限		下限	上限
90	$\bar{X} \pm 1.64s$	$\bar{X} - 1.28s$	$\bar{X} + 1.28s$	$P_{2.5} \sim P_{65}$	P_{10}	P_{90}
95	$\bar{X} \pm 1.96s$	$\bar{X} - 1.64s$	$\bar{X} + 1.64s$	$P_{2.5} \sim P_{97.5}$	P_5	P_{95}
99	$\bar{X} \pm 2.58s$	$\bar{X} - 2.33s$	$\bar{X} + 2.33s$	$P_{0.5} \sim P_{99.5}$	P_1	P_{99}

对于服从正态分布的指标适宜采用正态分布法计算，若指标不服从正态分布，首先考虑进行变量变换，如对数变换，变换后如果服从正态分布，按变换后的新指标计算参考值范围，然后再用反函数返回原变量值；若经变换后也不呈正态分布，可以采用百分位数法，要注意，百分位数法利用样本信息是不充分的。

【例4－1】某地调查了120名发育正常的7岁男童身高，得均数为120cm，标准差为4.5cm，试估计该地7岁男童身高的95％参考值范围。

一般来说，7岁男童身高过矮和过高都认为异常，故此参考值范围取双侧范围。又因为该指标近似服从正态，可采用正态分布法求其95％参考值范围。

下限为：$\bar{X} - 1.96s = 120 - 1.96 \times 4.5 = 111.18$（cm）

上限为：$\bar{X} + 1.96s = 120 + 1.96 \times 4.5 = 111.18$（cm）

即该地7岁男童身高的95％参考值范围为111.18～128.82（cm）。

【例4－2】测得某年某地名正常人的尿汞值如下表，试制定正常人尿汞值的95％参考值范围。

表4－2　某年某地282名正常人尿汞值（μg/L）测量结果

尿汞值	频数 f	累计频数 $\sum f$	累计频率（％）
0 ～	45	45	16.0
8.0 ～	64	109	38.6

续表

尿汞值	频数 f	累计频数 $\sum f$	累计频率（%）
16.0 ~	96	205	72.7
24.0 ~	38	243	86.2
32.0 ~	20	263	93.3
40.0 ~	11	274	97.2
48.0 ~	5	279	98.9
56.0 ~	2	281	99.6
64.0 ~ 72.0	1	282	100.0

正常人的尿汞值为偏态分布，且过高为异常，应采用百分位数法取单侧界值，计算第 95 百分位数。

$$P_{95} = L + \frac{i}{f_{95}}(n \times 95\% - \sum f_L) = 40.0 + \frac{8.0}{11}(282 \times 95\% - 263) = 43.6\ (\mu g/L)$$

故该地正常人的尿汞值的 95% 参考值范围为 < 43.6μg/L。

（二）质量控制

质量控制领域常提到 "3σ" 原则，其意义是指正常情况下检测误差服从正态分布，数学家 Gauss 就是在研究误差的过程中发现了正态分布的。根据正态分布的曲线面积或概率分布理论可知，3σ 之外的观察值出现的概率不到千分之三，如果超过这一值，则提示测量或产品质量有问题，因此统计学规定：以 $\overline{X}$ 为中心线，$\overline{X} \pm 2S$ 为警戒线，$\overline{X} \pm 3S$ 为控制线，根据以上规定还可以绘制出质量控制图。

（三）统计方法的理论基础

正态分布是多种统计方法的基础。后面讲到的 t 检验、F 检验、相关回归分析等多种统计方法往往要求分析的指标服从正态分布，这是由于这些统计量的分布都是在正态分布的基础上推导出来的。对于非正态分布，要求进行合适的变量变换，使之服从正态分布，然后再按正态分布的方法作统计学处理。

值得注意的是，根据中心极限定理，很多统计量的分布，在样本含量足够大时，也近似服从正态分布，因此也可以采用正态分布进行统计推断。

第二节　二项分布

正态分布的变量类型通常是连续型数值变量：如人体的身高、体重、血糖等；当变量类型为二分类时，如疗效分为有效或无效，急性毒性实验中观测动物的死亡或存活，动物诱癌试验中动物的发癌与不发癌，在流行病学观察中接触某危险因素的个体发病与不发病，这样的变量均表现为两个对立的可能结果，每个个体的观察结果只能取其中之一。对这类事件常用二项分布（binomial distribution）进行描述。

一、二项分布的概念

下面通过具体例子讲解二项分布的基本概念。

【例 4 – 3】临床上用针灸治疗某型头痛，有效率为 60%，现以该法治疗 3 例，其中两例有效的概率是多大？

该例中就每位患者而言，有效的概率是 0.6，无效的概率是 0.4，用甲、乙、丙代表 3 人，则 3 人接受针灸治疗后的有效和无效的所有可能组合如表 3 – 2 所示。就排列方式而言有 8 种，但只计算有效或无效的数目，则只有 4 种组合。又由于结果是独立的，病例间互不影响，则根据概率的乘法法则可以计算各种排列的连乘概率，再根据概率的加法法则，可以算出无效数或有效数分别为 0、1、2、3 时的概率，见表 4 - 3 第（5）栏。其概率的计算结果正好满足二项展开式：

$$(0.6 + 0.4)^3 = (0.6)^3 + 3(0.6)^2(0.4) + 3(0.6)(0.4)^2 + (0.4)^3$$

| 有效 | 无效 | 三例 | 二例有效 | 一例有效 | 三例 |
| 概率 | 概率 | 有效 | 一例无效 | 二例无效 | 无效 |

表 4 - 3　3 例头痛患者有效和无效所有排列组合方式及其概率计算

所有可能结果 甲　乙　丙 (1)	每种结果的概率 (2)	无效数 n (3)	有效数 x (4)	不同有效数概率 $C_n^x \pi^x (1-\pi)^{n-x}$ (5)
有效　有效　有效	$0.6 \times 0.6 \times 0.6 = 0.216$	0	3	0.216
有效　有效　无效	$0.6 \times 0.6 \times 0.4 = 0.144$			
有效　无效　有效	$0.6 \times 0.4 \times 0.6 = 0.144$	1	2	0.432
无效　有效　有效	$0.4 \times 0.6 \times 0.6 = 0.144$			
有效　无效　无效	$0.6 \times 0.4 \times 0.4 = 0.096$			
无效　有效　无效	$0.4 \times 0.6 \times 0.4 = 0.096$	2	1	0.288
无效　无效　有效	$0.4 \times 0.4 \times 0.6 = 0.096$			
无效　无效　无效	$0.4 \times 0.4 \times 0.4 = 0.064$	3	0	0.064

当样本例数扩大到 n 时，若阳性率用 π 表示，则恰有 X 例阳性的概率计算公式的一般形式为：

$$P(X = x) = C_n^x (1-\pi)^{n-x} \pi^x \qquad x = 0,1,2,\cdots,n \qquad (4-7)$$

正是由于二项展开式中的各项恰好对应于各阳性数（x）的概率 $P(X = x)$，二项分布由此得名，它最早由统计学家贝努利提出。二项分布可以记为：$X \sim B(n,\pi)$，表示 X 服从参数为 n 和 π 的二项分布，其中参数 n 由研究者确定，π 常常是未知的。

上例中，$n = 3$，$\pi = 0.6$，则 2 例有效的概率 $P(X = 2)$ 计算为：

$$P(X = 2) = C_3^2 (1-0.6)^{3-2} 0.6^2 = 0.432$$

二、二项分布的特征

1. 二项分布的均数与标准差　设 $X \sim B(n,\pi)$，则阳性数 X 的总体均数 μ 为：

$$\mu = n\pi \qquad (4-8)$$

总体方差为：

$$\sigma^2 = n\pi(1-\pi) \qquad (4-9)$$

总体标准差为：

$$\sigma = \sqrt{n\pi(1-\pi)} \qquad (4-10)$$

2. 二项分布的累计概率计算

（1）至多有 m 例阳性的概率

$$P(X \leqslant m) = P(0) + P(1) + \cdots + P(m) = \sum_0^m P(X) = \sum_0^m C_n^m P^m (1-P)^{n-m} \qquad (4-11)$$

（2）至少有 m 例阳性的概率

$$P(X \geqslant m) = 1 - P(X \leqslant m-1) = \sum^m C_n^m P^m (1-P)^{n-m} \qquad (4-12)$$

【例 4 - 4】大样本研究显示，某中医制剂不良反应发生率为 5%，现随机抽取 5 人服用此药，试求：① 其中 m 个人（$m = 0$、1、2、3、4、5）有反应的概率；② 至多有 2 人有反应的概率；③ 有人有反应的概率。

本例 $\pi = 0.05$，$1 - \pi = 0.95$，$n = 5$，根据题意分别计算如下。

① 其中 m 个人（$m = 0$、1、2、3、4、5）有反应的概率，结果见表 4 - 4。

表 4 - 4　$\pi = 0.05$，$n = 5$ 时二项分布的分布列

$X = m$	0	1	2	3	4	5
$P(X = m)$	0.7737809	0.2036266	0.0214344	0.0011281	0.0000297	0.0000003

② 至多有 2 人有反应的概率。

$$P(X \leqslant 2) = P(0) + P(1) + P(2) = \sum_{0}^{2} P(X = m) = 0.9988419$$

以上结果显示，服药的人中不多于 2 人有反应几乎是肯定。

③ 有人有反应的概率。

$$P(X \geqslant 1) = 1 - P(X = 0)1 - 0.7737809 = 0.2262191$$

3. 二项分布的图形特征　如果已知 n 和 π，则按二项分布概率公式可计算出不同的 X 取值时的概率，我们可以以 X 为横轴，取值概率 P 为纵轴，绘制出二项分布的图形（图 4 - 6，图 4 - 7）。不难发现，二项分布的图形是一个离散型分布，其形状决定于两个参数 n 和 π，当 π 为 0.5 时，图形对称；当 π 不等于 0.5 时，图形呈偏态，但当样本量增大时，图形逐渐趋于对称。

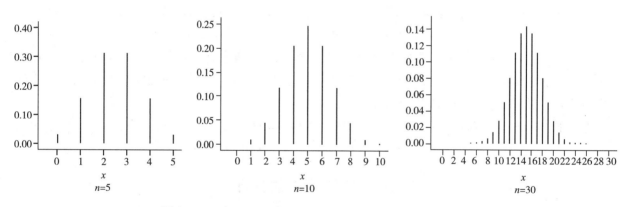

图 4 - 6　π 为 0.5，n 为 5、10、30 时二项分布的概率分布图

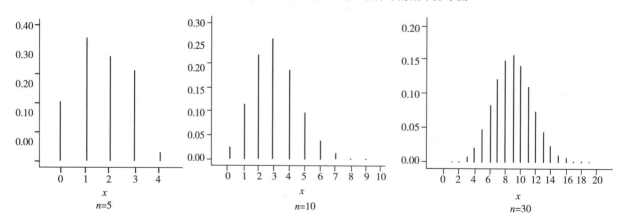

图 4 - 7　π 不等于 0.5（即 $\pi = 0.3$），n 为 5、10、30 时二项分布的概率分布图

根据统计学上的中心极限定理，当 n 较大，且 $n\pi$ 与 $n(1-\pi)$ 较接近时，二项分布将接近于正态分布；通过上图观察，可以想象当 n 趋向无穷大时，二项分布 $B(n,\pi)$ 的极限分布就是正态分布 $N(n\pi, n\pi(1-\pi))$。一般来说，如果 $n\pi$ 与 $n(1-\pi)$ 大于 5 时，即可用正态分布近似原理处理二项分布问题，以

简化计算。

三、二项分布的应用

在应用二项分布时，必须注意其应用条件。

（1）二项分布中的观察单位数通常是事先确定的。

（2）各观察单位只有互相对立的两种结果，如成功与失败、生存和死亡等。

（3）若两种对立结果中的一种结果（阳性）的概率为 π，则其对立结果的概率为 $1-\pi$。实际工作中总体概率 π 往往是未知的，但可以从大量观察中获得的比较的样本频率作为总体概率的估计值。

（4）n 个观察单位的观察结果相互独立。即观察单位之间发现的结果不能互相影响，如要求疾病无传染性、无家族聚集性。

【例 4-5】大样本调查显示，新生儿畸形发生率为 1%，现随机调查某地 500 名新生儿，其中只有 1 例发生畸形，问：该地新生儿畸形发生率是否低于一般。

假设该地新生儿畸形发生率仍然为 1%，即 $\pi=0.01$，则可以计算 500 名新生儿发生畸形 0、1、2、…、500 例的概率，根据题意，如果该地新生儿畸形发生率低于一般，则可计算 0、1 例情形的概率之和：

$$P(X \leqslant 1) = P(0) + P(1) = \sum_{0}^{1} P(X=m) = 0.0398$$

通过计算可知，该地至多有一例发生畸形的概率不到 5%，这样小概率的样本被抽中的概率是很低的，居然被一次抽样就抽中，因此，我们有理由认为该地新生儿畸形发生率为 1% 不合理，再结合样本率为（1/500）$\times 100\% = 0.2\%$，可认为该地新生儿畸形发生率低于一般。

第三节　Poisson 分布

Poisson 分布主要用于生物医药研究中需要描述单位时间、单位空间上某事件的发生数。如每毫升水中大肠埃希菌的发生数，新生儿出生缺陷、多胞胎、染色体变异发生数等，与二项分布的区别在于发生数很低，而样本数又很大，这时用 Poisson 分布来计算概率能简化计算。

一、Poisson 分布的概念

Poisson 分布也是一种离散型随机变量的分布，也与二项分布有密切的联系，前面我们介绍，二项分布的均数 $\mu=n\pi$，则 $\pi=\mu/n$，代入二项分布概率计算公式得：

$$P(X=x) = C_n^x \left(1-\frac{\mu}{n}\right)^{n-x} \left(\frac{\mu}{n}\right)^x \qquad x=0,1,2,\cdots,n \qquad (4-13)$$

数学上可以证明，当 $n\rightarrow\infty$ 时，上式表达式依分布收敛于：

$$P(X=x) = \frac{\mu^x}{x!} e^{-\mu} \qquad x=0,1,2,3,\cdots \qquad (4-14)$$

式 4-14 即为 Poisson 分布的概率计算公式。式中，e 是自然对数的底（$e \approx 2.7182$）；μ 是大于 0 的常数，即等于 $n\pi$，称为事件的平均发生数，是 Poisson 分布的唯一参数。X 服从以 μ 为参数的 Poisson 分布可记为 $X \sim P(\mu)$。

二、Poisson 的特征

1. Poisson 分布的均数与标准差　Poisson 分布的总体均数即为单位时间（单位面积、空间）内某随机事件的平均发生数，可以用 μ 来表示，值得注意的是 Poisson 分布的标准差为 $\sqrt{\mu}$，也就是说总体均数和总体方差是相等的（$\mu = \sigma^2$），据此可以大致判断某一离散型随机变量是否服从 Poisson 分布。

2. Poisson 分布的图形和正态近似　因为 Poisson 分布只有一个参数，如果已知总体均数 μ，就可以计算出 Poisson 分布的概率分布值，我们可以 X 为横轴，取值概率 P 为纵轴，绘制出 Poisson 分布的图形（图 4 – 8）。

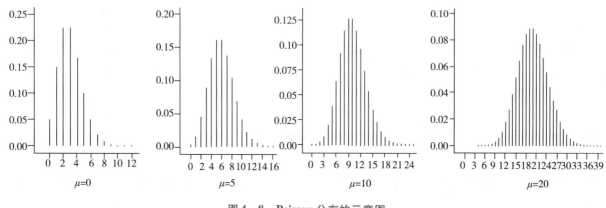

图 4 – 8　Poisson 分布的示意图

图 4 – 8 显示，当 μ 增大时，Poisson 分布越来越趋向于对称，并呈 $N(\mu, \mu)$ 的正态分布，所以在实际工作中，当 μ 大于或等于 20 时，就可以用正态分布来近似处理 Poisson 分布的问题。

3. Poisson 分布的可加性　如果有 k 个相互独立的随机变量 X_1，X_2，$\cdots$，X_k 分别服从参数为 μ_1、μ_2、$\cdots$、μ_k 的 Poisson 分布，则其和 $T = X_1 + X_2 \cdots + X_k$ 也服从参数为 $\mu_1 + \mu_2 + \cdots + \mu_k$ 的 Poisson 分布。该性质称为 Poisson 分布的可加性，因此我们可以利用 Poisson 分布的可加性原则使 Poisson 分布的 μ 值大于 20，然后用正态近似法处理。

三、Poisson 分布的应用

由于 Poisson 分布是二项分布的极限分布，因此二项分布的应用条件也是 Poisson 分布的应用条件。值得注意的是，Poisson 分布的适用场合还要求观察单位数 n 很大，且事件发生的概率很小，特别是罕见事件，如某些发病率极低的疾病。

【例 4 – 6】利用 Poisson 分布计算例 4 – 5 的概率，并与二项分布进行比较。

本例：$n = 500$，$\pi = 0.01$，$\mu = n\pi = 500 \times 0.01 = 5$，则：

$$P(X \leqslant 1) = P(0) + P(1) = \sum_{0}^{1} P(X) = \sum_{x=0}^{1} \frac{\mu^x}{x!} e^{-\mu} = 0.0404$$

通过计算，其结果和例 4 – 5 中二项分布概率计算结果相差无几，基本一致。

目标检测

答案解析

一、最佳选择题

1. 某项指标 95% 医学参考值范围表示的是（　　）

　　A. 检验指标在此范围，判断"异常"正确的概率大于或等于 95%

B. 检验指标在此范围，判断"正常"正确的概率大于或等于95%

C. 在"异常"总体中有95%的人在此范围之外

D. 在"正常"总体中有95%的人在此范围

E. 落在范围外的一定是不正常的

2. 应用百分位数法估计参考值范围的条件是（　　）

A. 数据服从正态分布　　　　B. 数据服从偏态分布　　　　C. 有大样本数据

D. 数据服从对称分布　　　　E. 二项分布

3. 理论上，二项分布是一种（　　）

A. 连续性分布　　　　　　　B. 离散性分布　　　　　　　C. 均匀分布

D. 标准正态分布　　　　　　E. 泊松分布

4. 在样本例数不变的情况下，（　　）时，二项分布越接近对称分布

A. 阳性率 π 越大　　　　　B. 样本率 P 越大　　　　　C. 阳性率 π 越接近 0.5

D. 阳性率 π 越小　　　　　E. 样本率 P 越小

5. 标准正态分布曲线下，中间 95% 的面积所对应的横轴的范围是（　　）

A. $-\infty$ 到 $+1.96$　　　　B. -1.96 到 $+1.96$　　　　C. $-\infty$ 到 $+2.58$

D. -2.58 到 $+2.58$　　　　E. $-\infty$ 到 -1.96

6. 正态分布有两个参数 μ 与 σ，μ 不变时，正态曲线的形状越扁平，则相应的（　　）

A. μ 越大　　　　　　　　B. μ 越小　　　　　　　　C. σ 越大

D. σ 越小　　　　　　　E. μ 越大或 σ 越大

二、简答题

1. 简述医学参考值范围的含义及制定参考值范围的一般步骤。

2. 简述正态分布的主要应用。

3. 简述二项分布应用的条件。

（陈永成）

书网融合……

题库

第五章 参数估计

PPT

⊙ **学习目标**

知识目标

1. 掌握 抽样误差、标准误的概念；t分布的特点；总体均数区间估计的方法。

2. 熟悉 抽样分布特点；可信区间与医学参考值范围的区别与联系。

3. 了解 抽样的基本概念。

能力目标 通过本章的学习，能够正确理解抽样误差的概念，应用 SPSS 统计软件进行总体均数的估计，培养在实际工作中正确应用统计学方法解决问题的能力。

医学研究通常是从总体中随机抽取一定含量的样本进行研究，最终通过样本的信息推断总体特征，这一过程称为统计推断（statistical inference）。统计推断包含参数估计（parameter estimation）和假设检验（hypothesis test）两部分内容。本章主要介绍参数估计的相关内容。

▷ 第一节 抽样分布与抽样误差

一、样本均数的抽样分布与抽样误差

1. 抽样分布 从符合正态分布的同质总体中随机抽取含量相等的多个样本，其样本均数的频数分布称为抽样分布。但由于个体变异的存在，样本均数的抽样分布具有以下特点：①多个样本均数未必等于总体均数；②多个样本均数之间未必相等；③样本均数围绕总体均数，呈现出"中间多、两边少"，左右基本对称的规律；④样本均数的变异程度较原变量的变异程度大大缩小。

2. 抽样误差 医学研究的基本方法是抽样研究，而抽样研究必然产生抽样误差（sampling error）。例如，随机抽取某地 120 名健康儿童为样本，检测血钙水平，估计该地儿童的血钙水平。由于个体差异的存在，测算的样本指标值很难恰好等于总体指标值。即在同一个总体随机抽取若干个含量相同的样本，各样本的观察指标一般也不会完全相同。这种由个体差异和抽样造成的样本与总体、样本与样本相应统计指标之间的差异即抽样误差。

3. 标准误 医学研究中，虽然抽样误差不可避免，但其有规律可循，统计学上可以借助标准误来估计抽样误差的大小。统计学上将样本统计量的标准差称为标准误（standard error，SE），可反映抽样误差的大小。样本均数的标准差称为均数标准误（standard error of mean，SEM），用$\sigma_{\bar{x}}$表示。它不仅反映样本均数间的离散程度，还反映出样本均数与总体均数的离散程度，计算公式为：

$$\sigma_{\bar{x}} = \frac{\sigma}{\sqrt{n}} \tag{5-1}$$

式中，$\sigma_{\bar{x}}$为总体标准误，σ为总体标准差，两者之间成正比。实际研究中，可通过增加样本含量减小标准误，从而降低抽样误差。

但通常总体标准差σ是未知的，一般可用样本标准差s代替，从而求得样本标准误$s_{\bar{x}}$，计算公式为：

$$S_{\bar{x}} = \frac{s}{\sqrt{n}} \qquad (5-2)$$

二、样本率的抽样分布与抽样误差

前面介绍了数值资料的抽样分布与标准误。对于分类资料，同样存在总体率抽样分布与标准误的问题。样本率用 p 表示，总体率用 π 表示。从同一研究总体中随机抽取样本含量为 n 的样本 k 个，则可得到 k 个样本率，这些样本率之间以及样本率和总体率之间存在差别，这种差别是由于抽样造成的，称为率的抽样误差。率的抽样误差可用率的标准误 σ_P 来表示，计算公式为：

$$\sigma_P = \sqrt{\frac{\pi(1-\pi)}{n}} \qquad (5-3)$$

实际研究中，总体率 π 是未知的，多以样本率 p 代替，从而得到样本率的标准误 S_p，计算公式为：

$$S_p = \sqrt{\frac{p(1-p)}{n}} \qquad (5-4)$$

【例 5-1】欲了解某地农村居民钩虫病的感染情况，研究者从该地随机抽查 380 人，结果有 32 人感染；试求该地农村居民钩虫病感染率的标准误。

本例 $n=380$，感染人数 $x=32$，感染率 $p = \dfrac{x}{n} = \dfrac{32}{380} \times 100\% = 8.42\%$

代入公式得：

$$S_p = \sqrt{\frac{p(1-p)}{n}} = \sqrt{\frac{8.42\% \times (1-8.42\%)}{380}} = 0.0045$$

故该地农村居民钩虫病感染率的抽样误差，即标准误为 0.45%。

第二节　t 分布

一、t 分布的概念

统计学上经常要进行抽样研究，如果从正态分布 $N(\mu, \sigma^2)$ 中随机抽取样本含量为 n 的若干样本，则可计算各个样本的均数 $\bar{x}$ 和标准差 s，英国统计学家 W. S. Gosset（1908）在样本统计量的基础上构筑了一个新的统计量 t：

$$t = \frac{\bar{X} - \mu}{s/\sqrt{n}} \qquad (5-5)$$

并证明了新的统计量 t 值服从自由度为 $n-1$ 的 t 分布（t distribution），由于作者当时是以笔名 Student 在《生物统计》杂志上发表该论文，故 t 分布也称为 Student t 分布。t 分布可以表示为：

$$\frac{\bar{X} - \mu}{s/\sqrt{n}} \sim t(\nu) \qquad (5-6)$$

式中，ν 为自由度，与样本量有关（$\nu = n-1$），是 t 分布的参数，自由度决定了 t 分布的形状。

二、t 分布的特征

t 分布属于抽样分布，它不是一条曲线，而是一簇曲线，因自由度 ν 的不同而不同。具体特征如下。
（1）t 分布以 0 为中心，为左右对称的单峰钟形曲线。

（2） t 分布与自由度 ν 有关，自由度越小，曲线峰部越低，两侧尾部越翘；随着自由度的增加，t 分布逐渐逼近标准正态分布，当自由度达无穷大时，t 分布趋近标准正态分布 N（0，1），故标准正态分布是 t 分布的特例。图 5-1 为不同自由度的 t 分布。

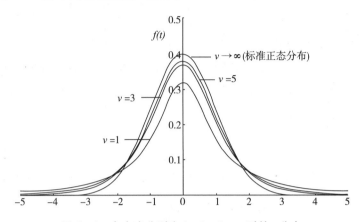

图 5-1　自由度分别为 1、3、5、∞ 时的 t 分布

三、t 分布的应用

t 分布主要用于总体均数的区间估计和 t 检验等。对于正态分布，应用中往往关心给定区间曲线下的面积，该面积给出了随机变量落在相应区间的概率。与其类似，t 分布曲线下的面积也表示统计量 t 落在该区间的概率。由于 t 分布是一簇曲线，当曲线下的面积为 95% 和 99% 时，其对应的界值不是一个常数，而是随着自由度的改变而变化。为使用方便，统计学家编制了不同自由度 ν 下的 t 界值（附表 2）。在 t 界值表中，横标目为自由度 ν，纵标目为尾端概率 p，表中数值表示当自由度 ν 和概率 p 确定时对应的 t 临界值。一侧尾部面积称为单侧概率，两侧尾部面积之和称为双侧概率。当自由度 ν 和概率 p 给定时，单侧概率为 a 的 t 临界值用 $t_{\alpha,\nu}$ 表示，双侧概率之和为 a 的 t 临界值用 $t_{a/2,\nu}$ 表示。由于 t 分布以 0 为中心左右对称，表中只列出正 t 值。

例如，当 $\nu = 20$，单侧尾部概率为 0.05 的 t 临界值为 $t_{0.05,20} = 1.725$，表示 $t \geqslant 1.725$ 的概率或 $t \leqslant -1.725$ 的概率为 0.05。当 $\nu = 20$，双侧尾部概率为 0.05 的 t 临界值为 $t_{0.05/2,20} = 2.086$，表示 $t \geqslant 2.086$ 的概率与 $t \leqslant -2.086$ 的概率之和为 0.05。

第三节　总体均数和总体率的估计

医学研究目的之一是希望了解有关的总体参数，即对未知的总体参数进行估计。由样本信息估计总体参数称为参数估计（parameter estimation），它是统计推断的重要内容。参数估计有点估计（point estimation）和区间估计（interval estimation）两种方法。

>>> 知识链接 ○---

点估计的应用

2020 年新冠疫情爆发，我国众多奋战在抗疫一线的研究者与医护工作者对疾病特征进行总结归纳，并率先提出"14 天隔离"政策，随后这一政策被世界各国普遍采用。实际上"14"这个数字的得来就是参数估计中的点估计。体现了统计知识在疫情防控中的关键性作用，同时也体现出我国在疫情防控中精准防控的理念，促进科学思维的发展，养成社会责任感、使命感、大局观。

一、总体均数的估计

（一）点估计

点估计（point estimation）是用样本确定的统计量的值来直接估计总体参数的数值。方法是以样本统计量作为被估计参数的点估计值。点估计方法简单，但没有考虑抽样误差，无法评价估计值与真值之间的差距，即未给出估计值接近总体未知参数程度的信息。

（二）区间估计

区间估计（interval estimation）即结合样本统计量和标准误确定一个具有较大可信度的包含被估计总体参数的区间，该区间称为总体参数的 $1-\alpha$ 可信区间或置信区间（confidence interval，CI）。$1-\alpha$ 为可信度或置信度，一般取 95% 或 99%。按此可信度确定的 CI 为 $95\%\,CI$ 或 $99\%\,CI$。CI 的含义可理解为若从被估计的总体中随机抽取一个样本，并给出其 $95\%\,CI$ 或 $99\%\,CI$，那么，这个区间包含参数的可能性为 95% 或 99%；不包含参数的可能性是 5% 或 1%。可信区间的两个端点值称为可信限（confidence interval，CL），其中较小者为下限，较大者为上限。

可信区间具有两个要素：一是准确度，即 $(1-a)$ 可信度的大小，是指区间包含总体均数 μ 的理论概率，其值越接近于 1，准确度越高；二是精确度，即区间的宽度，可信区间越窄，说明估计的精确性越高；若可信度增加，则区间变宽，精确度降低；若精确度提高，则区间变窄，可信度必然减小。要同时提高估计的准确度和精确度，就要增加样本含量。

根据总体方差 σ^2 是否已知及样本含量 n 的大小，总体均数 μ 的估计方法有所不同。

1. 总体方差 σ^2 已知，采用正态分布法进行估计

根据 z 分布的原理，$z=\dfrac{\bar{x}-\mu}{\sigma_{\bar{x}}}$ 符合 z 分布，若预先给定概率为 $(1-a)$，则有：

$$-z_{a/2} < z < z_{a/2} \tag{5-7}$$

即：

$$-z_{a/2} < \frac{\bar{x}-\mu}{\sigma_{\bar{x}}} < z_{a/2} \tag{5-8}$$

得出：

$$\bar{x} - z_{a/2}\sigma_{\bar{x}} < \mu < \bar{x} + z_{a/2}\sigma_{\bar{x}} \tag{5-9}$$

以此区间估计总体均数 μ 的双侧 $(1-a)$ 可信区间，记为：$\bar{x} \pm z_{a/2}\sigma_{\bar{x}}$

若估计总体均数 μ 的单侧 $(1-a)$ 可信区间，则有：

$$\mu > \bar{x} - z_a\sigma_{\bar{x}} \text{或} \mu < \bar{x} + z_a\sigma_{\bar{x}} \tag{5-10}$$

2. 总体方差 σ^2 未知，当样本含量 n 足够大（如 $n>50$），样本均数近似服从正态分布

此时可用样本方差代替总体方差，则有总体均数 μ 的双侧 $(1-a)$ 可信区间，记为：

$$\bar{x} \pm z_{a/2}s_{\bar{x}} \tag{5-11}$$

总体均数 μ 的单侧 $(1-a)$ 可信区间，记为：

$$\mu > \bar{x} - z_a s_{\bar{x}} \text{或} \mu < \bar{x} + z_a s_{\bar{x}} \tag{5-12}$$

3. 总体方差 σ^2 未知，样本含量 n 不够大，此时服从 t 分布

根据 t 分布原理有：

$$t = \frac{\bar{x}-\mu}{s_{\bar{x}}} \sim t \text{ 分布} \tag{5-13}$$

若预先给定概率为 $(1-a)$，则 t 值满足：

$$-t_{a/2,v} < t < t_{a/2,v} \tag{5-14}$$

$$-t_{a/2,v} < \frac{\bar{x} - \mu}{s_{\bar{x}}} < t_{a/2,v} \tag{5-15}$$

得出：

$$\bar{x} - t_{a/2,v} s_{\bar{x}} < \mu < \bar{x} + t_{a/2,v} s_{\bar{x}} \tag{5-16}$$

总体均数 μ 的双侧 $(1-a)$ 可信区间，记为：

$$\bar{x} \pm t_{a/2,v} s_{\bar{x}} \tag{5-17}$$

总体均数 μ 的单侧 $(1-a)$ 可信区间，记为：

$$\mu > \bar{x} - t_{a/2,v} s_{\bar{x}} \text{ 或 } \mu < \bar{x} + t_{a/2,v} s_{\bar{x}} \tag{5-18}$$

【例 5-2】某研究者随机抽取调查了某地区 140 名成年男性红细胞数，求得 $\bar{x} = 4.23 \times 10^{12}/\text{L}$，$s = 0.44 \times 10^{12}/\text{L}$。试计算该地区成年男性红细胞的总体均数的 95% 可信区间。

本例总体方差 σ^2 未知，且样本含量 $n > 50$，可采用近似正态分布法估计。

$$\bar{x} \pm z_{a/2} s_{\bar{x}} = 4.23 \pm 1.96 \times 0.44 / \sqrt{140} = (4.15, 4.30)$$

即该地区成年男性红细胞总体均数的 95% 可信区间为 (4.15, 4.30)。

二、总体率的估计

(一) 点估计

总体率的点估计是直接利用样本频率估计总体概率，即用样本率 p 估计总体率 π。如例 5-1 中，某研究者从某地随机抽查 380 人，结果有 32 人感染，阳性率为 8.42%。即可将该样本感染率 8.42% 作为总体感染率的点估计值。

(二) 区间估计

按照总体均数可信区间估计的概念与方法，对总体率进行区间估计。

1. 查表法 当样本含量 $n \leq 50$ 时，可通过查附表 3，得到总体率的 $1-\alpha$ 可信区间。该附表中，n 表示调查例数，X 表示阳性例数。

【例 5-3】某幼儿园对 40 名儿童进行龋齿患病情况筛查，结果发现有 6 名儿童患龋齿，据此估计该幼儿园龋齿患病率的 95% 可信区间。

本例 $n = 40$，$x = 6$。因做 95% 可信区间估计，故按 $\alpha = 0.05$ 查附表 3。

在 $n = 40$（横行）与 $x = 6$（纵行）交叉处数值为 6~30，即该幼儿园龋齿患病率 95% 可信区间为 (6.0%~30.0%)。

需要注意的是，该附表仅给出当 $x \leq n/2$ 时的可信区间，若 $x > n/2$ 时，可先查 $n - x$ 时总体阴性率的 $1-\alpha$ 可信区间，再用 1 减去此区间上线可信限即可得阳性率的 $1-\alpha$ 可信区间。

【例 5-4】2011 年 9 月在某地区随机抽取 500 名成年人进行调查，确诊为肱骨短小症 15 例，采集血液样本检测提示其中 9 例有血缘关系，现求该地区患肱骨短小症人群中有血缘关系所占全部患病人数比例的 95% 可信区间。

本例 $n = 15$，$x = 9$，$x \geq n/2$，需先以 $n = 15$ 和无血缘关系人数 6 查附表，得到 16~68，即无血缘关系的 95% 可信区间为 (16%~68%)，用 1 减去此区间的上、下可信限，即得到该地区患肱骨短小症人群中有血缘关系所占全部患病人数的 95% CI 为 (32%~84%)。

2. 正态近似法 当 n 较大（如 $n > 50$），$n\pi$ 和 $n(1-\pi)$ 均大于 5 时，样本率 p 的抽样分布近似服从正态分布，所以可利用正态近似法估计总体率的 $1-\alpha$ 可信区间。计算公式为：

$$(p - z_{a/2} s_p, p + z_{a/2} s_p) \tag{5-19}$$

【例 5-5】计算例 5-4 资料中肱骨短小症患病率的 95% 可信区间。

本例 $n = 500$，患病人数 $x = 15$，患病率 $p = 3.0\%$，$s_p = 0.0076$。代入公式可得：

$$(3.0\% - 1.96 \times 0.76\% , 3.0\% + 1.96 \times 0.76\%) = (1.5\% , 4.5\%)$$

即该地区肱骨短小症患病率的 95% 可信区间为（1.5%，4.5%）。

第四节　SPSS 软件实现方法 e 微课

一、总体均数区间估计

以例 5 - 2 数据为例，介绍总体均数区间估计的 SPSS 软件实现方法。

1. 建立数据文件　如图 5 - 2 录入数据，以"红细胞数"为变量名，建立数据集 E0501. sav。

	红细胞数
1	3.96
2	3.77
3	4.63
⋮	⋮
139	4.26
140	4.25

图 5 - 2　E0501 数据集

2. 分析步骤　Analyze→Descriptive Statistics→Explore，在 Explore 视窗中，将变量"红细胞数"选入 Dependent 变量框中，点击 Statistics 标签，在 Explore：Statistics 视窗中，选中 Descriptive 前的框框→continue→OK。

3. 主要结果　从图 5 - 3 可见，140 名成年男性红细胞数均数为 4.23，95% 可信区间下限为 4.15，上限为 4.30，故该地区成年男性红细胞数 95% 可信区间为（4.15，4.30）。

Descriptives

			Statistic	Std. Error
红细胞数	Mean		4.2282	.03741
	95% Confidence Interval for Mean	Lower Bound	4.1543	
		Upper Bound	4.3022	

图 5 - 3　总体均数置信区间估计输出结果

二、总体率区间估计

以例 5 - 4 数据为例，介绍总体率区间估计的 SPSS 软件实现方法。

1. 建立数据文件　如图 5 - 4 录入数据，以"结果（1 = 阳性，0 = 阴性）""例数"为变量名，建立数据集 E0502. sav。

	结果	例数
1	1.00	15.00
2	.00	485.00

图 5 - 4　E0502 数据集

2. 分析步骤　Data→Weight Cases→选中 Weight Cases by→将"例数"选入 Frequency Variable 框中→OK；然后点击 Analyze→Descriptive Statistics→Explore，在 Explore 视窗中，将变量"结果"选入 Dependent 变量框中，点击 Statistics 标签，在 Explore：Statistics 视窗中，选中 Descriptive 前的框框→continue→OK。

3. 主要结果　从图 5 - 5 可见，95% 可信区间下限为 1.5%，上限为 4.5%，故该地区肱骨短小症患病率的 95% 可信区间为（1.5%，4.5%）。

Descriptives

			Statistic	Std. Error
结果	Mean		.0300	.00764
	95% Confidence Interval for Mean	Lower Bound	.0150	
		Upper Bound	.0450	

图 5 - 5　总体率可信区间输出结果

答案解析

目标检测

一、最佳选择题

1. （　）小，表示用该样本均数估计总体均数的可靠性大

    A. CV　　　　　　　　　B. S　　　　　　　　　C. $\sigma_{\bar{x}}$

    D. R　　　　　　　　　　E. 四分位数间距

2. 两样本均数比较的 t 检验，差别有统计学意义时，P 越小，说明（　）

    A. 两样本均数差别越大　　　　　　　　　　B. 两总体均数差别越大

    C. 越有理由认为两总体均数不同　　　　　　D. 越有理由认为两样本均数不同

    E. 越有理由认为两总体均数相同

3. 由两个独立样本计算得两个总体均数的可信区间，下列说法正确的是（　）

    A. 如果两个可信区间有重叠，可认为两样本均数差别无统计意义

    B. 如果两个可信区间有重叠，可认为两样本均数差别有统计意义

    C. 如果两样本均数差别无统计意义，两个总体均数之差的可信区间包含0

    D. 如果两样本均数差别无统计意义，两个总体均数之差的可信区间不包含0

    E. 如果两样本均数差别有统计意义，两个可信区间一定不会重叠

4. 在参数未知的正态总体中随机抽样，$|\bar{X}-\mu| \geqslant$（　）的概率为5%

    A. 1.96σ　　　　　　　B. 1.96　　　　　　　　C. 2.58

    D. $t_{0.05/2,?\nu}S$　　　　　　E. $t_{0.05/2,?\nu}S_{\bar{x}}$

5. 下列关于 t 分布的描述，错误的是（　）

    A. t 分布图是一簇曲线　　　　　　　　　　B. t 分布图是单峰分布

    C. 当 $\nu \to \infty$ 时，$t \to Z$　　　　　　　　　D. t 分布图以0为中心，左右对称

    E. 相同 ν 时，$|t|$ 越大，P 越大

6. 下列关于假设检验的说法，正确的是（　）

    A. 单侧检验优于双侧检验

    B. 无效假设与备择假设均应分作单、双侧检验两种形式

    C. 检验结果若 P 值大于0.05，则接受 H_0 犯错误的可能性很小

    D. 同一检验水准下，单侧检验比双侧检验更易得到接受 H_0 的结论

    E. 结果有统计学意义则说明其有实际意义

7. 两样本比较时，分别取以下检验水准，下列（　）所取 Ⅱ 型错误最小

    A. $\alpha = 0.05$　　　　　　B. $\alpha = 0.01$　　　　　C. $\alpha = 0.10$

    D. $\alpha = 0.20$　　　　　　E. $\alpha = 0.5$

二、简答题

1. 什么是抽样误差？如何减少抽样误差？

2. t 分布都有哪些主要应用？

三、应用题

1. 测得某地90名正常成年女性红细胞数（$10^{12}/L$）的均值为4.18，标准差为0.29。试求该地95%

的正常成年女性红细胞数所在的范围及红细胞总体均数的95%可信区间。

2. 通过以往大量资料得知，某地20岁男子平均身高为1.68m，今随机测量当地16名20岁男子，得其平均身高为1.72m，标准差为0.14m。问当地现在20岁男子是否比以前高？

（孙　娜）

书网融合……

微课

题库

PPT

第六章 假设检验基础

学习目标

知识目标

1. 掌握 假设检验的基本思想和步骤；单样本检验的方法；单样本 Wilcoxon 符号秩和检验的方法。

2. 熟悉 正态性检验和方差齐性检验的方法；假设检验的注意事项。

3. 了解 假设检验的分类；假设检验的两类错误；单样本率的假设检验。

能力目标 通过本章的学习，能够熟练应用 SPSS 统计软件对资料进行正态性检验、方差齐性检验、单样本检验及 Wilcoxon 符号秩和检验，培养在实际工作中正确应用统计学方法解决问题的能力。

统计推断是现代统计学的核心内容，包括两个重要方面：参数估计和假设检验。上一章所学习的参数估计可以用于推断某个未知总体参数可能的取值范围，在实际工作中还会遇到这样的问题：某个变量的分布是否服从某种理论分布？新研发的降压药效果是否优于传统降压药？诸如此类。要回答这类问题，需要使用统计推断的另一类方法——假设检验来解决。

第一节 概 述

一、假设检验的基本思想

假设检验（hypothesis testing）又称显著性检验（significance test），是指对未知的总体参数或分布提出某种假设，然后根据样本得到的信息及抽样误差理论，利用小概率反证法的思想做出是否拒绝该假设的统计推断方法。小概率事件是指某事件发生的概率非常小（通常为 $P \leqslant 0.05$ 或 $P \leqslant 0.01$），在一次抽样试验中这么大概率的事件一般不会发生。反证法思想即先从问题的对立面提出原假设 H_0，并确定在假设成立的情况下，获得现有样本及与总体参数偏离更大的样本的概率。若小概率事件出现，则拒绝原假设，认为原假设不成立；若小概率事件尚未出现，则没有理由拒绝原假设。因此，假设检验即对总体参数做出假设，然后根据获得的概率对假设做出拒绝或不拒绝判断的方法。

【例 6 – 1】已知某地区健康成年男子脉搏均数为 72 次/分，某医师随机检查 25 名成年脾虚男性患者，其脉搏均数为 73.6 次/分，标准差为 5.7 次/分，问成年脾虚男性患者脉搏均数与健康成年男性的脉搏均数有无差异？

在大部分的研究工作中，研究者能够获取的数据只有样本，因此只能通过对样本的分析来推断总体的关系。如例 6 – 1 中 25 名成年脾虚男性患者脉搏均数为 73.6 次/分，某地区健康成年男子脉搏均数为 72 次/分，成年脾虚男性患者脉搏均数与健康成年男性患者的脉搏均数是否有差异？要回答这个问题，只要分析成年脾虚男性患者脉搏均数为 73.6 次/分与该地区健康成年男子脉搏均数为 72 次/分之间的差别是由抽样误差引起还是存在本质差别。①如果均数之间的差别来自抽样误差，那么成年脾虚男性的脉搏数和正常成年男性脉搏数属于同一个总体，即两者无差异；②如果均数之间的差别来自本质差异，那么成年脾虚男性的脉搏数和正常成年男性脉搏数属于不同的总体，即两者有差异。通过判断样本与总体之间或样本与样本之间的差别是由抽样误差引起还是存在本质差别来推断两总体是否相同，并对总体做出适当的推论，这就是假设检验的意义。

二、假设检验的步骤

假设检验是先对总体参数提出某种假设，然后利用样本信息判断原假设是否成立的过程，其检验步骤如下。

（一）建立检验假设，确定检验水准

建立检验假设即通过建立两个相互对立的假设，为判断差别的来源提供依据。

1. 无效假设（null hypothesis） 即检验假设，又称原假设或零假设。用符号 H_0 表示，表示差别是由抽样误差引起的，无统计学意义。

2. 备择假设（alternative hypothesis） 用符号 H_1 表示，表示差别为处理因素所致，有统计学意义。

无效假设 H_0 和备择假设 H_1 相互对立，两者有且只有一个正确，一旦推断结论拒绝无效假设 H_0，那么只能接受备择假设 H_1。备择假设 H_1 分为双侧检验（two – side test）和单侧检验（one – side test），需要根据研究目的和专业知识而定。比如，假设检验的目的是推断两样本所代表的总体均数有无差别，即 $\mu_1 > \mu_2$ 或 $\mu_1 < \mu_2$，则应使用双侧检验；若从专业知识已知 μ_1 不会大于 μ_2（或 μ_1 不会小于 μ_2），则用单侧检验；若专业知识无法确定时，通常使用双侧检验。

检验水准（size of a test）又称显著性水准（significance level），用符号 α 表示，表示预先设定的小概率事件标准，可根据研究目的不同设置不同的小概率事件界值，在实际工作中常取 $\alpha = 0.05$ 或 $\alpha = 0.01$。

本例是成年脾虚男性患者脉搏均数 μ 和某地区健康成年男子脉搏均数 μ_0 的比较，且研究前无法预知脾虚对脉搏的影响，因此建立以下假设。

H_0：$\mu = \mu_0$，某地区成年脾虚男性患者脉搏均数与该地区健康成年男子脉搏均数相等

H_1：$\mu \neq \mu_0$，某地区成年脾虚男性患者脉搏均数与该地区健康成年男子脉搏均数不相等

$\alpha = 0.05$

（二）选定检验方法，计算检验统计量

根据分析的目的、设计的类型、资料性质选用适当的检验方法，计算相应的检验统计量。本例属于单样本与已知总体均数比较，根据计算公式可以求得：

$$t = \frac{|\bar{x} - \mu_0|}{s/\sqrt{n}} = \frac{73.6 - 72}{5.7/\sqrt{25}} = 1.404，\nu = n - 1 = 25 - 1 = 24$$

（三）确定 P 值，做出统计推断

P 值是在原假设 H_0 规定的总体中做随机抽样，获得现有样本以及更极端情况样本（更不利于 H_0）的概率之和。在没有统计软件的情况下，确定 P 值的方法主要有两种：①查表法，即根据检验水准、样本自由度直接查相应的界值表求出 P 值；②计算法，是用特定的公式直接求出 P 值。

当 $P > \alpha$，表示在 H_0 规定的总体中随机抽样得到现有样本统计量不是小概率事件，因此不能拒绝 H_0，表述为差异无统计学意义（no statistical significance）；当 $P \leqslant \alpha$，意味着在 H_0 成立的前提下发生了小概率事件，根据"小概率事件在一次随机试验中不会发生"的原理拒绝 H_0，接受 H_1，表述为差异有统计学意义（statistical significance）。

本例，查 t 分布界值表（附表2）得 $t_{0.05/2}=2.064$，$t<t_{0.05/2}$，$P>0.05$。按 $\alpha=0.05$ 的水准，不能拒绝 H_0，即还不能认为该地成年脾虚男性患者脉搏均数与健康成年男性的脉搏均数有差异。

三、假设检验的分类

根据理论分布和应用的不同，假设检验有着不同的分类与分析方法。

1. 根据理论分布不同分类 可以分为参数检验和非参数检验。

（1）**参数检验** 是依赖总体分布的具体形式的统计方法。常用的参数法有 u 检验、t 检验、F 检验等。其优点是信息利用充分，检验效能高。

（2）**非参数检验** 是一类不依赖总体分布的具体形式的统计方法，检验的是分布或分布位置。常用的非参法有秩和检验、Ridit 分析、符号秩和检验和等级相关分析等。其优点是不受总体分布的限制，应用范围广、简便、易掌握；可用于不能精确测量的资料。

2. 根据处理因素多少不同分类 可以分为单因素分析和多因素分析。

（1）**单因素分析** 常用的 t 检验、u 检验、F 检验和 χ^2 检验、秩和检验等。

（2）**多因素分析** 是研究多因素和多指标之间关系以及具有这些因素的个体之间关系的一种统计方法。常用的有多元线性回归、Logistic 回归、Cox 比例风险模型等。

四、假设检验的两类错误与检验效能

假设检验的依据是小概率事件原理，然而小概率事件并非不可能事件，无论是否拒绝 H_0，统计推断都有可能发生错误。假设检验中做出的统计推断结论有以下四种情况（表6-1）。

表6-1 假设检验的两类错误

实际情况	统计推断	
	拒绝 H_0，接受 H_1	不拒绝 H_0
H_0 成立	I 型错误（α）	推断正确（$1-\alpha$）
H_0 不成立	推断正确（$1-\beta$）	II 型错误（β）

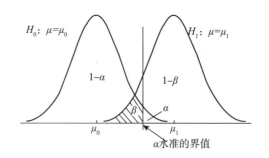

图6-1 假设检验的两类错误示意图

1. I 型错误（type I error） 拒绝了实际上成立的 H_0（弃真），即样本均数 $\bar{X}$ 原本来自 μ_0 的总体，由于抽样误差得到了较大的检验统计量值（如 $t \geq t_{\alpha,\nu}$，$P \leq \alpha$），从而拒绝 H_0，接受 H_1（$\mu \neq \mu_0$），其概率大小用符号 α 表示，又称为第一类错误。前面讲到的显著性水准就是预先规定的允许犯第一类错误的最大概率。当 α 设定为 0.05 时，表示如果 H_0 成立，在 100 次假设检验中最多允许犯 5 次拒绝 H_0 的错误。

2. II 型错误（type II error） 不拒绝实际上不成立的 H_0（存伪），即样本 $\bar{X}$ 原本与已知总体 μ_0 有

差异，即 $\mu \neq \mu_0$，但由于抽样误差得到了较小的检验统计量值（如 $t < t_{\alpha,\nu}$，$P > \alpha$），因此不拒绝 H_0，其概率用符号 β 表示，又称为第二类错误，其大小一般通过计算得到。

如图 6-1 所示，在样本含量一定的情况下，两类错误的大小是相互影响的：α 越小，β 越大，反之 α 越大，β 越小。假设检验的目的是针对原假设 H_0 做出是否拒绝的推断，首先控制犯 I 型错误的概率大小不超过 α，然后根据实际情况通过增加样本含量等方法使 β 尽可能减小。

3. 检验效能（power of test） 又称把握度，统计符号为 $1 - \beta$。即当组间确实存在差异时，按所规定的 α 水平能发现组间差异的能力，或者说是当 H_0 不成立时拒绝 H_0 的概率。检验效能越高，所需样本含量越大。通常 $1 - \beta$ 不低于 0.80，否则可因假阴性错误的增加而出现非真实的阴性结果。影响检验效能的主要因素如下。

（1）总体参数间差异越大，检验效能越高。因 $|\mu - \mu_0|$ 越大，得到 $|\bar{x} - \mu_0|$ 越大的概率越高，同时增大拒绝 H_0 接受 H_1 的机会。

（2）个体差异或标准差越小，检验效能越高。因标准差与标准误成正比，而与检验统计量成反比。

（3）样本含量 n 越大，检验效能越高或把握度越大。因标准误与标准差成正比而与 n 成反比。

（4）检验水准 α 越大，检验效能越高。因为 n 一定时，α 与 β 呈反向变化，α 增大，β 减小，$1 - \beta$ 增大，故增大 α 可提高检验效能。

五、假设检验的注意事项

1. 要有科学的研究设计 这是假设检验的前提。每一种假设检验方法都是与相应的研究设计相联系的，应严格按照研究设计方案，遵循随机原则，从同质总体中抽取样本，尽量消除混杂因素的影响，保证组间的均衡性和资料的可比性，从而得到客观准确的数据。

2. 根据资料特点选择合适的假设检验方法 每一种假设检验方法都有相应的适用条件。在实际应用中，应根据研究目的、设计方案、变量类型、样本含量等因素选择合适的检验方法。后面的内容会详细描述不同检验方法的适用条件。

3. 假设检验的结论不能绝对化 任何假设检验的结论都存在着犯错误的风险，对差别有无统计学意义的判断不能绝对化。当拒绝 H_0 时，可能会犯 I 型错误；同样，若不拒绝 H_0，可能会犯 II 型错误。

4. 正确理解"有统计学意义"与"有专业意义" 差别有统计学意义只能说明相应的总体均数有差别，并不一定说明有专业上的实际意义。例如应用某药治疗高血压，平均降低舒张压 0.5kPa，经统计学检验 $P \leq 0.05$，差别有统计学意义，即从统计学角度说明该药有降压作用，但是舒张压下降 0.5kPa 从临床专业角度来看并没有临床治疗价值，故最终结论无实际专业意义。

第二节 正态性检验与方差齐性检验

一、正态性检验

正态性检验（normality test）的目的是检验总体分布是否服从正态分布。很多统计分析方法只适用于正态分布或近似正态分布，如使用均数和标准差描述计量资料的集中趋势和离散趋势，以及 t 检验和 F 检验等假设检验的方法，因此，对样本资料进行正态性检验是至关重要的。下面简要介绍几种常用的正态性检验方法。

（一）经验法

在医学研究中，许多变量总体上服从正态分布，如：青少年的身高、体重、血压、红细胞和白细胞计数等；呈倍数关系的资料，如细胞增长资料、正常人血清抗体滴度，经对数转换，一般呈对数正态分布。还可以将均数与中位数或标准差进行比较，如果均数与中位数不等且差别较大，表示分布不对称；当统计量均为正数时，如果标准差大于均数，表示数据离散程度大，可以判定为不服从正态分布。

在临床研究过程中以经验来决定资料是否服从正态分布，尤其对小样本资料（$n \leq 20$）有着重要的作用，因为正态性检验方法多是建立在大样本资料的基础上，如果用小样本资料作正态性检验易犯假阴性的错误，即接受了实际上不成立的 H_0。

（二）图示法

图示法是一种简单易行的方法，通过图示，可以粗略了解观察资料是否服从正态分布。常用的包括频率 – 频率图（proportion – proportion plot, P – P 图）、分位数 – 分位数图（quantile – quantile plot, Q – Q 图）、直方图（histogram plot）、箱式图（box plot）等，其中 Q – Q 图法的效率最高。

P – P 图以样本的累计频率作为横坐标，以按照正态分布计算的相应累计概率作为纵坐标，以样本值表现为直角坐标系的散点。如果数据服从正态分布，则样本点应围绕第一象限的对角线分布。

Q – Q 图以样本的分位数作为横坐标，以按照正态分布计算的相应分位点作为纵坐标，把样本表现为直角坐标系的散点。如果数据服从正态分布，则样本点应围绕第一象限的对角线分布。

（三）偏度与峰度检验法

样本偏度系数（coefficient of skewness）用 S 表示，峰度系数（coefficient of kurtosis）用 k 来表示，其计算方法如下。

$$\text{偏度系数 } s = \frac{n}{(n-1)(n-2)s^3} \sum_{i=1}^{n} (x_i - \bar{x})^3 \tag{6-1}$$

$$\text{峰度系数 } k = \frac{n(n+1)}{(n-1)(n-2)(n-3)s^4} \sum_{i-1}^{n} (x_i - \bar{x})^4 - \frac{3(n-1)^2}{(n-2)(n-3)} \tag{6-2}$$

偏度系数 $s=0$，表示数据分布与正态分布的对称性相同；$s>0$ 时，分布呈正偏态；$s<0$ 时，分布呈负偏态。峰度系数 $k=0$，表示数据分布与正态分布的陡缓程度相同；$k>0$ 时，为尖峭峰分布；$k<0$ 时，为平阔峰分布。

只有同时满足对称和正态峰两个条件时，才能认为资料服从正态分布。因此可以采用偏度和峰度的联合分布检验法即 Jarque – Bera 检验，检验统计量为：

$$JB = \frac{n-k}{6}\left(S^2 + \frac{1}{4}K^2\right) \sim \chi^2_{(2)} \tag{6-3}$$

JB 过大或过小时，拒绝原假设。

（四）非参数检验方法

Kolmogorov – Smirnov 检验又称 D 检验。该方法是研究由样本资料算得的第 i 个点和第 $i-1$ 点上的经验累积分布函数与正态分布的累计分布函数之间的最大偏差，进而根据最大偏差的分布规律做出统计推断。此法宜用于大样本资料的正态性检验。

Shapiro – Wilk 检验又称 W 检验。该方法是基于次序统计量对他们期望值的回归而构成，检验统计量为样本次序统计量线性组合的平方与方差估计量的比值。此法宜用于小样本资料的正态性检验，尤其 $n \leq 50$ 时。

正态性检验涉及的公式和计算复杂，一般通过统计软件来实现，将在本章第四节中介绍该检验的 SPSS 操作步骤。

二、方差齐性检验

方差齐性检验是对两样本方差是否相同进行的检验。方差齐性检验是方差分析的重要前提，是方差可加性原则应用的一个条件。通过方差齐性检验，可判断样本方差不齐是否是由于对应两总体方差不齐所致。方差齐性检验常用的方法是 F 检验和 Levene 检验。

1. F 检验 要求样本均来自正态分布的总体，检验统计量 F 等于两样本方差之比，通常使用较大的方差 S_1^2 比较较小的方差 S_2^2，其检验统计量公式为：

$$F = \frac{S_1^2}{S_2^2}, \ \nu_1 = n_1 - 1, \ \nu_2 = n_2 - 1 \tag{6-4}$$

2. Levene 检验 对资料分布无要求，既可用于正态分布的资料，又可用于非正态分布的资料或分布不明的资料，用于检验两个或两个以上样本间的方差是否齐同。具体见本章第四节介绍的 SPSS 操作步骤。

【例 6-2】 用两种方法测定银杏树枝叶中总黄酮（单位：mg/g），各测定 10 次，得到数据见表 6-2。试检验两种测定方法的方差是否满足方差齐性。

表 6-2 两种方法测定银杏树枝叶中总黄酮含量（mg/g）

方法	1	2	3	4	5	6	7	8	9	10
A	6.64	5.53	6.98	6.12	6.34	7.43	4.32	6.76	5.87	5.34
B	6.45	7.64	6.52	6.99	7.98	7.66	6.89	7.67	7.82	7.34

本例方差齐性检验的一般步骤如下。

（1）建立假设，确定检验水准

H_0：$\sigma_1{}^2 = \sigma_2{}^2$，即满足方差齐性

H_1：$\sigma_1{}^2 \neq \sigma_2{}^2$：，即不满足方差齐性

检验水准 $\alpha = 0.05$

（2）选择检验方法，计算检验统计量

$$F = \frac{S_1{}^2}{S_2{}^2} = \frac{0.827}{0.301} = 2.75$$

（3）确定 P 值，做出统计推断

查 F 分布界值表（附表 4）临界值 $F_{0.05/2(9,9)} = 4.03$。因为 $F < F_{0.05/2(9,9)}$，所以不能拒绝 H_0，即在 $\alpha = 0.05$ 的检验水准下，可以认为两法测定的药物含量的方差齐性相同。

◇ 第三节　单样本资料的假设检验

一、单样本数值变量资料的假设检验

（一）单样本均数 t 检验

t 检验是英国统计学家 Gosset 在 1908 年以笔名"Student"发表，又称 Student t 检验（Student's t test），该方法以 t 分布为基础，是最简单和常用的统计方法之一。根据比较对象的不同，t 检验可以分为单样本 t 检验、配对样本 t 检验和独立样本 t 检验，本书将会依据章节内容依次介绍。

单样本 t 检验（one sample t test），即样本均数与总体均数比较的 t 检验，是利用来自某总体的样本数据，推断该总体均数与指定的检验值之间差异是否有统计学意义。该方法是将样本均数 $\overline{X}$ 代表的未知总体均数 μ 与已知的总体均数 μ_0（一般为标准值、理论值等）进行比较，应用条件是样本所代表的总

体服从正态分布或近似正态分布。

单样本 t 检验统计量公式为：

$$t = \frac{|\bar{X} - \mu_0|}{S_{\bar{X}}} = \frac{|\bar{X} - \mu_0|}{S/\sqrt{n}}, \ \nu = n - 1 \tag{6-5}$$

若样本含量 n 较大，或 n 虽小但总体方差 σ 已知，用 z 检验。z 检验以 z 分布为基础，z 分布是 t 分布的极限分布，当样本含量 n 较大时（如 $n \geq 50$），t 分布近似 z 分布，t 检验等同 z 检验。z 检验统计量公式为：

$$z = \frac{|\bar{X} - \mu_0|}{\sigma_{\bar{X}}} = \frac{|\bar{X} - \mu_0|}{\sigma/\sqrt{n}} \tag{6-6}$$

上两式中，$\bar{X}$ 为样本均数，μ_0 为已知总体均数，n 为样本含量，$S_{\bar{X}}$ 为标准误的估计值，$\sigma_{\bar{X}}$ 为标准误的理论值。

【例6-3】已知使用微波辅助提取法提取银杏叶中总黄酮含量约为 6.64mg/g，现用微波超声波联合法提取技术提取银杏叶 10 次，总黄酮含量（mg/g）分别为 6.45、7.64、6.52、6.99、7.98、7.66、6.89、7.67、7.82、7.34。问两种方法提取银杏叶总黄酮含量有无差别？

1. 正态性检验

（1）建立假设，确定检验水准

H_0：联合法提取银杏树枝叶中总黄酮含量数据服从正态分布

H_1：联合法提取银杏树枝叶中总黄酮含量数据不服从正态分布

$\alpha = 0.05$

（2）选择检验方法，计算检验统计量

因为 $n = 10 \, (8 < n < 50)$，所以采用 Shapiro – Wilk 检验，通过 SPSS 软件得检验统计量 $W = 0.906$，$P = 0.252 > 0.05$。

（3）确定 P 值，做出统计推断

$P > 0.05$，按照 $\alpha = 0.05$ 的检验水准，不拒绝 H_0，可以认为联合法提取银杏树枝叶中总黄酮含量数据服从正态分布。

2. 单样本 t 检验

（1）建立假设，确定检验水准

H_0：$\mu = \mu_0$（$\mu_0 = 6.64\text{mg/g}$），两种方法提取银杏树枝叶中总黄酮含量相等

H_1：$\mu \neq \mu_0$；两种方法提取银杏树枝叶中总黄酮含量不相等

$\alpha = 0.05$

（2）选择检验方法，计算检验统计量

从上述正态性检验中可知联合法提取银杏树枝叶中总黄酮含量数据服从正态分布，故采用单样本 t 检验，$\bar{X} = 7.296\text{mg/g}$，$S = 0.549\text{mg/g}$，代入式 6-5 得：

$$t = \frac{|\bar{X} - \mu_0|}{S/\sqrt{n}} = \frac{|7.296 - 6.64|}{0.549/\sqrt{10}} = 3.778, \ \nu = n - 1 = 10 - 1 = 9$$

（3）确定 P 值，做出统计推断

查 t 界值表（附表 2）得 $t_{0.05/2(9)} = 2.262$，$t > t_{0.05/2(9)}$，$P < 0.05$。按 $\alpha = 0.05$ 检验水准，拒绝 H_0，接受 H_1，差别有统计学意义，可认为微波 – 超声波联合法提取银杏叶总黄酮含量高于微波辅助提取法。

（二）单样本 Wilcoxon 符号秩和检验

前面介绍的单样本单变量资料与总体均数比较 t 检验属于参数检验，要求资料符合正态分布或近似正态分布资料。如果总体分布不满足正态分布条件，则需要选择 Wilcoxon 符号秩和检验。

Wilcoxon 于 1945 年提出符号秩和检验（Wilcoxon signed – rank test），又称符号秩检验，目的是推断样本中位数 M 与已知总体中位数 M_0 有无差异，常用于资料不满足正态分布的情况。具体方法为：①用样本的各个观察值减去已知总体中位数 M_0 获得差值 d；②将差值的绝对值按升序排序，依次编秩，差值为 0 的不参与编秩，若差值绝对值相等且正负号不同，则取平均秩次；③分别计算正秩和 T_+ 和负秩和 T_-，比较 T_+ 与 T_- 差异有无统计学意义。若检验假设成立，则差值的总体分布应是对称的，正负秩和相差不应悬殊。

具体资料分析时，根据样本含量的大小，可采用以下方法。

1. 查表法 当 $5 \leq n \leq 50$ 时，查 Wilcoxon 符号秩和检验 T 界值表（附表 8）。以 T_+ 与 T_- 中较小的秩和为检验统计量 T，根据检验水准和 "d" 不为 "0" 的对子数 n 查 T 界值表。若 T 值落在所查界值区间内，则 $P > \alpha$；若 T 值落在所查界值区间外，则 $P \leq \alpha$。

2. 正态近似法 当 $n > 50$ 时，T 的分布逐渐逼近均数为 $n(n+1)/4$、方差为 $n(n+1)(2n+1)/24$ 的正态分布，可用正态近似法计算 z 并做出判断，计算公式为：

$$z = \frac{\left| T - n(n+1)/4 \right| - 0.5}{\sqrt{\dfrac{n(n+1)(2n+1)}{24}}} \tag{6-7}$$

【例 6 – 4】 对 12 名肩袖损伤患者使用针灸治疗 3 周后采用 VAS 评分，分数见表 6 – 3 第（1）列，已知损伤治疗前 VAS 评分的中位数是 6.42 分。问针灸治疗对肩袖损伤的临床疗效如何？

表 6 – 3 12 名患者使用针灸治疗 3 周后 VAS 评分结果

VAS 评分	差值 d_1	正差值秩次	负差值秩次
（1）	（2）=（1）-6.42	（3）	（4）
3	– 3.42		6
6	– 0.42		1
2	– 4.42		7
2	– 4.42		8
2	– 4.42		9
1	– 5.42		12
2	– 4.42		10
5	– 1.42		4
7	0.58	3	
2	– 4.42		11
8	1.58	5	
7	0.58	2	
合计	—	10（T_+）	68（T_-）

1. 正态性检验 方法步骤同例 6 – 3，通过 SPSS 软件计算得到统计量 $W = 0.840$，$P = 0.028$，$P < 0.05$，可以认为 VAS 评分数据不服从正态分布。

2. Wilcoxon 符号秩和检验

（1）建立检验假设，确定检验水准

H_0：差值的总体中位数等于 0，针灸治疗 3 周后 VAS 评分与治疗前相等

H_1：差值的总体中位数大于0，针灸治疗3周后 VAS 评分低于治疗前

单侧 $\alpha = 0.05$

（2）计算检验统计量 T 值

①求差值 $d_1 = x_1 - 6.42$，见表6-3第（2）栏。

②编秩，依差值的绝对值由小到大编秩。本例各观察值差值的秩次见表6-3第（3）（4）栏。差值为0时，舍去不计，n 相应减少；当差值绝对值相等时，若符号相同，可顺次编秩也可以求平均秩次；若符号不同，求平均秩次并记原来符号。

③分别求正负秩和，正秩和记为 T_+，负秩和记为 T_-。本例中 $T_+ = 10$，$T_- = 68$，$n = 12$。

④确定检验统计量 T。任取 T_+ 或 T_- 为统计量 T。本例，取 $T = T_+ = 10$。

（3）确定 P 值，做出统计推断

本例 $5 \leqslant n \leqslant 50$，因此使用查表法求 P 值，$n = 12$，单侧 $\alpha = 0.05$，查 T 界值表（附表8）得界值 $17 \sim 61$。本例 $T = 10$，在界值范围外，$P < 0.05$，拒绝 H_0。可以认为针灸治疗3周后 VAS 评分低于治疗前。

二、单样本分类变量资料的假设检验

在抽样研究中通过调查获得样本率，要比较样本所来自的总体率与已知的总体率是否相等，可以考虑进行单样本分类变量资料假设检验。对于服从二项分布的资料，通常可以通过计算累计概率函数，直接计算概率 P 值来进行假设检验（详见第四章）。

如果 n 较大，$n\pi$ 和 $n(1-\pi)$ 均大于5时，可利用近似正态分布进行单组样本频率的 z 检验。其公式如下：

$$z = \frac{p - \pi_0}{\sigma_p} = \frac{p - \pi_0}{\sqrt{\pi_0(1 - \pi_0)/n}} \tag{6-8}$$

式中，σ_p 为率的总体标准误。

【例6-5】全国调查发现婴幼儿贫血患病率为12%。某研究机构对某贫困地区6~23月龄婴幼儿进行了抽样调查1034人，查出营养性贫血患儿186例，患病率为18.0%。问该贫困地区6~23月龄婴幼儿贫血患病率是否高于全国平均水平？

（1）建立假设，确定检验水准

H_0：$\pi = \pi_0$，该贫困地区6~23月龄婴幼儿贫血患病率与全国相等

H_1：$\pi \neq \pi_0$，该贫困地区6~23月龄婴幼儿贫血患病率与全国不相等

$\alpha = 0.05$

（2）计算检验统计量

$$z = \frac{0.18 - 0.12}{\sqrt{0.12 \times (1 - 0.12)/1034}} = 5.94$$

（3）确定 P 值，做出结论

查附表1，$z_{0.05/2} = 1.96$，$z > z_{0.05/2}$，$P < 0.05$，按照 $\alpha = 0.05$ 的检验水准拒绝 H_0，接受 H_1，差别有统计学意义，可以认为该贫困地区6~23月龄婴幼儿贫血患病率与全国不相等，该贫困地区6~23月龄婴幼儿贫血患病率高于全国调查水平。

◎ 第四节　SPSS 软件实现方法

一、正态性检验 [e] 微课1

以例 6 - 3 的数据介绍正态性检验的 SPSS 软件实现方法。

1. 数据文件　如图 6 - 2 录入数据，以"总黄酮含量"为变量名，建立数据集 E0601. sav。

2. 分析步骤　Analyze→Descriptive Statistics → Explore，弹出 Explore 主对话框，将变量"总黄酮含量"送入右边的 Dependent List（因变量）框内。单击 Plots 按钮，在弹出的 Plots 对话框中选中 Normality plots with tests，单击 Continue；单击 OK。

3. 主要结果　结果见图 6 - 3，正态性检验统计量 $W = 0.906$，$P = 0.252 > 0.05$，可以认为联合法提取银杏叶中总黄酮含量数据服从正态分布。

	🖊 总黄酮含量
1	6.45
2	7.64
3	6.52
⋮	⋮
8	7.67
9	7.82
10	7.34

图 6 - 2　E0601 数据集

Tests of Normality

	Kolmogorov-Smirnov[a]			Shapiro-Wilk		
	Statistic	df	Sig.	Statistic	df	Sig.
总黄酮含量	.235	10	.126	.906	10	.252

a. Lilliefors Significance Correction

图 6 - 3　正态性检验结果

二、方差齐性检验 [e] 微课2

以例 6 - 2 的数据介绍方差齐性检验的 SPSS 软件实现方法。

1. 数据文件　如图 6 - 4 录入数据，以"方法（1 = "方法 A"，2 = "方法 B"）""含量"为变量名，建立数据集 E0602. sav。

2. 分析步骤　Analyze→Descriptive Statistics → Explore，弹出 Explore 主对话框，将变量"含量"送入右边的 Dependent List（因变量）框内，"方法"送入 Factor List 框内。单击 Plots 按钮，在弹出的 Plots 对话框中选中 在 Spread vs. Level with Levene Test 栏勾选 Untransformed，单击 Continue；单击 OK。

3. 主要结果　结果见图 6 - 5，Levene 方差齐性检验结果会给出计算 Levene 统计量的 4 种算法。本例数据服从正态分布，所以选择基于均数（Based on Mean）的结果，$P = 0.232 > 0.05$，可以认为两组的总体方差齐同。

	🎲 方法	🖊 含量
1	1	6.64
2	1	5.53
3	1	6.98
⋮	⋮	⋮
18	2	7.67
19	2	7.82
20	2	7.34

图 6 - 4　E0602 数据集

Test of Homogeneity of Variance

		Levene Statistic	df1	df2	Sig.
含量	Based on Mean	1.531	1	18	.232
	Based on Median	1.402	1	18	.252
	Based on Median and with adjusted df	1.402	1	14.856	.255
	Based on trimmed mean	1.542	1	18	.230

图 6 - 5　方差齐性检验结果

三、单样本 t 检验 ⓔ 微课3

以例6 – 3的数据介绍单样本 t 检验的SPSS软件实现方法。

1. 数据文件 打开数据文件 E0601. sav。

2. 分析步骤 Analyze→Compare Means→One – Sample T Test，在弹出的 One – Sample T Test 对话框中，将"总黄酮含量"送入右侧上面的 Test Variable（s）框中，在下面的 Test Value 框中修改系统默认值0为6.64，单击 OK。

3. 主要结果 主要运行结果见图6 – 6，单样本 t 检验的统计量 $t = 3.779$，$P = 0.004$，故差别有统计学意义。

One-Sample Test

					95% Confidence Interval of the Difference	
				Mean	Lower	Upper
	t	df	Sig. (2-tailed)	Difference		
总黄酮含量	3.779	9	.004	.65600	.2634	1.0486

Test Value = 6.64

图6 – 6　单样本检验结果

四、单样本 Wilcoxon 符号秩和检验 ⓔ 微课4

以例6 – 4的数据介绍单样本资料的 Wilcoxon 符号秩和检验的 SPSS 软件实现方法。

	🖉 VAS评分
1	3
2	6
3	2
⋮	⋮
10	2
11	8
12	7

图6 – 7　E0603 数据集

1. 数据文件 如图6 – 7录入数据，以"VAS 评分"为变量名，建立数据集 E0603. sav。

2. 分析步骤 Analyze→Nonparmetric Tests→One Sample，点击 Fields 将"VAS 评分"选入 Test Fields，点击 Settings 选择 Customize tests，勾选 Compare median to hypothesized（Wilcoxon signed – rank test），在 Hypothesized median 中填写"6. 42"，点击 Run。

3. 主要结果 结果见图6 – 8，$P = 0.022$，故差别有统计学意义。双击该表格进一步得到详细结果（图6 – 9），统计量 $z = -2.294$。

Hypothesis Test Summary

	Null Hypothesis	Test	Sig.	Decision
1	The median of VAS评分 equals 6.	One-Sample Wilcoxon Signed Rank Test	.022	Reject the null hypothesis.

Asymptotic significances are displayed. The significance level is .05.

图6 – 8　单样本 Wilcoxon 符号秩和检验结果

Total N	12
Test Statistic	10.000
Standard Error	12.644
Standardized Test Statistic	-2.294
Asymptotic Sig. (2-sided test)	.022

图6 – 9　单样本 Wilcoxon 符号秩和检验结果

答案解析

目标检测

一、最佳选择题

1. 计算某地儿童肺炎的发病率，现求得男、女童肺炎发病率分别为21.2%和19.1%，可认为（　　）

    A. 男童的肺炎发病率高于女童 　　　　B. 应进行标准化后再做比较

    C. 资料不具可比性，不能直接作比 　　D. 应进行假设检验后再下结论

    E. 以上均错误

2. 下列关于假设检验的说法，正确的是（　　）

    A. 单侧检验优于双侧检验

    B. 无效假设与备择假设均应分单、双侧检验两种形式

    C. 检验结果若 P 值大于0.05，则接受 H_0，犯 I 型错误的可能性很小

    D. 同一检验水准下，单侧检验比双侧检验更易得到接受 H_0 的结论

    E. 结果有统计学意义则说明其有实际意义

3. 两样本比较时，分别取以下检验水准，下列（　　）所取 I 型错误最小

    A. $\alpha = 0.05$ 　　　　B. $\alpha = 0.01$ 　　　　C. $\alpha = 0.10$

    D. $\alpha = 0.20$ 　　　　E. $\alpha = 0.25$

4. 比较非典型肺炎和普通肺炎患者的白细胞计数水平，若满足（　　），可作单侧检验

    A. 已知二组患者的白细胞计数均降低

    B. 已知二组患者的白细胞计数均升高

    C. 不清楚哪一组的白细胞计数水平有变化

    D. 已知非典型肺炎患者的白细胞计数不高于普通肺炎

    E. 两组白细胞计数值的总体方差不相等

5. 作符号秩和检验时，记统计量 T 为较小的秩和，则正确的是（　　）

    A. T 值越大 P 值越小 　　　　　　B. T 值越大越有理由拒绝 H_0

    C. P 值与 T 值毫无联系 　　　　　D. T 值越小 P 值越小

    E. 以上均错误

二、简答题

1. 简述假设检验的基本思想。

2. 为什么假设检验的结论不能绝对化？

3. 假设检验应注意哪些问题？

三、计算分析题

1. 已知正常人乙酰胆碱酯酶活力的平均数为1.44U，现测得10例慢性气管炎患者乙酰胆碱酯酶活力（U）分别为：1.50、2.19、2.32、2.41、2.11、2.54、2.20、2.22、1.42、2.17。试比较慢性气管炎患者乙酰胆碱酯酶活力的总体均数与正常人有无差别？

2. 今在该地某工厂随机抽取 12 名工人，测得尿氟含量（mmol/L）为：4.57、3.37、3.19、2.99、2.72、2.62、2.52、2.42、2.20、2.15、2.12、2.10。已知当地健康人群尿氟含量的中位数为 2.15mmol/L。问该厂工人的尿氟含量是否高于当地健康人群？

（陈　书）

书网融合……

微课 1　　　　　　微课 2　　　　　　微课 3　　　　　　微课 4　　　　　　题库

第七章　两样本数值变量资料的假设检验

PPT

⊚ **学习目标**

　　知识目标

1. 掌握　t 检验和 Wilcoxon 秩和检验的应用条件和基本步骤。

2. 熟悉　完全随机设计与配对设计资料的特点。

3. 了解　两个总体方差不等时均数比较的 t' 检验。

　　能力目标　通过本章的学习，培养能够熟练应用 SPSS 统计软件实现两个样本数值变量资料的统计分析的能力，并能够进行正确的解释与表达。

　　在实际医学研究中，我们经常会遇到两组数值变量资料的比较，即推断两个样本所代表的总体是否有差异。处理这类资料时，应注意其设计方案、资料类型和应用条件的不同，选择适宜的统计学方法。本章重点介绍两样本数值变量资料比较的常用假设检验方法。

⬙ 第一节　两独立样本数值变量资料的假设检验

　　两独立样本的假设检验是将受试对象随机分为两组，每个处理组随机接受一种处理，又称完全随机设计（completely random design），目的是推断两个样本所代表的总体间是否有差异。完全随机设计两样本定量资料的比较，如满足正态分布且方差齐时，可采用两独立样本 t 检验；如不满足正态分布或者方差不齐时可采用两组独立样本 t' 检验或两组独立样本的 Wilcoxon 秩和检验。

⟫⟫ **知识链接** ⟞--⟝

t 检验

　　英国数学家戈塞特（William Sealy Gosste，1876—1937）是小样本统计理论的开创者。20 世纪初，统计学几乎是大样本的科学，当时，现代统计学的创立者卡尔·皮尔逊的几乎所有工作都是基于大样本的假设。但戈塞特认为，大样本对于研究者来讲过于奢侈了，必须专注于小样本。他在吉尼斯酿酒公司工作中发现，供酿酒的每批麦子质量相差很大，而同一批麦子抽样时的样本量又很少，其结果也相差很大。那么在小样本情况下，分析数据是否可靠？误差有多大？t 检验就在这样的背景下应运而生。戈塞特实事求是、耐心细致的工作作风、严肃认真、精益求精的工作态度，以及不迷信权威、勇于开拓创新的品质值得我们学习。

⟞--⟝

一、两独立样本 t 检验

　　两独立样本的 t 检验（independent sample t test）又称完全随机设计两样本均数比较 t 检验或成组设计 t 检验，适用于完全随机设计两独立样本的比较，旨在检验两样本均数所代表的未知总体均数是否相同。

（一）基本原理

两独立样本的 t 检验，推断两样本所代表总体 μ_1 与 μ_2 是否相等，其统计量的计算公式为：

$$t = \frac{|\overline{x_1} - \overline{x_2}|}{s_{\overline{x_1} - \overline{x_2}}} \tag{7-1}$$

$$\nu = n_1 + n_2 - 2$$

$$s_{\overline{x_1} - \overline{x_2}} = \sqrt{\frac{s_1^2(n_1 - 1) + s_2^2(n_2 - 1)}{n_1 + n_2 - 2} \times \left(\frac{1}{n_1} + \frac{1}{n_2}\right)} \tag{7-2}$$

式中，$s_{\overline{x_1} - \overline{x_2}}$ 为两样本均数差值的标准误。

两组独立样本 t' 检验统计量的计算公式为：

$$t' = \frac{(\overline{x_1} - \overline{x_2})}{\sqrt{\dfrac{s_1^2}{n_1} + \dfrac{s_2^2}{n_2}}} \tag{7-3}$$

$$\nu = \frac{(s_1^2/n_1 - s_2^2/n_2)^2}{\dfrac{(s_1^2/n_1)^2}{n_1 - 1} + \dfrac{(s_2^2/n_2)^2}{n_2 - 1}} \tag{7-4}$$

两独立样本 t 检验应用条件是：①独立性（independence），两样本个体测量值相互独立；②正态性（normality），两样本所代表的总体均服从正态分布；③方差齐性（homogeneity），两总体方差相等（$\sigma_1^2 = \sigma_2^2$）。

独立性可根据设计类型和专业知识判断，正态性及方差齐性可对资料进行正态性检验及方差齐性检验判断。若两独立样本定量资料满足独立性、正态性，但方差不齐时，可采用 t' 检验。

（二）案例分析

【例 7-1】某中医院采用自拟中药方治疗高脂血症，将 20 位高脂血症患者随机分为 2 组，每组 10 人，分别服用自拟中药方和西药，一定时间后测量患者的低密度脂蛋白含量，结果如表 7-1 所示，问两种方法的治疗效果是否相同？

表 7-1　两组患者低密度脂蛋白含量（mmol/L）

编号	自拟中药方	西药	编号	自拟中药方	西药
1	2.15	3.48	6	4.18	3.13
2	3.28	2.59	7	2.06	2.96
3	2.64	3.89	8	2.54	3.07
4	2.58	2.46	9	2.41	2.82
5	2.95	2.85	10	3.37	1.62

本例属于完全随机设计两个独立样本定量资料的比较。正态性检验：自拟中药方组 $W = 0.921$，$P = 0.366$；西药组 $W = 0.959$，$P = 0.772$，两组数据均服从正态分布。方差齐性检验：$F = 0.228$，$P = 0.638$，$P > 0.05$，方差齐，可进行两独立样本的 t 检验，具体步骤如下。

1. 建立假设，确定检验水准

$H_0：\mu_1 = \mu_2$，两种治疗方法的低密度脂蛋白含量相同

$H_1：\mu_1 \neq \mu_2$，两种治疗方法的低密度脂蛋白含量不同

$\alpha = 0.05$

2. 计算检验统计量　计算得自拟中药方组低密度脂蛋白均数 $\overline{x_1} = 2.816$，$s_1 = 0.645$；西药组低密度

脂蛋白均数 $\overline{x_2} = 2.887$，$s_2 = 0.609$。按公式 7 - 1 和 7 - 2 得：

$$s_{\overline{x_1} - \overline{x_2}} = \sqrt{\frac{0.645^2(10-1) + 0.609^2(10-1)}{10 + 10 - 2} \times \left(\frac{1}{10} + \frac{1}{10}\right)} = 0.281$$

$$t = \frac{|\overline{x_1} - \overline{x_2}|}{s_{\overline{x_1} - \overline{x_2}}} = \frac{|2.816 - 2.887|}{0.281} = 0.253 \quad n = 10 + 10 - 2 = 18$$

3. 确定 P 值，做出统计推断

根据 $n = 18$，查 t 界值表（附表 2）得 $t_{0.05/2, 18} = 2.101$，$t = 0.253 < 2.101$，$P > 0.05$，按 $\alpha = 0.05$ 检验水准，不拒绝 H_0，差异无统计学意义。即还不能认为两种方法的治疗效果有差异。

【例 7 - 2】某医师检测了 9 例结肠癌患者和 10 例健康人癌胚抗原浓度（ng/ml），结果见表 7 - 2，结肠癌患者的癌胚抗原浓度与健康人是否不同？

表 7 - 2　两组人群癌胚抗原浓度（mg/ml）

结肠癌患者	健康人	结肠癌患者	健康人
6.96	1.21	7.23	2.78
10.27	0.15	12.99	2.06
11.65	0.24	10.62	1.29
9.96	0.54	8.24	0.48
16.19	1.87		1.68

本例属于完全随机设计两个独立样本定量资料的比较。正态性检验：结肠癌患者 $W = 0.943$，$P = 0.610$；健康人 $W = 0.942$，$P = 0.581$，两组数据均服从正态分布。方差齐性检验：$F = 5.636$，$P = 0.030$，$P < 0.05$，方差不齐，可进行两独立样本的 t' 检验。具体步骤如下。

1. 建立假设，确定检验水准

H_0：$\mu_1 = \mu_2$，两组人群的癌胚抗原浓度相同

H_1：$\mu_1 \neq \mu_2$，两组人群的癌胚抗原浓度不同

$\alpha = 0.05$

2. 计算检验统计量　计算得结肠癌患者癌胚抗原浓度均数 $\overline{x_1} = 10.457$，$s_1 = 2.923$，健康人癌胚抗原浓度均数 $\overline{x_2} = 1.230$，$s_2 = 0.975$。按公式 7 - 3 和 7 - 4 得：

$$t' = \frac{(\overline{x_1} - \overline{x_2})}{\sqrt{s_1^2/n_1 + s_2^2/n_2}} = \frac{10.457 - 1.230}{\sqrt{2.923^2/9 + 0.975^2/10}} = 9.100$$

$$\nu = \frac{(s_1^2/n_1 - s_2^2/n_2)^2}{\dfrac{(s_1^2/n_1)^2}{n_1 - 1} + \dfrac{(s_2^2/n_2)^2}{n_2 - 1}} = \frac{(2.923^2/9 - 0.975^2/10)^2}{\dfrac{(2.923^2/9)^2}{9 - 1} + \dfrac{(0.975^2/10)^2}{10 - 1}} = 6.661$$

3. 确定 P 值，做出统计推断

根据 $\nu = 6.661 \approx 7$，查 t 界值表（附表 2）得 $t_{0.05/2, 7} = 2.365$，$t = 9.100 > 2.365$，$P < 0.05$，按 $\alpha = 0.05$ 检验水准，拒绝 H_0，接受 H_1，差异有统计学意义。可以认为结肠癌患者的癌胚抗原浓度与健康人不同。

二、两独立样本 Wilcoxon 秩和检验

两独立样本 t 检验要求资料满足正态分布或近似正态分布，若两个样本总体不能满足正态性，可采用两独立样本的 Wilcoxon 秩和检验（Wilcoxon rank sum test）。其目的是比较两样本所代表的总体分布是否相同。

（一）基本原理

两独立样本的 Wilcoxon 秩和检验的基本原理是：假设两总体分布相同（H_0），将观察值按由小到大排列，将其统一编秩。若 H_0 成立，由于抽样误差的存在，检验统计量 T 与总体的平均秩和 $n_1(n_1 + n_2 + 1)/2$ 不一定相等，但差别不应太大；若检验统计量 T 与总体的平均秩和 $n_1(n_1 + n_2 + 1)/2$ 相差悬殊，则拒受 H_0 而接受 H_1。

（二）案例分析

【例 7 - 3】为比较川黄柏和关黄柏在活性成分小檗碱含量上的差异，收集了 10 个川黄柏和 11 个关黄柏药材，采用 HPLC 法测定其含量，结果如表 7 - 3。

表 7 - 3　川黄柏和关黄柏的小檗碱含量（μg/g）

川黄柏	秩次	关黄柏	秩次
100.65	6	215.47	13
351.29	20	140.83	9
142.54	10	110.45	7
278.58	17	86.13	3
358.26	21	111.95	8
287.25	18	90.38	4
249.11	16	158.77	12
241.21	15	231.14	14
325.04	19	95.68	5
152.37	11	72.14	1
		77.87	2
$n_1 = 10$	$R_1 = 153$	$n_2 = 11$	$R_2 = 78$

本例属于完全随机设计两个独立样本定量资料的比较。正态性检验：川黄柏 $W = 0.925$，$P = 0.400$；关黄柏 $W = 0.853$，$P = 0.047$，$P < 0.05$，不服从正态分布。可进行两独立样本的 Wilcoxon 秩和检验，具体步骤如下。

1. 建立假设，确定检验水准

H_0：川黄柏和关黄柏小檗碱含量的总体分布相同

H_1：川黄柏和关黄柏小檗碱含量的总体分布不同

$\alpha = 0.05$

2. 计算检验统计量

（1）编秩次　将两组数据混合，由小到大统一编秩次。编秩次时，若数据相同，在不同组取平均秩次，在同一组顺次编。

（2）求秩和　分别计算各组的秩和，$R_1 = 153$，$R_2 = 78$。

（3）确定检验统计量　当两组例数相等时，任取一组的秩和为检验统计量 T 值；两组例数不等时，以例数较小组的秩和为检验统计量 T 值。本例，两组例数不等，$n_1 = 10$，$R_1 = 153$，故检验统计量 $T = 153$。

3. 确定 P 值，做出统计推断

（1）查表法　查 T 界值表（附表 9），先在左侧找到 n_1（较小的 n），本例为 10；再找到上方两组例数之差（$n_1 - n_2$），本例为 1，两者相交处对应 4 行 T 界值，本例为双侧检验，$\alpha = 0.05$，故选择第二行结果，T 界值范围 $81 \sim 139$。

若检验统计量 T 值在界值范围内，则 $P > 0.05$；若检验统计量 T 值不在界值范围内，则 $P < 0.05$。本例 $T = 153$，不在界值范围内，$P < 0.05$。按 $\alpha = 0.05$ 检验水准，拒绝 H_0，接受 H_1，差异有统计学意义。可以认为川黄柏和关黄柏小檗碱含量的总体分布不同。

（2）正态近似法 若 n_1 或（$n_1 \sim n_2$）超出了 T 界值表范围，可用正态近似法。公式为：

$$Z = \frac{\left| T - n_1(n_1 + n_2 + 1)/2 \right| - 0.5}{\sqrt{n_1 n_2 (n_1 + n_2 + 1)/12}} \qquad (7-5)$$

若超过标准正态分布的界值，则拒绝 H_0，接受 H_1。

若相同秩次较多（如超过 25%）时，应计算校正的检验统计量，公式为：

$$Z_c = \frac{Z}{\sqrt{c}} \qquad (7-6)$$

$$c = 1 - \sum (t_j^3 - t_j)/(N^3 - N) \qquad (7-7)$$

式中，t_j 为第 j 个相同秩次的个数，$N = n_1 + n_2$。

第二节 配对设计数值变量资料的假设检验

配对设计是将受试对象按照某些特征或条件配成对子，再把每对中的两个受试对象随机分到两个不同的处理组。配对设计能够更好地控制非处理因素对结果的影响，提高组间均衡性，是一种研究效率较高的设计类型。在医学研究中，配对设计主要有以下情形：①同一对子的两个受试对象分别接受两种不同的处理；②同一个受试对象（如一份尿样）接受两种不同的处理；③同一受试对象处理前后比较。

配对设计数值变量资料比较，如对子差值 d 服从正态分布或者近似正态分布时，可采用配对设计 t 检验（paired matched t test）；否则可采用配对设计 Wilcoxon 符号秩和检验。

一、配对设计 t 检验

（一）基本原理

配对设计 t 检验的基本原理是：计算各对子的差值 d 及其均数 $\bar{d}$，当两种处理结果无差别时，理论上差值的总体均数 μ_d 应该为 0，配对 t 检验检验配对差值的总体均数 μ_d 是否为 0，适用于差值服从正态分布或近似正态分布的资料。其检验统计量公式如下：

$$t = \frac{\bar{d} - \mu_d}{s_{\bar{d}}} = \frac{\bar{d} - 0}{s_d / \sqrt{n}} = \frac{\bar{d}}{s_d / \sqrt{n}}, \ \nu = n - 1 \qquad (7-8)$$

式中，$\bar{d}$ 为差值的样本均数，s_d 为差值的样本标准差，n 为对子数。

（二）案例分析

【例 7-4】为研究中药联合针灸治疗多囊卵巢综合征的疗效，将 10 例符合纳入标准的患者治疗一定时间后，分别于治疗前和治疗后测量患者的促黄体生成素水平，以观察其激素水平改善情况。结果如表 7-4 所示。

表 7 - 4　治疗前后促黄体生成素结果（mIU/ml）

患者	治疗前	治疗后	差值
1	11.57	7.86	3.71
2	13.70	6.57	7.13
3	10.51	5.77	4.74
4	8.21	2.28	5.93
5	9.83	4.52	5.31
6	10.58	3.78	6.80
7	14.35	9.46	4.89
8	12.65	7.31	5.34
9	12.34	6.68	5.66
10	9.45	5.44	4.01

本例属于配对设计两组定量资料的比较。差值 d 的正态性检验：$W = 0.969$，$P = 0.879$，$P > 0.05$，差值 d 服从正态分布，可进行配对设计 t 检验。具体步骤如下。

1. 建立假设，确定检验水准

$H_0: \mu_d = 0$，治疗前后促黄体生成素水平相同

$H_1: \mu_d \neq 0$，治疗前后促黄体生成素水平不同

$\alpha = 0.05$

2. 计算检验统计量　计算得差值 d 的均数 $\bar{d} = 5.352$，$s_{\bar{d}} = 1.094$。按公式 7 - 8 得：

$$t = \frac{\bar{d}}{s_d/\sqrt{n}} = \frac{5.352}{1.094/\sqrt{10}} = 15.468, \quad \nu = n - 1 = 10 - 1 = 9$$

3. 确定 P 值，做出统计推断

根据 $n = 9$，查 t 界值表（附表 2）得 $t_{0.05/2,9} = 2.262$，$15.468 > 2.262$，$P < 0.05$，按 $\alpha = 0.05$ 检验水准，拒绝 H_0，接受 H_1，差异有统计学意义。可以认为治疗前后促黄体生成素水平不同，中药联合针灸治疗多囊卵巢综合征有效。

二、配对 Wilcoxon 符号秩和检验

配对 t 检验要求差值满足正态分布或近似正态分布，如不满足应用条件可采用配对设计 Wilcoxon 符号秩和检验（Wilcoxonsigned - rank test）。主要用于配对样本差值中位数和 0 的比较，以推断各样本所代表的总体中位数之间是否相同。

（一）基本原理

配对设计 Wilcoxon 符号秩和检验的基本原理是：将配对资料差值的绝对值由小到大编秩（绝对值相同，取平均秩次；差值为 0 不参与编秩），再将差值正负号标在秩次之前，分别求出正、负秩次之和 T_+ 和 T_-。假设两总体中位数相同，则差值的总体中位数为 0（$H_0: M_d = 0$），其秩将均匀的分布在配对样本中，T_+ 和 T_- 的期望值也应相同；若相差较大，则拒绝原假设，认为差值的总体中位数不等于 0（$H_1: M_d \neq 0$）。

（二）案例分析

【例 7 - 5】对 12 名铅作业工人分别用原子吸收分光光度法和电化学法测得尿铅值，结果见表 7 - 5。问两法所得结果有无差别？

表7-5　12名铅作业工人尿铅含量（μg/L）

编号 (1)	光度法 (2)	电化学法 (3)	差值 (4)=(3)-(2)	正秩 (5)	负秩 (6)
1	45.04	47.89	2.85	2.5	
2	40.87	36.98	-3.89		5
3	87.43	83.21	-4.22		6
4	125.69	130.31	4.62	9	
5	116.76	110.21	-6.55		11
6	95.53	98.38	2.85	2.5	
7	37.57	30.43	-7.14		12
8	51.42	55.67	4.25	7	
9	231.98	236.65	4.67	10	
10	140.65	144.97	4.32	8	
11	56.92	57.89	0.97	1	
12	138.84	134.96	-3.88		4
合计	—	—	—	40	38

本例属于配对设计两样本定量资料的比较。差值 d 正态性检验：$W=0.839$，$P=0.027$，$P<0.05$，差值 d 不服从正态分布。可进行配对设计 Wilcoxon 符号秩和检验。具体步骤如下。

1. 建立假设，确定检验水准

H_0：$M_d=0$，两法所得结果无差别

H_1：$M_d\neq 0$，两法所得结果有差别

$\alpha=0.05$

2. 计算检验统计量

（1）编秩次　按差值的绝对值由小到大编秩次。绝对值相同，取平均秩次；差值为 0 不参与编秩。

（2）求秩和　分别计算正负秩和，$T_+=40$，$T_-=38$。秩和计算是否正确可通过 $T_++T_-=n(n+1)/2$ 验证，本例 $T_++T_-=12(12+1)/2=78$，表明 T_+ 和 T_- 计算无误。

（3）确定检验统计量　任取 T_+（或 T_-）为检验统计量 T 值；本例取 $T=40$。

3. 确定 P 值，做出统计推断

（1）查表法　当 $2\leq n\leq 50$ 时，查 T 界值表（附表8），先在左侧找到 n，本例为12；再在上方找到对应概率，本例为双侧检验 $P(2)$，$\alpha=0.05$，相交处为 T 界值，T 界值范围 13~65。

若检验统计量 T 值在界值范围内，则 $P>0.05$；若检验统计量 T 值不在界值范围内，则 $P<0.05$。本例 $T=40$，在界值范围内，$P>0.05$。按 $\alpha=0.05$ 检验水准，不拒绝 H_0，差异无统计学意义，可以认为两法所得结果无差别。

（2）正态近似法　若 $n>50$ 时，可用正态近似法，计算标准正态统计量。公式为：

$$Z=\frac{|T-n(n+1)/4|-0.5}{\sqrt{n(n+1)(2n+1)/24}} \tag{7-9}$$

若超过标准正态分布的界值，则拒绝 H_0，接受 H_1。

若相同秩次较多（如超过25%）时，应计算校正的检验统计量 Z_c，公式为：

$$Z_c=\frac{|T-n(n+1)/4|-0.5}{\sqrt{\dfrac{n(n+1)(2n+1)}{24}-\dfrac{\sum(t_j^3-t_j)}{48}}} \tag{7-10}$$

式中，t_j 为第 j 个相同秩次的个数

⬙ 第三节　SPSS 统计软件实现方法

一、两独立样本 t 检验 [e] 微课1

以例 7 – 1 为例介绍两组独立样本 t 检验的 SPSS 软件实现方法。

1. 建立数据文件　如图 7 – 1 录入数据，以"分组（1 = 自拟中药方，2 = 西药）""含量"为变量名，建立数据集 E0701. sav。

🎗分组	✐含量
1	2.15
1	3.28
1	2.64
⋮	⋮
2	3.07
2	2.82
2	1.62

图 7 – 1　E0701 数据集

2. 分析步骤

（1）正态性检验　Analyze→Descriptive Statistics→Explore→在 Explore 窗口中，将变量"含量"→Dependent List 框，"分组"→Factor list 框→Plots→Normality plots with tests→Continue→OK。

（2）独立样本 t 检验　Analyze→Compare Means→Independent – Sample T Test →选"含量"到 Test Variable →选"分组"到 Grouping Variable →点 Define Groups→在 Group1 中输入 1，Group2 中输入 2→Continue→OK。

3. 主要结果

（1）正态性检验　见图 7 – 2，自拟中药方：$W = 0.921$，$P = 0.366$；西药：$W = 0.959$，$P = 0.772$，$P > 0.05$，两组数据均服从正态分布。

（2）方差齐性检验和独立样本的 t 检验　见图 7 – 3，方差齐性检验：$F = 0.228$，$P = 0.638$，$P > 0.05$，方差齐；满足独立样本 t 检验的应用条件（独立、正态性、方差齐性），选择第一行的结果，若满足独立样本 t' 检验的应用条件（独立、正态性、方差不齐），选择第二行的结果。本例 $t = -0.253$，$P = 0.803$，$P > 0.05$，可以认为两种方法的治疗效果相同。

Tests of Normality

	分组	Kolmogorov-Smirnov[a]			Shapiro-Wilk		
		Statistic	df	Sig.	Statistic	df	Sig.
低密度脂蛋白mmmol/L	自拟中药方	.208	10	.200*	.921	10	.366
	西药	.156	10	.200*	.959	10	.772

*. This is a lower bound of the true significance.

a. Lilliefors Significance Correction

图 7 – 2　正态性检验结果

Independent Samples Test

		Levene's Test for Equality of Variances		t-test for Equality of Means					95% Confidence Interval of the Difference	
		F	Sig.	t	df	Sig. (2-tailed)	Mean Difference	Std. Error Difference	Lower	Upper
低密度脂蛋白mmmol/L	Equal variances assumed	.228	.638	-.253	18	.803	-.07100	.28049	-.66028	.51828
	Equal variances not assumed			-.253	17.941	.803	-.07100	.28049	-.66042	.51842

图 7 – 3　方差齐性检验和独立样本 t 检验结果

二、两独立样本 Wilcoxon 秩和检验 [e] 微课2

以例 7 – 3 为例介绍 Wilcoxon 秩和检验的 SPSS 软件实现方法。

1. 建立数据文件　如图 7 - 4 录入数据，以"组别（1 = 川黄柏，2 = 关黄柏）""小檗碱含量"为变量名，建立数据集 E0702. sav。

2. 分析步骤

（1）正态性检验　Analyze→Descriptive Statistics→Explore→在 Explore 窗口中，将变量"小檗碱含量"→Dependent List 框，"组别"→Factor list 框→Plots→Normality plots with tests→Continue→OK。

（2）Wilcoxon 秩和检验　Analyze→Norparametric Tests→Two - Independent - Samples Tests→选"小檗碱含量"到 Test Variable List→选"组别"到 Grouping Variable→点 Define Groups→在 Group1 中输入 1，Group2 中输入 2→Continue→OK。

组别	小檗碱含量
1	100.65
1	351.29
1	142.54
⋮	⋮
2	95.68
2	72.14
2	77.87

图 7 - 4　E0702 数据集

3. 主要结果

（1）正态性检验　见图 7 - 5，川黄柏：$W = 0.925$，$P = 0.400$；关黄柏：$W = 0.853$，$P = 0.047$，$P < 0.05$，关黄柏小檗碱含量不服从正态分布。

（2）Wilcoxon 秩和检验　见图 7 - 6，两组平均秩次分别为 153 和 78，$P = 0.002$，$P < 0.05$，可以认为川黄柏和关黄柏小檗碱含量的总体分布不同。

Tests of Normality

	组别	Kolmogorov-Smirnov[a]			Shapiro-Wilk		
		Statistic	df	Sig.	Statistic	df	Sig.
小檗碱含量	川黄柏	.167	10	.200*	.925	10	.400
	关黄柏	.241	11	.074	.853	11	.047

*. This is a lower bound of the true significance.

a. Lilliefors Significance Correction

图 7 - 5　正态性检验结果

Ranks

	组别	N	Mean Rank	Sum of Ranks
小檗碱含量	川黄柏	10	15.30	153.00
	关黄柏	11	7.09	78.00
	Total	21		

Test Statistics[a]

	小檗碱含量
Mann-Whitney U	12.000
Wilcoxon W	78.000
Z	-3.028
Asymp. Sig. (2-tailed)	.002
Exact Sig. [2*(1-tailed Sig.)]	.002[b]

图 7 - 6　Wilcoxon 秩和检验结果

三、配对设计 t 检验　📱微课3

以例 7 - 4 为例介绍配对 t 检验的 SPSS 软件实现方法。

1. 建立数据文件　如图 7 - 7 录入数据，以"治疗前""治疗后"为变量名，建立数据集 E0703. sav。

2. 分析步骤

（1）求对子差值　Transform→Compute Variable→在 Target Variable 框中输入 d，选"治疗前"入 Numeric expression→单击运算键" - "→选"治疗后"入 Numeric expression→OK。数据文件中就增加了新变量"d"。

（2）正态性检验　Analyze→Descriptive Statistics→Explore→在 Explore 窗口中，将变量"d"→Dependent List 框→Plots→Normality plots with tests→Continue→OK。

（3）配对设计 t 检验　Analyze→Compare Means→Paired - Samples T Test→选"治疗前"和"治疗

治疗前	治疗后
11.57	7.86
13.70	6.57
10.51	5.77
⋮	⋮
12.65	7.31
12.34	6.68
9.45	5.44

图 7 - 7　E0703 数据集

后"到 Paired Variables→OK。

3. 主要结果

（1）正态性检验　见图 7-8，$W = 0.969$，$P = 0.879$，$P > 0.05$，差值 d 服从正态分布。

（2）配对设计 t 检验　见图 7-9，$t = 15.469$，$P = 0.000$，$P < 0.05$，可以认为治疗前后促黄体生成素水平不同。

Tests of Normality

	Kolmogorov-Smirnov[a]			Shapiro-Wilk		
	Statistic	df	Sig.	Statistic	df	Sig.
d	.107	10	.200*	.969	10	.879

*. This is a lower bound of the true significance.

a. Lilliefors Significance Correction

图 7-8　正态性检验结果

Paired Samples Test

		Paired Differences							
		Mean	Std. Deviation	Std. Error Mean	95% Confidence Interval of the Difference		t	df	Sig. (2-tailed)
					Lower	Upper			
Pair 1	治疗前 - 治疗后	5.35200	1.09412	.34599	4.56931	6.13469	15.469	9	.000

图 7-9　配对设计 t 检验结果

四、配对设计 Wilcoxon 符号秩和检验 [e] 微课 4

以例 7-5 为例介绍配对设计 Wilcoxon 符号秩和检验的 SPSS 软件实现方法。

1. 建立数据文件　如图 7-10 录入数据，以"光度法""电化学法"为变量名，建立数据集 E0704. sav。

2. 分析步骤

（1）求对子差值　Transform→Compute Variable→在 Target Variable 框中输入 d，选"电化学法"入 Numeric expression→单击运算键"-"→选"光度法"入 Numeric expression→OK。数据文件中就增加了新变量"d"。

光度法	电化学法
45.04	47.89
40.87	36.98
87.43	83.21
⋮	⋮
140.65	144.97
56.92	57.89
138.84	134.96

图 7-10　E0704 数据集

（2）正态性检验　Analyze→Descriptive Statistics→Explore→在 Explore 窗口中，将变量"d"→Dependent List 框→Plots→Normality plots with tests→Continue→OK。

（3）配对设计 Wilcoxon 符号秩和检验　Analyze→Norparametric Tests→Two-Related-Samples Tests→选"治疗前"和"治疗后"到 Test Pairs，默认 Wilcoxon→OK。

3. 主要结果

（1）正态性检验　见图 7-11，$W = 0.839$，$P = 0.027$，$P < 0.05$，差值不服从正态分布。

（2）配对 Wilcoxon 符号秩和检验　见图 7-12，正秩和负秩和分别为 38 和 40，$P = 0.937$，$P > 0.05$，可以认为两法所得结果无差别。

Tests of Normality

	Kolmogorov-Smirnov[a]			Shapiro-Wilk		
	Statistic	df	Sig.	Statistic	df	Sig.
d	.236	12	.063	.839	12	.027

a. Lilliefors Significance Correction

图 7-11　正态性检验结果

Ranks		N	Mean Rank	Sum of Ranks
电化学法 - 光度法	Negative Ranks	5[a]	7.60	38.00
	Positive Ranks	7[b]	5.71	40.00
	Ties	0[c]		
	Total	12		

a. 电化学法 < 光度法
b. 电化学法 > 光度法
c. 电化学法 = 光度法

Test Statistics[a]	电化学法 - 光度法
Z	-.078[b]
Asymp. Sig. (2-tailed)	.937

a. Wilcoxon Signed Ranks Test
b. Based on negative ranks.

图 7 – 12 Wilcoxon 秩和检验结果

目标检测

答案解析

一、最佳选择题

1. 两个随机抽取的计量资料，样本含量分别为 n_1 和 n_2，进行两独立样本 t 检验，自由度是（ ）

 A. $n_1 + n_2$ B. $n_1 + n_2 + 1$ C. $n_1 + n_2 - 1$

 D. $n_1 + n_2 + 2$ E. $n_1 + n_2 - 2$

2. 检验两组独立样本的数据，满足正态分布，不满足方差齐，要比较两组有无差别，宜用（ ）

 A. 两独立样本 t 检验

 B. 完全随机设计四格表资料卡方检验

 C. 两独立样本 t' 检验

 D. 单因素方差分析

 E. 配对设计四格表资料卡方检验

3. 两样本比较的 t 检验中，无效假设是（ ）

 A. 两样本均数不等 B. 两样本均数相等 C. 两总体均数不等

 D. 两总体均数相等 E. 样本均数等于总体均数

4. 两样本比较的 t 检验中，差别有统计学意义时，P 越小，说明（ ）

 A. 两样本均数差别越小

 B. 两样本均数差别越大

 C. 两总体均数差别越小

 D. 越有理由认为两总体均数相同

 E. 越有理由认为两总体均数不同

5. 配对设计 Wilcoxon 符号秩和检验，确定 P 值的方法为（ ）

 A. T 越大，P 越大

 B. T 越大，P 越小

 C. T 值在界值范围内，P 小于相应的 α

 D. T 值在界值范围内，P 大于相应的 α

 E. T 值即 Z 值，查 Z 界值表

二、简答题

1. 两组定量资料 t 检验的应用条件是什么？如何判断？

2. 当 t 检验应用条件不满足时，如何比较两样本定量资料？

三、计算分析题

1. 某研究观察了健康人和动脉粥样硬化型心脏病患者的脂蛋白 a 含量，患者 20 人，脂蛋白 a 含量均数为 478.21mg/L，标准差为 158.32mg/L；健康人 25 人，均数为 217.53mg/L，标准差为 70.46mg/L，动脉粥样硬化型心脏病患者的脂蛋白 a 含量是否与健康人不同？

2. 10 例胃癌患者在某药物保护下，进行放射治疗，观察血中淋巴细胞畸变百分数（表 7-6），照射前后的淋巴细胞畸变百分数是否有差别？

表 7-6　10 例胃癌患者照射前后的淋巴细胞畸变百分数

患者	照射前	照射后	患者	照射前	照射后
1	1.00	12.00	6	0.10	11.50
2	0.50	8.00	7	0.80	7.00
3	0.40	16.50	8	1.20	2.50
4	1.70	10.00	9	3.00	9.00
5	1.60	35.00	10	4.50	8.50

（张　婧）

书网融合……

微课1　　　　　微课2　　　　　微课3　　　　　微课4　　　　　题库

第八章 多样本数值变量资料的假设检验

⊙ 学习目标

知识目标

1. 掌握 方差分析的基本思想及其应用条件；完全随机设计、随机区组设计、重复测量设计资料方差分析的变异分解；多个样本定量资料统计分析基本思路。

2. 熟悉 完全随机设计与随机区组设计资料的特点及其多重比较的方法。

3. 了解 多个样本均数的方差齐性检验。

能力目标 通过本章的学习，能够熟练应用 SPSS 统计软件对多个样本定量资料进行正确分析与表达，培养在实际工作中正确应用统计学方法解决问题的能力。

前面已学习了两样本数值变量资料的假设检验，但在实际工作中经常会遇到两组以上数值变量资料的比较，此时不宜采用前面学习的 t 检验、Wilcoxon 秩和检验等方法。多样本数值变量资料的假设检验可以采用本章介绍的单因素方差分析、随机区组设计方差分析、Kruskal – Wallis H 检验以及 Friedman M 检验等方法实现。

第一节 方差分析概述

PPT

方差分析（analysis of variance，ANOVA）由英国著名统计学家 R. A. Fisher 提出，主要用于多个样本定量资料的比较，目的是推断多个样本所代表的总体均数间是否有差异。方差分析有多种设计类型，本章主要介绍常用的完全随机设计资料的方差分析、随机区组设计资料的方差分析、重复测量资料的方差分析，实际应用中研究者应根据设计类型和资料特征选择恰当的方差分析方法。

>>> **知识链接** ∘---

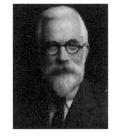

统计学家 R. A. Fisher

方差分析由英国著名统计学家 R. A. Fisher（1890—1962）提出，他是现代统计学的奠基人之一，他的论文和专著贡献了现代统计学大量的原创思想，被认为是"几乎独自一人创立了现代统计学"的天才，其影响力遍及世界，其敢于质疑、敢于提问的批判精神；勇攀高峰、不断开拓的创新精神；坚持不懈、追求真理的科学精神对统计学的发展起到至关重要的作用。

一、方差分析的基本思想

方差（variance）又称均方（mean of square，MS），是反映一组数据变异程度大小的统计指标，计算公式为 $MS = SS/n$ ，其中 SS 称为离均差平方和（sum of square of deviations from mean，SS），n 为自由度。

　　方差分析的基本思想就是利用方差的概念对变异进行分解，即根据研究目的和设计类型不同，将所有观察值的总变异分解为两个或多个部分，同时自由度也做相应分解，然后将各部分的变异与随机误差产生的变异进行比较，以推断各部分变异中的处理因素是否存在影响效应（即均数间差别有无统计学意义）。各类型方差分析的基本思想是一致的，下面以完全随机设计方差分析为例进行具体说明。

　　【例 8 – 1】 某中医药研究机构采用中药治疗缺铁性贫血，将 24 只缺铁性贫血大鼠随机分为 3 组，每组 8 只，分别服用中药 A、中药 B、中药 C，一定时间后测量大鼠血红蛋白含量，结果如表 8 – 1 所示，问三种中药的治疗效果是否相同？

表 8 – 1　三组大鼠血红蛋白含量（g/L）

指标	中药 A	中药 B	中药 C	合计
x_{ij}	94	75	139	
	112	82	125	
	109	103	95	
	96	74	116	
	106	99	107	
	123	115	113	
	119	85	98	
	111	109	122	
n_i	8	8	8	24（n）
$\bar{x}_i$	108.75	92.75	114.38	105.29（$\bar{x}$）
s_i	10.08	15.79	14.54	16.09（s）

（一）变异的分解

　　1. 总变异　由表 8 – 1 可以看出，24 只大鼠用药后血红蛋白含量各不相同，这种变异称为总变异。总变异的大小用所有个体值总的离均差平方和表示，记为 $SS_{总}$，它反映了所有个体值之间总的变异程度，该变异来源于随机误差和处理因素可能产生的作用。计算公式如下：

$$SS_{总} = \sum_{i=1}^{k} \sum_{j=1}^{n_i} (x_{ij} - \bar{x})^2 \tag{8-1}$$

　　式中，x_{ij} 表示第 i 组中第 j 个个体值，$\bar{x}$ 为所有个体值的总均数，k 为处理组数，n_i 代表第 i 组的样本量。

　　2. 组间变异　由表 8 – 1 可以看出，三组大鼠血红蛋白含量的均数 $\bar{x}_i$ 各不相同，这种变异称为组间变异，记为 $SS_{组间}$，它反映了各处理组间的变异程度。该变异一方面来源于随机误差，另一方面有可能来源于处理因素（如果处理因素确实在各组间产生了影响的话）。计算公式如下：

$$SS_{组间} = \sum_{i=1}^{k} n_i (\bar{x}_i - \bar{x})^2 \tag{8-2}$$

　　3. 组内变异　由表 8 – 1 可以看出，同一处理组内，8 只大鼠血红蛋白含量也存在差异，这种变异称为组内变异，记为 $SS_{组内}$，它反映了同一处理组内个体的变异程度，该变异仅来源于随机误差。计算公式如下：

$$SS_{组内} = \sum_{i=1}^{k} \sum_{j=1}^{n_i} (x_{ij} - \bar{x}_i)^2 \tag{8-3}$$

　　以上三种变异成立有以下关系：总变异可以分解为组间变异和组内变异两个部分，即：

$$SS_{总} = SS_{组间} + SS_{组内} \tag{8-4}$$

（二）自由度的分解

同理，自由度也进行相应的分解，总变异、组间变异、组内变异的自由度分别为：

$$\nu_{\text{总}} = n-1, \ \nu_{\text{组间}} = k-1, \ \nu_{\text{组内}} = n-k$$

相应地有：

$$\nu_{\text{总}} = \nu_{\text{组间}} + \nu_{\text{组内}} \tag{8-5}$$

其中，n 为总例数。

（三）变异的比较

上述分析中使用离均差平方和（SS）计算得到的变异是变异的总和，它受组数和个体数的影响，在进行不同类型变异的比较时，SS 并不能在真正意义上体现变异程度，此时需要考虑平均变异情况，即将各类型的离均差平方和除以相应的自由度，该值称为均方（MS）。组间均方和组内均方分别为：

$$MS_{\text{组间}} = \frac{SS_{\text{组间}}}{\nu_{\text{组间}}}, \ MS_{\text{组内}} = \frac{SS_{\text{组内}}}{\nu_{\text{组内}}} \tag{8-6}$$

将组间均方与组内均方相比，其比值为 F 值，即：

$$F = \frac{MS_{\text{组间}}}{MS_{\text{组内}}} = \frac{SS_{\text{组间}} / \nu_{\text{组间}}}{SS_{\text{组内}} / \nu_{\text{组内}}} \tag{8-7}$$

根据 F 值的大小可以推断各处理组是否存在差异。方差分析的原假设 H_0：$\mu_1 = \mu_2 = \cdots = \mu_k$，即各组样本所来自的总体均数相等；备择假设 H_1：各组样本所来自的总体均数不全相等。如果 H_0 成立，则各处理组间总体均数无差异，处理因素对各组没有产生影响，那么组间变异仅来源于随机误差，它和组内变异大小应该相同或者相差不大（考虑到抽样误差的存在），所以理论上 F 值应该等于 1 或者接近于 1。如果 F 值远大于 1，那么就有理由怀疑 H_0 不成立。根据数理统计理论，统计量 F 服从 F 分布，F 值越大，相应的 P 值越小。当 F 值大于 F 分布界值（附表5）时，则拒绝 H_0，提示各处理组间存在差异。

综上，完全随机设计方差分析中变异的分解及其计算公式可以整理如表 8-2 所示。

表 8-2　完全随机设计方差分析表

变异来源	SS	n	MS	F
总变异	$\sum\limits_{i=1}^{k}\sum\limits_{j=1}^{n_i}(x_{ij}-\bar{x})^2$	$n-1$		
组间变异	$\sum\limits_{i=1}^{k}n_i(\bar{x_i}-\bar{x})^2$	$k-1$	$\dfrac{SS_{\text{组间}}}{\nu_{\text{组间}}}$	$\dfrac{MS_{\text{组间}}}{MS_{\text{组内}}}$
组内变异	$\sum\limits_{i=1}^{k}\sum\limits_{j=1}^{n_i}(x_{ij}-\bar{x_i})^2$	$n-k$	$\dfrac{SS_{\text{组内}}}{\nu_{\text{组内}}}$	

注：k 为处理组数，n_i 为第 i 组的样本量，n 为总例数。

二、方差分析的应用条件

方差分析的 F 值服从基于正态分布理论的 F 分布，因此从理论上讲，进行方差分析的数据需要满足下列基本条件。

（1）各样本是相互独立的随机样本，即独立性。

（2）各样本所来自的总体服从正态分布，即正态性。

（3）各样本的总体方差相等，即方差齐（homogeneity of variance）。

通常，样本的独立性可通过研究设计和实验观察来判断，数据是否服从正态分布可通过正态性检验进行判断，方差是否相等可通过方差齐性检验判断。如果资料不满足方差分析的基本条件，一般可采取数据转换或者非参数检验方法进行分析。

三、多个样本的方差齐性检验

多个样本的方差齐性检验常用的方法有 Bartlett 检验和 Levene 检验等。Bartlett 检验要求数据服从正态分布，而 Levene 检验则不依赖于总体分布的具体形式，适用于任意分布资料，更为稳健，在统计软件中使用较多。这里主要介绍 Levene 检验。

Levene 检验既可用于两总体方差齐性检验，也可用于多个总体方差齐性检验。其实质是对原始数据进行变量转换，然后对转换后的数据进行单因素方差分析。Levene 检验统计量计算公式为：

$$F = \frac{(N - k) \sum\limits_{i=1}^{k} n_i (\overline{Z}_i - \overline{Z})^2}{(k - 1) \sum\limits_{i=1}^{k} \sum\limits_{j=1}^{n_i} (Z_{ij} - \overline{Z}_i)^2} , \quad \nu_1 = \kappa - 1 , \quad \nu_2 = N - \kappa \qquad (8-8)$$

式中，N 为总例数，κ 为组数。离差 Z_{ij} 常用式 8-9 计算：

$$Z_{ij} = |X_{ij} - \overline{X}_i| \qquad (i = 1, 2, \cdots, k; j = 1, 2, \cdots, n_i) \qquad (8-9)$$

按 α 检验水准，当 $F < F_{\alpha, (k-1, n-k)}$ 时，$P > \alpha$，可推断各总体方差齐。反之，则认为总体方差不齐。由于计算繁琐，通常采用 SPSS 统计软件实现，具体见本章第六节。

▷ 第二节　完全随机设计数值变量资料的假设检验

PPT

完全随机设计是医学研究中较常用的一种设计方法，它是按随机化的原则将受试对象随机分配到处理因素的不同水平组（处理组），各组分别接受不同的处理，通过比较处理因素各个水平组间总体均数或总体分布差异有无统计学意义来分析处理因素的效应，各个水平组的实验例数可以相等也可以不等，相等时各组均衡可比性较好。

完全随机设计多个样本定量资料比较，如满足正态分布且方差齐时，可采用完全随机设计的方差分析，又称单因素方差分析（one-way ANOVA）；如果资料不满足正态分布可采用 Kruskal-Wallis H 检验。

一、完全随机设计方差分析

（一）基本原理

按照方差分析的基本思想，完全随机设计方差分析总离均差平方和总自由度分解为组间（处理组间）和组内（随机误差）两部分，即：

$$SS_{总} = SS_{组间} + SS_{组内}, \quad n_{总} = n_{组间} + n_{组内}$$

具体计算方法及公式见表 8-2。

（二）案例分析

对上述例 8-1 资料进行完全随机设计方差分析。

本例属于完全随机设计多个独立样本定量资料比较。正态性检验：中药 A：$W = 0.949$，$P = 0.702$；中药 B：$W = 0.918$，$P = 0.414$；中药 C：$W = 0.974$，$P = 0.925$，三组数据均服从正态分布。方差齐性检验：$F = 1.659$，$P = 0.214$，资料满足方差齐性。故可采用单因素方差分析。具体步骤如下。

1. 建立假设，确定检验水准

$H_0: \mu_1 = \mu_2 = \mu_3$，即各组大鼠血红蛋白含量的总体均数相等

$H_1 : \mu_1 \text{、} \mu_2 \text{、} \mu_3$ 不等或不全相等

$\alpha = 0.05$

2. 选择检验方法，计算检验统计量

（1）变异和自由度的分解　总变异：

$$SS_{总} = \sum_{i=1}^{k} \sum_{j=1}^{n_i} (x_{ij} - \bar{x})^2$$
$$= (94 - 105.29)2 + (112 - 105.29)2 + \cdots + (122 - 105.29)2 = 5950.958$$

$n_{总} = n - 1 = 24 - 1 = 23$

组间变异：

$$SS_{组间} = \sum_{i=1}^{k} n_i (\bar{x_i} - \bar{x})^2$$
$$= 8 \times (108.75 - 105.29)2 + 8 \times (92.75 - 105.29)2 + 8 \times (114.38 - 105.29)2 = 2014.083$$

$n_{组间} = k - 1 = 3 - 1 = 2$

组内变异：

$SS_{组内} = SS_{总} - SS_{组间} = 5950.958 - 2014.083 = 3936.875$

$n_{组内} = n - k = 24 - 3 = 21$

（2）计算均方和检验统计量 F 值

$$MS_{组间} = \frac{SS_{组间}}{\nu_{组间}} = \frac{2014.083}{2} = 1007.042$$

$$MS_{组内} = \frac{SS_{组内}}{\nu_{组内}} = \frac{3936.875}{21} = 187.470$$

$$F = \frac{MS_{组间}}{MS_{组内}} = \frac{1007.042}{187.470} = 5.372$$

上述结果可以整理成方差分析表，见表 8 - 3。

表 8 - 3　完全随机设计资料方差分析表

变异来源	SS	ν	MS	F
总变异	5950.958	23		
组间变异	2014.083	2	1007.042	5.372
组内变异	3936.875	21	187.470	

3. 确定 P 值，做出统计推断

根据 $n_{组间} = 2$ 和 $n_{组内} = 21$，查附表 5 得 $F_{0.05(2,21)} = 3.47$，$5.372 > 3.47$，$P < 0.05$，按 $\alpha = 0.05$ 检验水准，拒绝 H_0，接受 H_1，差异有统计学意义，提示 3 组大鼠血红蛋白总体均数不等或不全相等。若要分析每两组均数间是否有差异，则需进一步作均数间的多重比较。

（三）多重比较

多个样本均数比较的方差分析，如果结果是拒绝 H_0、接受 H_1，得到的是多个总体均数不等或者不全相等的推断。但要明确具体哪两组总体均数之间有差异，则需要进一步对多个样本均数作两两比较，即多重比较（multiple comparisons）。多重比较常用的方法有 LSD $- t$ 检验、SNK $- q$ 检验、Dunnett $- t$ 检验、Bonfeeroni 检验等。

1. SNK $- q$ 检验　适用于多个样本均数间任意两组的比较。本法的检验统计量为 q 值，其计算公式为：

$$q = \frac{|\bar{x}_A - \bar{x}_B|}{s_{\bar{x}_A - \bar{x}_B}}, \quad \nu = \nu_{误差} \tag{8-10}$$

其中，$s_{\bar{x}_A - \bar{x}_B} = \sqrt{\dfrac{MS_{误差}}{2}\left(\dfrac{1}{n_A} + \dfrac{1}{n_B}\right)}$

注：$\bar{X}_A$ 和 $\bar{X}_B$ 为两个对比组的样本均数，$MS_{误差}$ 为方差分析中误差的均方，n_A 和 n_B 分别为两对比组的样本含量。

2. LSD – t 检验 又称最小显著差异（least significant different）t 检验，适用于多组中某一对或几对在专业上有特殊意义的均数间进行比较。其检验统计量为 LSD – t 值，计算公式为：

$$LSD - t = \frac{|\bar{x}_A - \bar{x}_B|}{s_{\bar{x}_A - \bar{x}_B}}, \quad \nu = \nu_{误差} \tag{8-11}$$

其中，$s_{\bar{x}_A - \bar{x}_B} = \sqrt{MS_{误差}\left(\dfrac{1}{n_A} + \dfrac{1}{n_B}\right)}$

注：$\bar{X}_A$ 和 $\bar{X}_B$ 为两个对比组的样本均数，$MS_{误差}$ 为方差分析中误差均方，n_A 和 n_B 分别为两对比组的样本含量。

3. Dunnett – t 检验 适用于多个实验组与一个对照组均数的两两比较，检验统计量为 t_D，计算公式为：

$$t_D = \frac{|\bar{x}_T - \bar{x}_C|}{s_{\bar{x}_T - \bar{x}_C}}, \quad \nu = \nu_{误差} \tag{8-12}$$

其中，$s_{\bar{x}_T - \bar{x}_C} = \sqrt{MS_{误差}\left(\dfrac{1}{n_T} + \dfrac{1}{n_C}\right)}$，式中 T 代表各实验组，C 为对照组。

注：$\bar{X}_T$ 和 $\bar{X}_C$ 分别为实验组和对照组样本均数，$MS_{误差}$ 为方差分析中误差均方，n_T 和 n_C 分别为实验组和对照组的样本含量。

4. Bonferroni 检验 是根据两两比较的次数对检验水准进行调整的一种方法，若比较次数为 m，为控制多次比较时所犯 Ⅰ 型错误的累计概率不大于 a，则将检验水准调整为 $a' = a/m$。比如例 7 – 1 资料中，两两比较次数为 3，则调整后的检验水准 $a' = 0.05/3 = 0.017$。其检验统计量为 t 值，计算公式为：

$$t = \frac{|\bar{x}_A - \bar{x}_B|}{s_{\bar{x}_A - \bar{x}_B}}, \quad \nu = \nu_{误差} \tag{8-13}$$

其中，$s_{\bar{x}_A - \bar{x}_B} = \sqrt{MS_{误差}\left(\dfrac{1}{n_A} + \dfrac{1}{n_B}\right)}$

需要注意的是，当比较的次数过多时，调整后的检验水准会过低，使用此法会出现不拒绝 H_0 的假阴性结果，增大犯 Ⅱ 型错误的概率，不建议采用。

二、Kruskal – Wallis H 检验

完全随机设计多组数值变量资料比较若不满足正态性或方差齐性条件，不能使用方差分析，可采用非参数的 Kruskal – Wallis H 检验。

（一）基本原理

Kruskal – Wallis H 检验是在 Wilcoxon 秩和检验的基础上扩展而来，又称 K – W 检验或 H 检验，其目的是推断多个样本代表的总体分布是否相同，原理与 Wilcoxon 秩和检验相同。原假设为 H_0：各组总体分布相同，检验统计量公式为：

$$H = \frac{12}{N(N+1)} \sum \frac{R_i}{n_i} - 3(N+1) , \quad \nu = k - 1 \tag{8-14}$$

式中，R_i 为各组的秩和，n_i 为各组的样本含量，$N = \sum n_i$，k 为比较的组数。

若相同秩次较多（如超过 25%）时，应计算校正的检验统计量 H_c，公式为：

$$H_c = \frac{H}{c} \tag{8-15}$$

式中，$c = 1 - \dfrac{\sum (t_j^3 - t_j)}{(N^3 - N)}$，$t_j$ 为第 j 个相同秩次的个数，$N = \sum n_i$。

当组数 $k = 3$，且每组例数 $n_i \leqslant 5$ 时，查 H 界值表（附表 10）。若 $H \geqslant H_\alpha$，则 $P \leqslant \alpha$，拒受 H_0，接受 H_1；否则，接受 H_0。

当组数 $k > 3$ 或每组例数 $n_i > 5$ 时，H 或 H_c 近似服从 $\nu = k - 1$ 的 χ^2 分布，查 χ^2 界值表（附表 7）做推断，因此可视为 χ^2 检验。

（二）案例分析

【例 8-2】某研究者探索观察复方中药治疗中风病患者的效果，将 30 例患者随机分配到三个治疗组，分别接受三种复方中药的治疗，以症候积分作为疗效评价指标，结果见表 8-4。问三种复方中药的疗效是否相同？

表 8-4 不同复方中药治疗中风病患者症候积分比较

复方中药 A		复方中药 B		复方中药 C	
症候积分	秩次	症候积分	秩次	症候积分	秩次
68	3	83	15.5	90	24.5
71	9	79	13	88	18
70	6	92	28	93	29.5
70	6	81	14	89	21
65	1	83	15.5	90	24.5
66	2	76	10.5	93	29.5
70	6	77	12	90	24.5
76	10.5	90	24.5	89	21
70	6	89	21	91	27
70	6	88	18	88	18
$n_1 = 10$	$R_1 = 55.5$	$n_2 = 10$	$R_2 = 172$	$n_3 = 10$	$R_3 = 237.5$

本例属于完全随机设计多个独立样本定量资料比较。正态性检验：复方中药 A：$W = 0.874$，$P = 0.112$；复方中药 B：$W = 0.935$，$P = 0.503$；复方中药 C：$W = 0.888$，$P = 0.160$，三组数据均服从正态分布。方差齐性检验：$F = 7.731$，$P = 0.002$，$P < 0.10$，方差不齐，不宜进行单因素方差分析，可采用 Kruskal - Wallis H 检验。具体步骤如下。

1. 建立假设，确定检验水准

H_0：三种复方中药症候积分总体分布相同

H_1：三种复方中药症候积分总体分布不同或不全相同

$\alpha = 0.05$

2. 计算检验统计量

（1）编秩次　将各组数据混合由小到大统一编秩次。编秩次时，若数据相同，取平均秩次。

（2）求秩和 分别计算各组的秩和，本例 $R_1 = 55.5$，$R_2 = 172$，$R_3 = 237.5$。

（3）确定检验统计量 H

$$H = \frac{12}{N(N+1)} \sum \frac{R_i}{n_i} - 3(N+1)$$

$$= \frac{12}{30 \times (30+1)} \left(\frac{55.5^2 + 172^2 + 237.5^2}{10} \right) - 3 \times (30+1)$$

$$= 21.930$$

因相同秩次较多，故按公式 8-11 计算校正的检验统计量 H_c：

$$c = 1 - \frac{\sum (t_j^3 - t_j)}{(N^3 - N)}$$

$$= 1 - \frac{(5^3 - 5) + (2^3 - 2) + (2^3 - 2) + (3^3 - 3) + (3^3 - 3) + (4^3 - 4) + (2^3 - 2)}{(30^3 - 30)} = 0.991$$

$$H_c = \frac{H}{c} = \frac{21.930}{0.991} = 22.132$$

3. 确定 P 值，做出统计推断

本例 $k = 3$，$n_1 = n_2 = n_3 = 10$，$n_i > 5$，$\nu = k - 1 = 2$，查 χ^2 界值表（附表7）得 $\chi^2_{0.05,2} = 5.99$，$H_c > \chi^2_{0.05,2}$，$P < 0.05$，按 $\alpha = 0.05$ 检验水准，拒受 H_0，接受 H_1，认为三种复方中药的疗效不同或不全相同。

（三）多重比较

当多个样本秩和检验结论为拒绝 H_0、接受 H_1 时，只能得出各总体分布不同或不全相同的结论，但不能说明任两个总体分布不同。若要对每两个总体分布做出有无不同的推断，需做秩和检验的多重比较。

【例 8-3】 对例 8-2 资料进行两两比较分析。

1. 建立假设，确定检验水准

H_0：任意两对比组的症候积分总体分布相同

H_1：任意两对比组的症候积分总体分布不同

$\alpha = 0.05$

2. 计算检验统计量

$$Z_{ij} = \frac{\overline{R}_i - \overline{R}_j}{\sigma_{\overline{R}_i - \overline{R}_j}} = \frac{\overline{R}_i - \overline{R}_j}{\sqrt{\frac{n(n+1)}{12} \left(\frac{1}{n_i} + \frac{1}{n_j} \right)}} \tag{8-16}$$

式中，$n = \sum_{i=1}^{k} n_i$，为 k 个样本的总含量，n_i、n_j 分别为第 i 组和第 j 组的样本含量。

当相同数据（观察值）的个数较多时（大于 25%），用校正公式：

$$Z_{ijc} = \frac{Z_{ij}}{\sqrt{c}} \tag{8-17}$$

式中，$c = 1 - \frac{\sum (t_l^3 - t)}{n^3 - n}$ \hspace{1cm} (8-18)

利用 SPSS 统计软件求检验统计量数值 Z 所对应的 P 值。

3. 确定 P 值，做出统计推断 本例需校正检验水准，$\alpha' = 0.05/3 = 0.0167$。将某两组比较所得 P 值与调整以后的 α' 比较，若 $P < \alpha'$，则按检验水准 α' 拒绝 H_0；若 $P > \alpha'$，则按检验水准 α' 不拒绝 H_0。

可以看出，按检验水准 $\alpha' = 0.0167$，复方中药 A 与复方中药 B、C 的症候积分差别都有统计学意义，而复方中药 B 与 C 间差别无统计学意义（表 8 - 5）。

表 8 - 5　三种复方中药症候积分两两比较结果

对比组	Z_{ij}	P 值
A 与 B	- 2.973	0.003
A 与 C	- 4.644	< 0.001
B 与 C	- 1.671	0.095

PPT

▶ 第三节　随机区组设计资料的假设检验

随机区组设计（randomized block design）又称配伍组设计，是配对设计的扩展，是将研究对象按某种或某些影响实验结果的主要非处理因素（如病情、体重、窝别等）配成若干个区组（block），每个区组内研究对象的特征相同或相近，再将每个区组中的研究对象随机分配到各个处理组中，接受不同的处理。此种设计使混杂因素在各处理组间均衡，减少其对实验结果的影响，增强了可比性，检验效能较高。

一、随机区组设计方差分析

（一）基本原理

由于随机区组设计是将受试者按处理组和区组两个方向进行分组，并对两个分组变量进行分析，因此又称为两因素方差分析（two - way ANOVA）。随机区组设计方差分析将区组变异从组内变异中分离出来，从而减小误差平方和，提高统计检验效率。因此，随机区组设计的方差分析把总变异和总自由度分解为处理组间、区组间和随机误差三部分，即：

$$SS_{总} = SS_{处理} + SS_{区组} + SS_{误差} \qquad n_{总} = n_{处理} + n_{区组} + n_{误差}$$

具体计算方法及公式如表 8 - 6 所示。

表 8 - 6　随机区组设计方差分析表

变异来源	SS	ν	MS	F
总变异	$\sum\limits_{i=1}^{k} \sum\limits_{j=1}^{b} (x_{ij} - \bar{x})^2$	$n - 1$		
处理组间变异	$\sum\limits_{i=1}^{k} n_i (\bar{x_i} - \bar{x})^2$	$k - 1$	$\dfrac{SS_{处理}}{\nu_{处理}}$	$\dfrac{MS_{处理}}{MS_{误差}}$
区组间变异	$\sum\limits_{j=1}^{b} n_j (\bar{x_j} - \bar{x})^2$	$b - 1$	$\dfrac{SS_{区组}}{\nu_{区组}}$	$\dfrac{MS_{区组}}{MS_{误差}}$
误差	$SS_{总} - SS_{处理} - SS_{区组}$	$(k - 1)(b - 1)$	$\dfrac{SS_{误差}}{\nu_{误差}}$	

注：k 为处理组数，b 为区组数，n 为总例数。

（二）案例分析

【例 8 - 4】某研究者欲研究某中药复方制剂对肿瘤的作用，将 30 只接种肿瘤细胞的小白鼠按照体重配成 10 个区组，然后将每个区组中的 3 只小白鼠随机分配到 3 个处理组：对照组不加任何处理，另外 2 组分别给予 0.5g/kg、1.0g/kg 的中药复方制剂，一段时间后称量瘤重，结果如表 8 - 7 所示，试比较各处理组和各区组瘤重是否有差异？

表 8 – 7　三组小白鼠瘤重（g）

区组	0.5g/kg 制剂	1.0g/kg 制剂	对照组	$\bar{x}_j$
1	3.1	2.1	4.6	3.27
2	2.2	1.3	3.5	2.33
3	2.4	0.5	4.0	2.30
4	1.9	1.7	3.9	2.50
5	2.0	2.8	4.5	3.10
6	3.6	3.1	6.7	4.47
7	2.8	1.6	7.1	3.83
8	1.3	0.6	4.4	2.10
9	2.5	1.0	5.6	3.03
10	1.7	1.9	4.3	2.63
n_i	10	10	10	30 (n)
$\bar{x}_i$	2.35	1.66	4.86	2.96 $(\bar{x})$
s_i	0.69	0.86	1.21	1.67 (s)

本例属于随机区组设计多样本定量资料比较，经正态性检验和方差齐性检验，数据满足正态性和方差齐性，可以采用随机区组设计的双因素方差分析。具体步骤如下。

1. 建立假设，确定检验水准

处理因素：H_0：$\mu_1 = \mu_2 = \mu_3$，即各处理组小白鼠瘤重的总体均数相等

　　　　　　H_1：μ_1、μ_2、μ_3 不等或不全相等

区组因素：H_0：各区组小白鼠瘤重的总体均数相等

　　　　　　H_1：各区组小白鼠瘤重的总体均数不等或不全相等

$\alpha = 0.05$

2. 选择检验方法，计算检验统计量

（1）变异和自由度的分解。处理组数记为 k，区组数记为 b，总例数为 n。

总变异：

$$SS_{总} = \sum_{i=1}^{k} \sum_{j=1}^{b} (x_{ij} - \bar{x})^2 = (3.1 - 2.96)^2 + (2.2 - 2.96)^2 + \cdots + (4.3 - 2.96)^2 = 80.794$$

$$\nu_{总} = n - 1 = 30 - 1 = 29$$

处理组间变异：

$$SS_{处理} = \sum_{i=1}^{k} n_i (\bar{x}_i - \bar{x})^2 = 10 \times (2.35 - 2.96)^2 + 10 \times (1.66 - 2.96)^2 + 10 \times (4.86 - 2.96)^2$$
$$= 56.721$$

$$\nu_{处理} = k - 1 = 3 - 1 = 2$$

区组间变异：

$$SS_{区组} = \sum_{j=1}^{b} n_j (\bar{x}_j - \bar{x})^2 = 3 \times (3.27 - 2.96)^2 + 3 \times (2.33 - 2.96)^2 + \cdots + 3 \times (2.63 - 2.96)^2$$
$$= 15.114$$

$$\nu_{区组} = b - 1 = 10 - 1 = 9$$

误差变异：

$$SS_{误差} = SS_{总} - SS_{处理} - SS_{区组} = 8.959$$

$$\nu_{误差} = (k-1)(b-1) = (3-1)(10-1) = 18$$

（2）计算均方和检验统计量 F 值

$$MS_{处理} = \frac{SS_{处理}}{\nu_{处理}} = \frac{56.721}{2} = 28.360 \qquad MS_{区组} = \frac{SS_{区组}}{\nu_{区组}} = \frac{15.114}{9} = 1.679$$

$$MS_{误差} = \frac{SS_{误差}}{\nu_{误差}} = \frac{8.959}{18} = 0.498$$

$$F_{处理} = \frac{MS_{处理}}{MS_{误差}} = \frac{28.360}{0.498} = 56.978 \qquad F_{区组} = \frac{MS_{区组}}{MS_{误差}} = \frac{1.679}{0.498} = 3.374$$

上述结果可以整理成方差分析表，见表 8-8。

表 8-8　随机区组设计方差分析表

变异来源	SS	ν	MS	F	P
总变异	80.794	29			
处理组间变异	56.721	2	28.360	56.978	<0.001
区组间变异	15.114	9	1.679	3.374	0.013
误差	8.959	18	0.498		

3. 确定 P 值，做出统计推断

处理因素 $F = 56.978$，$P < 0.001$，按 $\alpha = 0.05$ 检验水准，拒绝 H_0，接受 H_1，差异有统计学意义，提示 3 个处理组小白鼠瘤重的总体均数不等或不全相等；区组因素 $F = 3.374$，$P = 0.013$，按 $\alpha = 0.05$ 检验水准，拒绝 H_0，接受 H_1，差异有统计学意义，提示 10 个区组小白鼠瘤重的总体均数不等或不全相等。

（三）多重比较

随机区组设计方差分析的多重比较与单因素方差分析相同，具体可参见第一节中介绍的方法进行均数间的两两比较。

二、Friedman M 检验

随机区组设计数值变量资料，若各实验组资料不满足正态分布，不宜做随机区组设计方差分析，可采用非参数 Friedman M 检验。该检验方法是由 M. Friedman 在符号检验的基础上提出来的，常称为 Friedman 检验或 M 检验，目的是推断各处理组样本所代表的总体分布是否不同。

（一）基本原理

Friedman M 检验的基本原理是：各区组内的观察值按从小到大的顺序进行编秩；如果各处理的效应相同，各区组内秩 1，2，$\cdots$，k 应以相等的概率出现在各处理（列）中，各处理组的秩和应该大致相等，不太可能出现较大差别。如果按上述方法所得各处理样本秩和 R_1，R_2，$\cdots$，R_k 相差很大，超过一定界值，则拒受 H_0，接受 H_1，有理由认为各处理组的总体分布不同。

原假设为 H_0：各组总体分布相同，检验统计量公式为：

$$M = \sum (R_j - \overline{R})^2 \qquad j = 1, 2, \cdots, k \qquad (8-19)$$

式中，$\overline{R} = \sum R_j / k$，$k$ 为处理组数。

1. 查表法　当配伍组数 $b \leqslant 15$，处理组数 $k \leqslant 15$ 时，查配伍秩和检验 M 界值表（附表 11）。若 $M \geqslant M_\alpha$，则 $P \leqslant \alpha$，拒绝 H_0；否则，不拒绝 H_0。

2. χ^2 分布近似法　当处理数 k 或区组数 b 较大超出 M 界值表的范围时，可以采用近似 χ^2 分布法。

$$\chi^2 = \frac{12}{bk(k+1)} \sum R_i^2 - 3b(k+1) \qquad (8-20)$$

各区组中相同的秩次较多时，需进行校正：

$$\chi_c^2 = \frac{\chi^2}{c} \qquad (8-21)$$

式中，$c = 1 - \sum (t_j^3 - t_j)/bk(k^2-1)$，其中，$t_j$ 为第 j 个相同秩次的个数，k 为处理组数，b 为区组数。$c < 1$，故校正的 $\chi_c^2 > \chi^2$，对应的 P 值减小。一般情况下，χ_c^2 的效用不明显；但在相同秩次的个数在各区组中所占比重较大时或所得 P 值在检验水准附近时，χ_c^2 的效用能充分显现。

（二）案例分析

【例 8-5】 研究不同的标本采集方法对血常规的结果影响，8 名年龄 ≥ 18 岁的大学生志愿者，均为女性，排除患有心肺肾等脏器疾病、高血压、糖尿病、血液类疾病的受试者，采用随机区组设计，即每一位受试者为一个区组，接受 4 种不同采血方法，白细胞计数（×10^9/L）结果见表 8-9，问不同采血方法白细胞计数有无差异？

表 8-9 不同采血方法白细胞计数（×10^9/L）

受试者	A 法		B 法		C 法		D 法	
	结果	秩次	结果	秩次	结果	秩次	结果	秩次
1	5.3	4	5.0	3	4.5	2	3.4	1
2	5.5	4	4.9	2	5.0	3	4.8	1
3	5.4	4	4.9	2.5	4.9	2.5	4.5	1
4	5.4	4	4.8	2	4.9	3	4.4	1
5	5.1	3	5.3	4	4.8	2	4.6	1
6	5.1	4	4.8	3	4.6	2	4.3	1
7	5.4	4	4.9	2	5.1	3	4.5	1
8	5.8	4	4.6	1	4.7	2.5	4.7	2.5
合计	—	31	—	19.5	—	20	—	9.5

本例属于随机区组设计多样本定量资料比较，经正态性检验和方差齐性检验，数据不满足正态性，不能进行随机区组设计方差分析，宜采用非参数 Friedman M 检验。具体步骤如下。

1. 建立假设，确定检验水准

H_0：四种采血方法白细胞计数总体分布相同

H_1：四种采血方法白细胞计数总体分布不同或不全相同

$\alpha = 0.05$

2. 计算检验统计量

（1）编秩 将各区组内的观察值按从小到大的顺序进行编秩，若数据相同，取平均秩次。

（2）求秩和 分别计算各处理组的秩和，本例 $R_1 = 31$，$R_2 = 19.5$，$R_3 = 20$，$R_4 = 9.5$。

（3）计算检验统计量 M

$$\bar{R} = \frac{\sum R_i}{k} = \frac{31 + 19.5 + 20 + 9.5}{4} = 20$$

$$M = \sum (R_i - \bar{R})^2 = (31-20)^2 + (19.5-20)^2 + (20-20)^2 + (9.5-20)^2 = 231.5$$

3. 确定 P 值，做出统计推断

本例 $k = 4$，$b = 8$，查 M 界值表（附表 11），$M_{0.05(4,8)} = 105$，$M > M_{0.05(4,8)}$，$P < 0.05$，按 $\alpha = 0.05$ 水

准，拒绝 H_0，接受 H_1，认为四种采血方法白细胞计数差别有统计学意义。

注意：比较多个区组总体分布是否相同时，采用 Friedman 秩和检验，编秩时按每一处理组内数据从小到大顺序进行编秩，分别求各区组的秩和进行检验。

（三）多重比较

随机化区组设计资料，用 Friedman 秩和检验拒绝 H_0 后，同样需要对各处理组间进行多重比较，可采用 q 检验进行。其检验统计量为：

$$q = \frac{|R_i - R_j|}{\sqrt{bMS_{误差}}}, \quad \nu = (k-1)(b-1) \tag{8-22}$$

$$MS_{误差} = \frac{\dfrac{bk(k+1)(2k+1)}{6} - \dfrac{1}{b}\sum R_i^2 - \dfrac{1}{12}\sum (t_j^3 - t_j)}{(b-1)(k-1)} \tag{8-23}$$

式中，R_i 和 R_j 分别为两对比组的秩和，k 为处理数，b 为区组数，t_j 为第 j 个相同秩次的个数。具体可参照本章第六节 SPSS 软件输出结果。

》》 第四节　析因设计资料的方差分析

析因设计（factorial experimental design）是将两个或多个因素的各水平进行排列组合、交叉分组进行实验，又称交叉组设计。该设计通过不同的组合，不仅可以评价各因素的单独效应（simple effect）、主效应（main effect），还可以评价其交互作用（interaction effect）。单独效应是指其他因素水平固定时，同一因素不同水平的效应差；主效应是指某一因素单独效应的平均值；交互作用是指两个或多个受试因素间的效应互不独立，当某一个因素的水平发生变化时，另一个或多个因素不同水平的效应也相应地发生变化。

一、基本原理

在实验研究中，假设有 k 个因素，每个因素有 L_1、$L_2 \cdots L_i$ 个水平，那么共有 $G = L_1 \times L_2 \times \cdots \times L_k$ 个处理组，即处理组是 k 个因素 L_i 个水平的全面交叉组合。若每个因素均有 L 个水平，则称为 L^k 的析因设计。常用的设计模型为 2×2、$2 \times 2 \times 2$ 等（表 8-10，表 8-11），其中 2×2 析因设计是最简单、最常用的一种，该设计表示实验中共有 A、B 两个因素，每个因素各有两个水平。

表 8-10　2×2 析因设计模型

A	B_1	B_2
A_1	A_1B_1	A_1B_2
A_2	A_2B_1	A_2B_2

表 8-11　$2 \times 2 \times 2$ 析因设计模型

A	B_1		B_2	
	C_1	C_2	C_1	C_2
A_1	$A_1B_1C_1$	$A_1B_1C_2$	$A_1B_2C_1$	$A_1B_2C_2$
A_2	$A_2B_1C_1$	$A_2B_1C_2$	$A_2B_2C_1$	$A_2B_2C_2$

以 2×2 析因设计为例，其方差分析可将总的变异分解为处理因素和误差两部分。其中处理因素的变异又包含 A 因素、B 因素的主效应和 A、B 两因素间的交互作用，自由度也作相应分解。计算公式见表 8-12。

$$SS_{总} = SS_{处理} + SS_{误差} = (SS_A + SS_B + SS_{AB}) + SS_{误差} \tag{8-24}$$

$$\nu_{总} = \nu_{处理} + \nu_{误差} = (\nu_A + \nu_B + \nu_{AB}) + \nu_{误差} \tag{8-25}$$

表 8-12　2×2 析因设计方差分析计算表

变异来源	SS	v	MS	F
总变异	$\sum(X-\bar{X})^2$	$N-1$		
处理	$\sum n_i(\bar{X_i}-\bar{X})^2$	$k-1$		
A 因素	$\sum n_A(\bar{X_A}-\bar{X})^2$	$a-1$	SS_A/v_A	$MS_A/MS_{误差}$
B 因素	$\sum n_B(\bar{X_B}-\bar{X})^2$	$b-1$	SS_B/v_B	$MS_B/MS_{误差}$
AB 交互作用	$SS_{处理}-SS_A-SS_B$	$(a-1)(b-1)$	SS_{AB}/v_{AB}	$MS_{AB}/MS_{误差}$
误差	$SS_{总}-SS_{处理}$	$N-k$	$SS_{误差}/v_{误差}$	

二、案例分析

【例 8-6】为研究黄芪注射液的抑癌作用，采用 2×2 析因设计，将 24 只接种肿瘤的小白鼠随机分成 4 组，每组 6 只。黄芪注射液的剂量分为 0.5ml/kg、1.0ml/kg 两个水平，治疗时间分别为 2 周、4 周。治疗结束后，处死小白鼠，取其肿瘤组织称重，结果见表 8-13。试对该资料进行分析？

表 8-13　黄芪注射液抑癌实验四种情况下的瘤重（g）

	0.5ml/kg（a_1）		1.0ml/kg（a_2）		合计
	2 周（b_1）	4 周（b_2）	2 周（b_1）	4 周（b_2）	
	3.6	2.1	3.7	1.2	
	4.5	1.3	5.5	2.7	
	4.2	1.2	4.3	3.0	
	4.4	3.2	4.2	1.4	
	3.7	2.2	4.0	1.2	
	5.7	1.5	3.8	2.1	
n_i	6	6	6	6	$N=24$
$\bar{X_i}$	4.350	1.917	4.250	1.933	$\bar{X}=3.1125$

本例中有剂量 A 与疗程 B 两个因素，且每个因素均有两个水平，共有 a_1b_1、a_1b_2、a_2b_1、a_2b_2 四种处理，测量指标为定量资料，可采用 2×2 析因设计的方差分析，可分析 A、B 因素的主效应及 AB 的交互作用。

1. 建立假设，确定检验水准

因素 A：H_0：不同药物剂量的瘤重总体均数相同

　　　　H_1：不同药物剂量的瘤重总体均数不等

因素 B：H_0：不同治疗时间的瘤重总体均数相等

　　　　H_1：不同治疗时间的瘤重总体均数不等

交互作用 AB：H_0：不同药物剂量对不同疗程的瘤重无影响

　　　　　　　H_1：不同药物剂量对不同疗程的瘤重有影响

$\alpha=0.05$

2. 选择检验方法，计算检验统计量

（1）变异的分解

$$SS_{总} = \sum (X - \overline{X})^2 = (3.6 - 3.1125)^2 + (4.5 - 3.1125)^2 + \cdots (2.1 - 3.1125)^2 = 44.8063$$

$$SS_{处理} = \sum n_i (\overline{X}_i - \overline{X})^2$$

$$= 6(4.350 - 3.1125)^2 + 6(1.917 - 3.1125)^2 + 6(4.250 - 3.1125)^2 + 6(1.933 - 3.1125)^2$$

$$= 33.8745$$

$$\overline{X}_{a_1} = \frac{1}{12}[(3.6 + 4.5 + \cdots 3.7 + 5.7) + (2.1 + 1.3 + \cdots 2.2 + 1.5)] = 3.1333$$

$$\overline{X}_{a_2} = \frac{1}{12}[(3.7 + 5.5 + \cdots 4.0 + 3.8) + (1.2 + 2.7 + \cdots 1.2 + 2.1)] = 3.0917$$

$$\overline{X}_{b_1} = \frac{1}{12}[(3.6 + 4.5 + \cdots 3.7 + 5.7) + (3.7 + 5.5 + \cdots 4.0 + 3.8)] = 4.3000$$

$$\overline{X}_{b_2} = \frac{1}{12}[(2.1 + 1.3 + \cdots 2.2 + 1.5) + (1.2 + 2.7 + \cdots 1.2 + 2.1)] = 1.9250$$

$$SS_A = \sum n_A (\overline{X}_A - \overline{X})^2 = 12(3.1333 - 3.1125)^2 + 12(3.0917 - 3.1125)^2 = 0.0104$$

$$SS_B = \sum n_B (\overline{X}_B - \overline{X})^2 = 12(4.3000 - 3.1125)^2 + 12(1.9250 - 3.1125)^2 = 33.8438$$

$$SS_{AB} = SS_{处理} - SS_A - SS_B = 33.8745 - 0.0104 - 33.8438 = 0.0203$$

$$SS_{误差} = SS_{总} - SS_{处理} = 44.8063 - 33.8745 = 10.9318$$

$$\nu_{总} = 24 - 1 = 23$$

$$\nu_{处理} = 4 - 1 = 3$$

$$\nu_A = 2 - 1 = 1$$

$$\nu_B = 2 - 1 = 1$$

$$\nu_{AB} = 3 - 1 - 1 = 1$$

$$\nu_{误差} = 23 - 3 = 20$$

（2）方差分析表　将上述结果整理成表8-14的方差分析表。

表8-14　2×2析因设计方差分析结果表

变异来源	SS	ν	MS	F	$F_{0.05(\nu1, \nu2)}$	P
总变异	44.8063	23				
处理	33.8745	3				
剂量（A）	0.0104	1	0.0104	0.019	4.35	>0.05
疗程（B）	33.8438	1	33.8438	61.917	4.35	<0.05
A×B	0.0203	1	0.0203	0.037	4.35	>0.05
误差	10.9318	20	0.5466			

3. 确定 P 值，做出统计推断

查 F 界值表（附表5），$F_{0.05(1,20)} = 4.35$。首先看剂量和疗程是否存在交互作用，A×B 的 $F = 0.037 < 4.35$，$P > 0.05$，按 $\alpha = 0.05$ 检验水准，不拒绝 H_0，尚不能认为剂量和疗程存在交互作用。然后看 A、B 因素的主效应。剂量 $F = 0.019 < 4.35$，$P > 0.05$，按 $\alpha = 0.05$ 检验水准，不拒绝 H_0，差异无统计学意义，尚不能认为不同剂量的黄芪注射液的瘤重总体均数不等；疗程 $F = 61.917 > 4.35$，$P < 0.05$，按 $\alpha = 0.05$ 检验水准，拒绝 H_0，接受 H_1，差异有统计学意义，认为不同治疗时间的瘤重总体均数不等。

PPT

⨠ 第五节　重复测量资料的方差分析

在中医药学研究中，有时需要对测量指标进行动态观察，以分析某观测指标在不同时间点上的变化特点，此时可采用重复测量设计。重复测量（repeated measurement）是指对同一受试对象的同一观测指标在不同时间点上进行多次测量，所得的数据称为重复测量资料。该设计可减少研究中由个体差异带来的误差，而且由于对相同个体进行重复测量，在一定程度上降低了研究成本。

重复测量设计与随机区组设计要进行区别：①重复测量设计中同一受试对象不同时间点的数据属于非独立数据，即具有相关性，而随机区组设计数据没有这一特点；②重复测量资料中的处理因素在受试对象（可看成区组）间为随机分配，但受试对象内的各时间点是固定的，不能随机分配。随机区组设计资料中每个区组内的受试对象批次是独立的，处理只在区组内随机分配，且同一区组内的受试对象接受的处理各不相同。

一、基本原理

两因素重复测量设计方差分析，需要考虑处理因素和时间因素两个因素，其总变异被分解为两部分，一部分为受试对象间的变异，另一部分是受试对象内的变异。受试对象间的变异又可分解为处理因素和个体间误差两部分。而受试对象内的变异则可分为时间因素、处理和时间的交互作用以及个体内误差三部分，其中个体内误差与重复因素有关。自由度也做相应分解，见表 8 – 15。

$$SS_{总} = SS_{受试对象间} + SS_{受试对象内} \tag{8-26}$$

$$SS_{受试对象间} = SS_{处理} + SS_{个体间误差} \tag{8-27}$$

$$SS_{受试对象内} = SS_{时间} + SS_{处理×时间} + SS_{个体内误差} \tag{8-28}$$

即：$$SS_{总} = SS_{处理} + SS_{个体间误差} + SS_{时间} + SS_{处理×时间} + SS_{个体内误差} \tag{8-29}$$

$$\nu_{总} = \nu_{处理} + \nu_{个体间误差} + \nu_{时间} + \nu_{处理×时间} + \nu_{个体内误差} \tag{8-30}$$

表 8 –15　重复测量设计方差分析计算表

变异来源	SS	ν	MS	F
总变异	$\sum X^2 - C$	$N-1$		
受试对象间	$\frac{1}{p}\sum_{i=1}^{g}\sum_{k=1}^{n}\left(\sum_{j=1}^{p}X_{ijk}\right)^2 - C$	$gn-1$		
处理	$\frac{1}{pn}\sum_{i=1}^{g}\left(\sum_{j=1}^{p}\sum_{k=1}^{n}X_{ijk}\right)^2 - C$	$g-1$	$\dfrac{SS_{处理}}{\nu_{处理}}$	$\dfrac{MS_{处理}}{MS_{个体间误差}}$
个体间误差	$SS_{受试对象间} - SS_{处理}$	$\nu_{受试对象间} - \nu_{处理}$	$\dfrac{SS_{个体间误差}}{\nu_{个体间误差}}$	
受试对象内	$SS_{总} - SS_{受试对象间}$	$\nu_{总} - \nu_{受试对象间}$		
时间	$\frac{1}{gn}\sum_{j=1}^{p}\left(\sum_{i=1}^{g}\sum_{k=1}^{n}X_{ijk}\right)^2 - C$	$\nu_{总} - \nu_{受试对象间}$	$\dfrac{SS_{时间}}{\nu_{时间}}$	$\dfrac{MS_{时间}}{MS_{个体内误差}}$
时间×处理	$\frac{1}{n}\sum_{i=1}^{g}\sum_{j=1}^{p}\left(\sum_{k=1}^{n}X_{ijk}\right)^2 - C - SS_{处理} - SS_{时间}$	$gp-1-\nu_{处理}-\nu_{时间}$	$\dfrac{SS_{时间×处理}}{\nu_{时间×处理}}$	$\dfrac{MS_{时间×处理}}{MS_{个体内误差}}$
个体内误差	$SS_{受试对象内} - SS_{时间×处理} - SS_{时间}$	$\nu_{受试对象内} - \nu_{时间} - \nu_{时间×处理}$	$\dfrac{SS_{个体内误差}}{\nu_{个体内误差}}$	

$C = \left(\sum X\right)^2 / N$，$N$ 为总样本量，k 为受试对象数，p 为测量时间点数，g 为处理组数，n 为每组对象数。

重复测量资料的方差分析需要满足：①正态性，即处理因素各水平的样本服从正态分布；②方差齐，即各处理水平的总体方差相等；③球对称性，指各时间点组成的协方差阵具有球形性特征，即所有两两时间点间差值对应的方差相等。可借助 SPSS 软件，采用 Mauchly 检验来判断，当 $P > \alpha$ 时，说明满足球对称性；若不满足球对称性，可采用校正系数进行校正。

二、案例分析

【例 8 - 7】为研究中成药复方减压丸治疗原发性高血压的效果，将 12 名原发性高血压患者随机分为 2 组，试验组服用复方减压丸，对照组服用西药氨氯地平片。在治疗前、治疗 2 个月、治疗 4 个月时分别测量患者的收缩压（mmHg），结果见表 8 - 16，试分析两种药物治疗原发性高血压的效果有无差别。

表 8 - 16　两种药物治疗原发性高血压不同时间点的收缩压值（mmHg）

组别（i）	患者（k）	时间（j）			X_{ik}
		治疗前	治疗 2 个月	治疗 4 个月	
试验组（$i = 1$）	1	143.7	133.7	129.6	407.0
	2	146.5	136.5	131.5	414.5
	3	149.0	131.1	131.4	411.5
	4	149.5	137.5	131.5	418.5
	5	146.7	136.4	134.2	417.3
	6	149.7	138.2	135.2	423.1
	X_{1j}	885.1	813.4	793.4	2491.9
对照组（$i = 2$）	1	144.5	136.5	116.8	397.8
	2	145.9	131.1	121.6	398.6
	3	149.6	129.5	119.5	398.6
	4	148.2	136.8	116.4	401.4
	5	147.7	129.6	119.5	396.8
	6	148.6	131.5	125.5	405.6
	X_{2j}	884.5	795.0	719.3	2398.8
	X_j	1769.6	1608.4	1512.7	4890.7

本设计采用了完全随机化分组，然后又重复测量了 3 个时间点的收缩压，且测量指标为定量资料，可考虑采用重复测量资料的方差分析。不仅比较收缩压在不同组、不同时间点的差异，还需分析是否存在处理因素和时间因素的交互作用。

1. 建立假设，确定检验水准

处理因素：H_0：两组患者收缩压总体均数相等

　　　　　　H_1：两组患者收缩压总体均数不等

时间因素：H_0：各时间点患者收缩压总体均数相等

　　　　　　H_1：各时间点患者收缩压总体均数不等或不全相等

交互作用：H_0：处理因素和时间因素无交互作用

　　　　　　H_1：处理因素和时间因素有交互作用

$\alpha = 0.05$

2. 选择检验方法，计算检验统计量

（1）变异的分解

$C = \left(\sum X \right)^2 / N = (143.7 + 146.5 \cdots + 119.5 + 125.5)^2 / 36 = (4890.7)^2 / 36 = 664415.18$

$$SS_{总} = \sum X^2 - C = (143.7^2 + 146.5^2 \cdots + 119.5^2 + 125.5^2) - 664415.18 = 3508.47$$

$$SS_{受试对象间} = \frac{1}{p} \sum_{i=1}^{g} \sum_{k=1}^{n} \left(\sum_{j=1}^{p} X_{ijk} \right)^2 - C$$

$$= \frac{1}{3}(407.0^2 + 414.5^2 \cdots + 396.8^2 + 405.6^2) - 664415.18 = 311.143$$

$$SS_{处理} = \frac{1}{pn} \sum_{i=1}^{g} \left(\sum_{j=1}^{p} \sum_{k=1}^{n} X_{ijk} \right)^2 - C = \frac{1}{3 \times 6}(2491.9^2 + 2398.8^2) - 664415.18 = 240.767$$

$$SS_{个体间误差} = SS_{受试对象间} - SS_{处理} = 311.143 - 240.767 = 70.376$$

$$SS_{受试对象内} = SS_{总} - SS_{受试对象间} = 3508.47 - 311.143 = 3197.327$$

$$SS_{时间} = \frac{1}{gn} \sum_{j=1}^{p} \left(\sum_{i=1}^{g} \sum_{k=1}^{n} X_{ijk} \right)^2 - C$$

$$= \frac{1}{2 \times 6}(1769.6^2 + 1608.4^2 + 1512.7^2) - 664415.182809.487$$

$$SS_{处理 \times 时间} = \frac{1}{n} \sum_{i=1}^{g} \sum_{j=1}^{p} \left(\sum_{k=1}^{n} X_{ijk} \right)^2 - C - SS_{处理} - SS_{时间}$$

$$= \frac{1}{6}(885.1^2 + 813.4^2 + \cdots 719.3^2) - 664415 - 240.767 - 2809.487 = 245.044$$

$$SS_{个体内误差} = SS_{受试对象内} - SS_{时间 \times 处理} - SS_{时间} = 3197.327 - 245.044 - 2809.487 = 142.796$$

$$\nu_{总} = N - 1 = 36 - 1 = 35$$

$$\nu_{受试对象间} = gn - 1 = 2 \times 6 - 1 = 11$$

$$\nu_{处理} = g - 1 = 2 - 1 = 1$$

$$\nu_{个体间误差} = \nu_{受试对象间} - \nu_{处理} = 11 - 1 = 10$$

$$\nu_{受试对象内} = \nu_{总} - \nu_{受试对象间} = 35 - 11 = 24$$

$$\nu_{时间} = p - 1 = 3 - 1 = 2$$

$$\nu_{处理 \times 时间} = gp - 1 - \nu_{处理} - \nu_{时间} = 2 \times 3 - 1 - 1 - 2 = 2$$

$$\nu_{个体内误差} = \nu_{受试对象内} - \nu_{时间} - \nu_{处理 \times 时间} = 24 - 2 - 2 = 20$$

（2）方差分析表　将上述结果整理成表 8-17 的方差分析表

表 8-17　重复测量方差分析结果表

变异来源	SS	ν	MS	F	$F_{0.05(\nu1, \nu2)}$	P
总变异	3508.47	35				
处理	240.767	1	240.767	34.211	4.96	<0.05
个体间误差	70.376	10	7.038			
时间	2809.487	2	1404.744	196.749	3.49	<0.05
处理×时间	245.044	2	122.522	17.160	3.49	<0.05
个体内误差	142.796	20	7.1398			

3. 确定 P 值，做出统计推断

查 F 界值表（附表 5），$F_{0.05(1,10)} = 4.96$，$F_{0.05(2,20)} = 3.49$。处理因素的 $F = 34.211 > 4.96$，$P < 0.05$，按 $\alpha = 0.05$ 检验水准，拒绝 H_0，接受 H_1，差异有统计学意义，认为两种药物治疗原发性高血压的收缩压总体均数不同。时间因素 $F = 196.749 > 3.49$，$P < 0.05$，按 $\alpha = 0.05$ 检验水准，拒绝 H_0，接受 H_1，差异有统计学意义，认为不同时间点患者收缩压总体均数不等或不全相等。处理因素和时间因素交互作用的 $F = 17.160 > 3.49$，$P < 0.05$，按 $\alpha = 0.05$ 检验水准，拒绝 H_0，接受 H_1，差异有统计学意义，认为处理因素和时间因素间存在有交互作用。

PPT

◈ 第六节 SPSS 软件实现方法

一、完全随机设计方差分析 _{微课1}

	🖉 Hb	💄 组别
1	94	1
2	112	1
3	109	1
⋮	⋮	⋮
22	113	3
23	98	3
24	122	3

图 8 – 1 E0801 数据集

以例 8 – 1 为例介绍全随机设计方差分析及其多重比较的 SPSS 软件实现方法。

1. 建立数据文件 如图 8 – 1 录入数据，以"Hb""组别（1 = 中药 A，2 = 中药 B，3 = 中药 C）"为变量名，建立数据集 E0801. sav。

2. 分析步骤

（1）正态性检验和方差齐性检验 Analyze→Descriptive Statistics→Explore→在 Explore 窗口中，将变量"Hb"→DependentList 框，"组别"→Factor list 框，→ Plots→Normality plots with tests→Spread vs Level with Levene Test→Untransformed→ Continue→OK。

（2）单因素方差分析及多重比较 Analyze→Compare Means→One – Way ANO-VA，弹出 One – Way ANOVA 对话框，将变量"Hb"→Dependent List 框，"组别"→Factor 框，→Post Hoc，选中 LSD、S – N – K，→Continue→OK。

3. 主要结果

（1）正态性检验和方差齐性检验 正态性检验：中药 A：$W = 0.949$，$P = 0.702$；中药 B：$W = 0.918$，$P = 0.414$；中药 C：$W = 0.974$，$P = 0.925$，可以认为三组数据均服从正态分布。方差齐性检验：$F = 1.659$，$P = 0.214$，可以认为三组数据满足方差齐性。

（2）单因素方差分析 见图 8 – 2。$F = 5.372$，$P = 0.013 < 0.05$，提示 3 组大鼠血红蛋白总体均数差异有统计学意义。

ANOVA

Hb

	Sum of Squares	df	Mean Square	F	Sig.
Between Groups	2014.083	2	1007.042	5.372	.013
Within Groups	3936.875	21	187.470		
Total	5950.958	23			

图 8 – 2 单因素方差分析结果

（3）多重比较 图 8 – 3 显示 LSD – t 检验结果，中药 A 和中药 C 比较，$P > 0.05$，提示差异无统计学意义，中药 A 和中药 B、中药 B 和中药 C 比较，均有统计学意义。图 8 – 4 显示 SNK – q 检验结果，位于同一子集中的两组总体均数差异无统计学意义，位于不同子集中的各组均差异有意义。显示结果同 LSD – t 检验。

Multiple Comparisons

Dependent Variable: Hb

	(I) 组别	(J) 组别	Mean Difference (I-J)	Std. Error	Sig.	95% Confidence Interval	
						Lower Bound	Upper Bound
LSD	中药A	中药B	16.000*	6.846	.029	1.76	30.24
		中药C	-5.625	6.846	.421	-19.86	8.61
	中药B	中药A	-16.000*	6.846	.029	-30.24	-1.76
		中药C	-21.625*	6.846	.005	-35.86	-7.39
	中药C	中药A	5.625	6.846	.421	-8.61	19.86
		中药B	21.625*	6.846	.005	7.39	35.86

*. The mean difference is significant at the 0.05 level.

图 8 – 3 多重比较 LSD – t 检验结果

Hb

	组别	N	Subset for alpha = 0.05	
			1	2
Student-Newman-Keuls[a]	中药B	8	92.75	
	中药A	8		108.75
	中药C	8		114.38
	Sig.		1.000	.421

Means for groups in homogeneous subsets are displayed.

a. Uses Harmonic Mean Sample Size = 8.000.

图 8 – 4　多重比较 SNK – q 检验结果

二、Kruskal – Wallis H 检验

以例 8 – 2 为例介绍多个样本定量资料 Kruskal – Wallis H 检验及其多重比较的 SPSS 软件实现方法。

1. 建立数据文件　如图 8 – 5 录入数据，以"积分""组别（1 = 中药 A，2 = 中药 B，3 = 中药 C）"为变量名，建立数据集 E0802. sav。

2. 分析步骤

（1）正态性检验和方差齐性检验　Analyze→Descriptive Statistics→Explore →在 Explore 窗口中，将变量"积分"→DependentList 框，"组别"→Factor list 框，→Plots→Normality plots with tests→Spread vs Level with Levene Test→Untransformed→Continue→OK。

	症候积分	组别
1	68	1
2	71	1
3	70	1
⋮	⋮	⋮
28	89	3
29	91	3
30	88	3

图 8 – 5　E0802 数据集

（2）多个独立样本 Kruskal – Wallis H 检验　Analyze→ Nonparametric tests → Legacy dialogs→K Independent Samples→将"积分"移入"Test Variable list"框→"组别"移入"Grouping Variable"框→"Minimum"→"1"→"Maximum"→"3"→Continue→"Test type"→Kruskal – Wallis H→OK。

（3）多重比较　Analyze→ Nonparametric tests → Independent Samples→弹出 Nonparametric Tests：Two or More Independent Samples 对话框，点击"Fields"，将"积分"移入"Test Fields"框→"组别"移入"Groups"框→Run。

3. 主要结果

（1）正态性检验和方差齐性检验　正态性检验：复方中药 A：$W = 0.874$，$P = 0.112$；复方中药 B：$W = 0.935$，$P = 0.503$；复方中药 C：$W = 0.888$，$P = 0.160$，可以认为三组数据均服从正态分布。方差齐性检验：$F = 7.731$，$P = 0.002$，$P < 0.10$，方差不齐。故采用 Kruskal – Wallis 检验。

（2）Kruskal – Wallis H 检验　如图 8 – 6 所示，三组平均秩次分别为 5.55、17.20 和 23.75，$H_c = 22.132$，$P < 0.001$，可以认为三组症候积分差别有统计学意义。

Ranks

	组别	N	Mean Rank
积分	中药A	10	5.55
	中药B	10	17.20
	中药C	10	23.75
	Total	30	

Test Statistics[a,b]

	积分
Chi-Square	22.132
df	2
Asymp. Sig.	.000

a. Kruskal Wallis Test

b. Grouping Variable: 组别

图 8 – 6　Kruskal – Wallis H 检验结果

（3）多重比较 图 8 - 7 显示多重比较结果，中药 A 与中药 B、中药 C 间差异均有统计学意义，而中药 B 和中药 C 间差异无统计学意义。

Pairwise Comparisons of 组别

Sample 1-Sample 2	Test Statistic	Std. Error	Std. Test Statistic	Sig.	Adj. Sig.[a]
中药A-中药B	-11.650	3.919	-2.973	.003	.009
中药A-中药C	-18.200	3.919	-4.644	.000	.000
中药B-中药C	-6.550	3.919	-1.671	.095	.284

Each row tests the null hypothesis that the Sample 1 and Sample 2 distributions are the same.
Asymptotic significances (2-sided tests) are displayed. The significance level is .05.

a. Significance values have been adjusted by the Bonferroni correction for multiple tests.

图 8 - 7 Kruskal – Wallis H 检验多重比较结果

三、随机区组设计方差分析 微课2

以例 8 - 4 为例介绍随机区组设计方差分析及其多重比较的 SPSS 软件实现方法。

1. 建立数据文件 如图 8 - 8 录入数据，以"瘤重""处理（1 = 0.5g/kg 制剂，2 = 1.0g/kg 制剂，3 = 对照组）""区组"为变量名，建立数据集 E0803. sav。

2. 分析步骤

（1）正态性检验和方差齐性检验 操作步骤同例 8 - 1。

图 8 - 8 E0803 数据集

（2）随机区组设计方差分析与多重比较 Analyze→General Linear Model→Univariate→在 Univariate 窗口中，"瘤重"→Dependent 框中，"处理""区组"→Fixed Factor（s）框，单击 Model，在 Model 窗口中选中 Custom，将"处理组""区组"→右 Model 框，→Continue→Post Hoc，将 Factor（s）框内的"处理"→Post Hoc Test for 框，→选中 Dunnett 法，在 Control Category 框下选中 Last，→Continue→OK。

3. 主要结果

（1）正态性检验和方差齐性检验 正态性检验，三个处理组 P 值分别为 0.992、0.782、0.080；方差齐性检验，$F = 1.759$，$P = 0.191 > 0.05$。资料满足正态性和方差齐。

（2）随机区组设计方差分析 如图 8 - 9 所示，处理因素 $F = 56.978$，$P < 0.001$，提示 3 个处理组小鼠瘤重的总体均数不等或不全相等；区组因素 $F = 3.374$，$P = 0.013$，提示区组因素对小鼠瘤重有影响。

Tests of Between-Subjects Effects

Dependent Variable: 瘤重

Source	Type III Sum of Squares	df	Mean Square	F	Sig.
Corrected Model	71.834[a]	11	6.530	13.120	.000
Intercept	262.256	1	262.256	526.893	.000
处理	56.721	2	28.360	56.978	.000
区组	15.114	9	1.679	3.374	.013
Error	8.959	18	.498		
Total	343.050	30			
Corrected Total	80.794	29			

a. R Squared = .889 (Adjusted R Squared = .821)

图 8 - 9 随机区组设计方差分析结果

（3）多重比较　图 8-10 显示 Dunnett-t 多重比较结果，0.5g/kg 制剂、1.0g/kg 制剂分别与对照组比较，均有 $P<0.001$，提示 0.5g/kg 制剂、1.0g/kg 制剂与对照组小鼠瘤重的总体均数差异均有统计学意义。

Multiple Comparisons

Dependent Variable: 瘤重
Dunnett t (2-sided)[a]

(I) 处理	(J) 处理	Mean Difference (I-J)	Std. Error	Sig.	95% Confidence Interval Lower Bound	Upper Bound
0.5g/kg制剂	对照组	-2.5100*	.31551	.000	-3.2668	-1.7532
1.0g/kg制剂	对照组	-3.2000*	.31551	.000	-3.9568	-2.4432

Based on observed means.
The error term is Mean Square(Error) = .498.

*. The mean difference is significant at the .05 level.

a. Dunnett t-tests treat one group as a control, and compare all other groups against it.

图 8-10　多重比较 Dunnett-t 检验结果

四、Friedman M 检验

以例 8-5 为例介绍随机区组设计非参数 Friedman M 检验及其多重比较的 SPSS 软件实现方法。

1. 建立数据文件　如图 8-11 录入数据，以"受试者""方法 A""方法 B""方法 C"和"方法 D"为变量名，建立数据集 E0804. sav。

2. 分析步骤

（1）正态性检验和方差齐性检验　操作步骤同例 8-1。

（2）Friedman M 检验　Analyze→Nonparametric tests→Legacy dialogs →K Related Samples→将"方法 A""方法 B""方法 C"和"方法 D"移入 Test Variable list →Test type →Friedman →OK。

	受试者	方法A	方法B	方法C	方法D
1	1	5.3	5.0	4.5	3.4
2	2	5.5	4.9	5.0	4.8
3	3	5.4	4.9	4.9	4.5
4	4	5.4	4.8	4.9	4.4
5	5	5.1	5.3	4.8	4.6
6	6	5.1	4.8	4.6	4.3
7	7	5.4	4.9	5.1	4.5
8	8	5.8	4.6	4.7	4.7

图 8-11　E0804 数据集

（3）多重比较　Analyze→ Nonparametric tests → Related Samples→弹出 Nonparametric Tests：Two or More Independent Samples 对话框，点击"Fields"，将"方法 A""方法 B""方法 C""方法 D"移入"Test Fields"框→Run。

3. 主要结果

（1）正态性检验和方差齐性检验　经正态性检验，方法 D 有 $P=0.014$，不满足正态分布。

（2）Friedman M 检验　如图 8-12 所示，处理因素 $F=56.978$，$P<0.001$，提示 3 个处理组小鼠瘤重的总体均数不等或不全相等；区组因素 $F=3.374$，$P=0.013$，提示区组因素对小鼠瘤重有影响。

Ranks

	Mean Rank
方法A	3.88
方法B	2.44
方法C	2.50
方法D	1.19

Test Statistics[a]

N	8
Chi-Square	17.808
df	3
Asymp. Sig.	.000

a. Friedman Test

图 8-12　Friedman M 检验结果

（3）多重比较　图 8 - 13 显示多重比较结果，方法 A 与方法 D 间差异有统计学意义，其余各方法间比较 $P > 0.05$，差异无统计学意义。

Pairwise Comparisons

Sample 1-Sample 2	Test Statistic	Std. Error	Std. Test Statistic	Sig.	Adj. Sig.[a]
方法D-方法B	1.250	.645	1.936	.053	.317
方法D-方法C	1.313	.645	2.033	.042	.252
方法D-方法A	2.688	.645	4.163	.000	.000
方法B-方法C	-.062	.645	-.097	.923	1.000
方法B-方法A	1.438	.645	2.227	.026	.156
方法C-方法A	1.375	.645	2.130	.033	.199

Each row tests the null hypothesis that the Sample 1 and Sample 2 distributions are the same.
Asymptotic significances (2-sided tests) are displayed. The significance level is .05.

a. Significance values have been adjusted by the Bonferroni correction for multiple tests.

图 8 - 13　Friedman M 检验多重比较结果

五、析因设计方差分析 ⓔ 微课3

以例 8 - 6 为例介绍析因设计方差分析的 SPSS 软件实现方法。

1. 建立数据文件　定义变量：以"瘤重""剂量（1 = 0.5ml/kg、2 = 1.0ml/kg）""疗程（1 = 2 周、2 = 4 周）"为变量录入数据，建立数据集 E0805. sav（图 8 - 14）。

2. 分析步骤　Analyze →General Linear Model →Univariate，将"瘤重"选入 Dependent Variable 框内，将"剂量""疗程"选入 Fixed Factor 框内。点击 Options 按钮，将"剂量""疗程""剂量 * 疗程"选入右边 Display Means for 框内，勾选 descriptive statistics，点击 Continue，点击 OK。

	瘤重	剂量	疗程
1	3.6	1	1
2	4.5	1	1
3	4.2	1	1
⋮	⋮	⋮	⋮
22	1.4	2	2
23	1.2	2	2
24	2.1	2	2

图 8 - 14　E0805 数据集

3. 主要结果　剂量与疗程交互作用的 $F = 0.037$，$P = 0.849$，按 $\alpha = 0.05$ 检验水准，尚不能认为剂量和疗程存在交互作用。剂量 $F = 0.019$，$P = 0.892$，按 $\alpha = 0.05$ 检验水准，尚不能认为不同剂量的黄芪注射液的瘤重总体均数不等。疗程 $F = 61.919$，$P < 0.001$，按 $\alpha = 0.05$ 检验水准，差异有统计学意义，认为不同治疗时间的瘤重总体均数不等（图 8 - 15）。

Tests of Between-Subjects Effects

Dependent Variable: 瘤重

Source	Type III Sum of Squares	df	Mean Square	F	Sig.
Corrected Model	33.875[a]	3	11.292	20.658	.000
Intercept	232.504	1	232.504	425.377	.000
剂量	.010	1	.010	.019	.892
疗程	33.844	1	33.844	61.919	.000
剂量 * 疗程	.020	1	.020	.037	.849
Error	10.932	20	.547		
Total	277.310	24			
Corrected Total	44.806	23			

a. R Squared = .756 (Adjusted R Squared = .719)

图 8 - 15　2 × 2 析因设计资料方差分析的结果

六、重复测量资料的方差分析 📱 微课4

以例 8 - 7 为例介绍重复测量资料的方差分析的 SPSS 软件实现方法。

1. 建立数据文件 定义变量：以"治疗前""治疗 2 月""治疗 4 月""组别（1 = 试验组，2 = 对照组）"为变量录入数据，建立数据文件 E0806. sav（图 8 - 16）。

	治疗前	治疗2月	治疗4月	组别
1	143.7	133.7	129.6	1
2	146.5	136.5	131.5	1
3	149.0	131.1	131.4	1
⋮	⋮	⋮	⋮	⋮
10	148.2	136.8	116.4	2
11	147.7	129.6	119.5	2
12	148.6	131.5	125.5	2

图 8 - 16 E0806 数据集

2. 分析步骤

（1）Analyze →General Linear Model → Repeated Measures。

（2）在 Number of Levels 框中输入"3（重复测量的次数）"，点击 Add，点击 Define，将"治疗前""治疗 2 月""治疗 4 月"选入 Within – subjects Variables 框内，将"组别"选入 Between – subjects Factor 框内。

（3）点击 Model 按钮，在弹出的对话框中单击 Custom，将 Factor1 选入右框 Within – subjects Model 中，将"组别"选入 Between – subjects Factor 框内，点击 Continue，点击 OK。

3. 主要结果

（1）Mauchly 检验 结果见图 8 - 17，$P = 0.266 > 0.05$，该资料满足球对称性。

Mauchly's Test of Sphericity^a

Measure: MEASURE_1

Within Subjects Effect	Mauchly's W	Approx. Chi-Square	df	Sig.	Greenhouse-Geisser	Huynh-Feldt	Lower-bound
					Epsilon^b		
TIME	.745	2.647	2	.266	.797	1.000	.500

Tests the null hypothesis that the error covariance matrix of the orthonormalized transformed dependent variables is proportional to an identity matrix.

a. Design: Intercept + 组别
   Within Subjects Design: TIME

b. May be used to adjust the degrees of freedom for the averaged tests of significance. Corrected tests are displayed in the Tests of Within-Subjects Effects table.

图 8 - 17 Mauchly 球性检验

（2）方差分析结果 时间因素 $F = 196.749$，$P < 0.001$，各时间点患者收缩压不等或不全相等。时间与处理因素交互作用 $F = 17.160$，$P < 0.001$，处理因素和时间因素存在交互作用（图 8 - 18）。处理因素 $F = 34.211$，$P < 0.001$，可认为不同药物治疗效果不同（图 8 - 19）。

Tests of Within-Subjects Effects

Measure: MEASURE_1

Source		Type III Sum of Squares	df	Mean Square	F	Sig.
TIME	Sphericity Assumed	2809.487	2	1404.744	196.749	.000
	Greenhouse-Geisser	2809.487	1.594	1762.731	196.749	.000
	Huynh-Feldt	2809.487	2.000	1404.744	196.749	.000
	Lower-bound	2809.487	1.000	2809.487	196.749	.000
TIME * 组别	Sphericity Assumed	245.044	2	122.522	17.160	.000
	Greenhouse-Geisser	245.044	1.594	153.746	17.160	.000
	Huynh-Feldt	245.044	2.000	122.522	17.160	.000
	Lower-bound	245.044	1.000	245.044	17.160	.002
Error(TIME)	Sphericity Assumed	142.796	20	7.140		
	Greenhouse-Geisser	142.796	15.938	8.959		
	Huynh-Feldt	142.796	20.000	7.140		
	Lower-bound	142.796	10.000	14.280		

图 8 - 18 受试对象内方差分析的结果

Tests of Between-Subjects Effects

Measure: MEASURE_1
Transformed Variable: Average

Source	Type III Sum of Squares	df	Mean Square	F	Sig.
Intercept	664415.180	1	664415.180	94409.192	.000
组别	240.767	1	240.767	34.211	.000
Error	70.376	10	7.038		

图 8-19 受试对象间方差分析的结果

答案解析

目标检测

一、最佳选择题

1. 完全随机设计方差分析的 H_0 检验假设是（　　）

 A. 各处理组样本均数相等
 B. 各处理组总体均数相等
 C. 各处理组样本均数不相等
 D. 各处理组总体均数不相等
 E. 以上均错误

2. 随机区组资料方差分析的变异分解为（　　）

 A. $SS_{总} = SS_{组间} + SS_{组内}$
 B. $MS_{总} = MS_{组间} + MS_{组内}$
 C. $SS_{总} = SS_{处理} + SS_{配伍} + SS_{误差}$
 D. $MS_{总} = MS_{处理} + MS_{配伍} + MS_{误差}$
 E. $SS_{总} = SS_A + SS_B + SS_{A \times B} + SS_{误差}$

3. 方差分析的条件是（　　）

 A. 各样本是相互独立的随机样本
 B. 各样本来自正态分布总体
 C. 各总体方差相等
 D. 以上都是
 E. 以上都不是

4. 完全随机设计方差分析中，组间均方是（　　）

 A. 表示全部观测值的变异大小
 B. 仅表示随机误差大小
 C. 仅表示处理因素作用的大小
 D. 表示处理因素和随机误差作用的大小
 E. 以上都不是

5. 2×2 析因设计的变异分解为（　　）

 A. $SS_{总} = SS_{组间} + SS_{组内}$
 B. $MS_{总} = MS_{组间} + MS_{组内}$
 C. $SS_{总} = SS_{处理} + SS_{配伍} + SS_{误差}$
 D. $MS_{总} = MS_{处理} + MS_{配伍} + MS_{误差}$
 E. $SS_{总} = SS_A + SS_B + SS_{A \times B} + SS_{误差}$

6. 正交设计 $L_{18}(3)^7$ 表示实验安排（　　）

 A. 实验次数 18 次，实验因素最多可安排 3 个
 B. 实验次数 18 次，实验因素水平为 3 水平
 C. 实验次数 18 次，实验因素水平为 7 水平
 D. 实验次数 7 次，实验因素水平为 3 水平

E. 实验次数 7 次，实验因素水平为 18 水平

7. 重复测量资料单变量方差分析的条件为（　　）

    A. 正态性　　　　　　　　B. 独立性　　　　　　　　C. 方差齐

    D. 球对称性条件　　　　　E. 以上都是

8. 2×2 交叉设计资料方差分析中，处理因素的自由度为（　　）

    A. 1　　　　　　　　　　　B. 2　　　　　　　　　　　C. 4

    D. 3　　　　　　　　　　　E. 5

9. 多样本均数比较经方差分析后，$P < 0.05$，为进一步弄清四个均数彼此之间是否相等，可以采用（　　）

    A. 卡方检验　　　　　　　B. t 检验　　　　　　　　C. SNK 检验

    D. 秩和检验　　　　　　　E. z 检验

10. 2×2 析因设计的方差分析中，交互作用的自由度为（　　）

    A. 1　　　　　　　　　　　B. 2　　　　　　　　　　　C. 4

    D. 3　　　　　　　　　　　E. 5

二、简答题

1. 简述方差分析的基本思想。

2. 简述方差分析的条件。

3. 简述随机区组设计的主要设计要点及其变异度分解方法。

4. 简述重复测量数据方差分析的应用条件。

（王瑾瑾）

书网融合……

微课1　　　　　　微课2　　　　　　微课3　　　　　　微课4　　　　　　题库

第九章　分类变量资料的假设检验

PPT

学习目标

知识目标

1. 掌握　χ^2 检验的基本思想、应用条件；两个及多个独立样本率比较、两个相关样本率比较的 χ^2 检验统计分析的基本思路。

2. 掌握　两个或多个独立样本有序分类变量资料比较的统计分析基本思路。

3. 熟悉　多个样本率多重比较的方法。

4. 了解　Fisher 确切概率检验。

能力目标　通过本章的学习，能够熟练应用 SPSS 统计软件对两个或多个样本定性资料、进行正确分析，培养在实际工作中正确应用统计学方法解决问题的能力。

分类变量资料是将观察单位按照某种属性或类别进行分组，然后清点各组的观测单位数所得到的资料，又称定性资料，包括无序的分类变量资料（又称计数资料）和有序的分类变量资料（又称等级资料）。无序分类变量资料组间比较常用的方法有 χ^2 检验、Fisher 确切概率检验，有序分类变量资料组间比较常用的方法有 Wilcoxon 秩和检验（或 Mann – Whitney U 检验）和 Kruskal – Wallis H 检验等。

第一节　χ^2 检验概述

χ^2 检验（chi – square test）是由英国的统计学家 Karl Pearson 提出来的，又称 Pearson χ^2 检验，是一种用途广泛的假设检验方法。χ^2 检验是以 χ^2 分布（chi square distribution）为理论依据，主要用于分类变量资料的假设检验，如推断两个（或多个）率及构成比之间有无差别、分析两个变量之间有无关联性，以及频数分布的拟合优度检验等。

>>> 知识链接 ○--

χ^2 检验的提出者——Karl Pearson

χ^2 检验由英国著名生物学家、统计学家 Karl Pearson（1857—1936）提出，Pearson 是描述统计学派的代表人物，他最重要的学术成就是为现代统计学打下基础，被公认为现代统计学之父。《科学入门》是 Pearson 的重要著作之一，书中明确提出了他的统计哲学思想："一切科学的同一性在于方法，而与题材无关。"时至今日，他善于独立思考、批判性思维、遵循实事求是的科学精神依然值得研究者们去学习。

--●

一、χ^2 检验的基本思想

以两个率比较的 χ^2 检验为例，其基本思想是首先假设相应的两个总体率相同，在假设成立的条件下计算出的 χ^2 统计量值会较小，χ^2 统计量值的大小表明实际频数与理论频数之间的偏离程度。根据 χ^2 分布，由统计量 χ^2 及自由度可以确定在假设成立的条件下获得当前统计量及更极端情况的概率 P。如果

P 值很小即 χ^2 统计量值很大，说明实际频数与理论频数偏离程度太大，应当拒绝原假设，表示两个样本率间的差异有统计学意义；否则就不能拒绝原假设，还不能认为总体率不同。下面通过例 9 - 1 资料具体说明。

【例 9 - 1】某医师为比较某中药复方的汤剂和颗粒剂对慢性胃炎的疗效，把符合纳排标准的 196 例慢性胃炎患者随机分为汤剂组和颗粒剂组，每组 98 例，在常规治疗的基础上，分别给予相应的汤剂和颗粒剂治疗（表 9 - 1）。试分析两种剂型对慢性胃炎的疗效是否不同？

表 9 - 1　某中药复方的两种剂型治疗慢性胃炎的疗效比较

组别	有效	无效	合计	有效率（%）
汤剂组	93 (a)	5 (b)	98 ($a+b$)	94.90
颗粒剂组	83 (c)	15 (d)	98 ($c+d$)	84.69
合计	176 ($a+c$)	20 ($b+d$)	196 (n)	89.80

表 9 - 1 中各组的有效例数、无效例数构成了这个表格的四个基本数据，分别用 a、b、c、d 表示，其他周边合计数可以由这四个基本数据计算得到，故该资料常称为四格表（fourfold table）资料。

经计算得到两组的样本有效率分别是 94.90% 和 84.69%，样本有效率的差异可能由两种原因引起：①仅仅是抽样误差造成的，即两种剂型的总体有效率是相同的；②有可能是两种剂型的疗效不同引起的，即总体有效率不同。具体原因需通过假设检验来判断。因抽样误差不可避免，故可以先假设样本率的差异仅仅是抽样误差引起的，即总体有效率相同，在该假设成立的条件下，把两组的数据合并后计算得到合计的有效率是：$(a+c)/n = 176/196 = 89.80\%$，其中 n 为总例数。根据该合计的有效率，可计算出两组各治疗 98 人时理论上的有效例数均为：$T_{11} = T_{21} = 98 \times 89.80\% = 88.0$ 人，同理可以计算出合计的无效率是：$(b+d)/n = 20/196 = 10.20\%$，理论上的无效例数均为 $T_{12} = T_{22} = 98 \times 10.20\% = 10.0$ 人，4 个理论上的有效例数和无效例数，称为理论频数（theoretical frequency，T），即表 9 - 2 中括号中的四个数字；相应的，表格中的四个基本数据即 93、5、83、15 称为实际频数（actual frequency，A）。

表 9 - 2　某中药复方的两种剂型治疗慢性胃炎的疗效比较

组别	有效	无效	合计	有效率（%）
汤剂组	93 (88.0)	5 (10.0)	98	94.90
颗粒剂组	83 (88.0)	15 (10.0)	98	84.69
合计	176	20	196	89.80

当假设成立时，即各总体有效率相等，此时每个格子的实际频数 A 和理论频数 T 应当相等或近似相等，即不会差别很大。但是当每个格子的 A 和 T 相差较大时，可以认为样本信息不支持假设，即总体有效率不等。A 和 T 的差异大小可以借助于 χ^2 分布来判断。

二、χ^2 分布

χ^2 分布（chi - square distribution）是一种连续性分布，它的唯一参数是自由度 ν。根据 χ^2 分布的密度函数，可以绘制出不同自由度的 χ^2 分布曲线（图 9 - 1）。当自由度 $\nu \leqslant 2$ 时，χ^2 分布的曲线呈 L 形，随着自由度的增大，χ^2 分布曲线逐渐呈对称分布，当自由度趋向于无穷大时，χ^2 分布趋近正态分布。当自由度一定时，χ^2 值越大，χ^2 分布曲线下右侧尾部的面积（记为 P）越小。不同自由度的 χ^2 分布曲线下 χ^2 统计量值和对应 P 值的界值表见附表 7。例如由附表 7 可知，

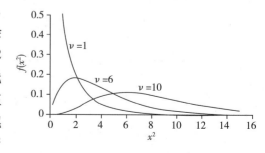

图 9 - 1　不同自由度的 χ^2 分布曲线

对于自由度 $\nu = 1$ 的 χ^2 分布，$\chi^2 = 3.84$ 时，$P = 0.050$，$\chi^2 = 6.63$ 时，$P = 0.010$。

第二节　两独立样本率比较的 χ^2 检验

两独立样本率比较的 χ^2 检验也称完全随机设计两样本率（或构成比）比较的 χ^2 检验，因分组变量与反应变量均为两个水平，其核心数据为 2 行（R）2 列（C），故一般称为四格表资料 χ^2 检验或 2×2 表资料 χ^2 检验。

一、基本原理

两独立样本率比较的 χ^2 检验的基本原理是根据样本实际频数 A 与理论频数 T 的差异，按照一定的检验水准推断两总体率（或构成比）之间的差别有无统计学意义。其基本计算公式为：

$$\chi^2 = \sum \frac{(A - T)^2}{T}, \quad \nu = (R - 1)(C - 1) \tag{9-1}$$

式中，A 为实际频数，T 为理论频数。在检验假设 H_0 成立时，有：

$$T_{RC} = (n_R n_C / n) \tag{9-2}$$

式中，T_{RC} 为第 R 行、C 列格子的理论数，n_R 为第 R 行的合计数，n_C 为第 C 列的合计数，n 为总例数，R 为行数，C 为列数。

四格表 χ^2 检验的专用公式是由 χ^2 检验的基本公式推导出来的，与基本公式计算结果一致，却可省去理论频数的计算。其计算公式为：

$$\chi^2 = \frac{(ad - bc)^2 n}{(a + b)(c + d)(a + c)(b + d)} \tag{9-3}$$

式中 a，b，c，d 为四格表的实际频数；$(a + b)$，$(c + d)$，$(a + c)$，$(b + d)$ 是周边合计数；$n = a + b + c + d$ 为总例数。

两独立样本率比较的 χ^2 检验的适用条件是：①当总例数 $n \geqslant 40$，所有的理论数 $T \geqslant 5$ 时，可以直接进行 χ^2 检验；②当总例数 $n \geqslant 40$，但是有理论数 $1 \leqslant T < 5$ 时，用校正的 χ^2 检验；③如果总例数 $n < 40$ 或有 $T < 1$ 时，则不能使用 χ^2 检验，此时可以选用 Fisher 确切概率检验（见本章第四节）。

二、案例分析

（一）两独立样本率比较的 χ^2 检验

以例 9-1 资料介绍两独立样本率比较的 χ^2 检验的基本步骤。

1. 建立假设，确定检验水准

$H_0: \pi_1 = \pi_2$，中药复方的两种剂型对慢性胃炎的疗效相同

$H_1: \pi_1 \neq \pi_2$，中药复方的两种剂型对慢性胃炎的疗效不同

$\alpha = 0.05$

2. 计算检验统计量

根据表 9-2 可知，该资料中的最小理论频数为 10.0，总例数为 196 人，故可以直接进行 χ^2 检验，将实际频数和理论频数代入公式 9-1，得：

$$\chi^2 = \frac{(93 - 88.0)^2}{88.0} + \frac{(5 - 10.0)^2}{10.0} + \frac{(83 - 88.0)^2}{88.0} + \frac{(15 - 10.0)^2}{10.0} = 5.57$$

$$\nu = (2 - 1) \times (2 - 1) = 1$$

也可把四个实际频数直接代入专用公式 9 - 3，得到结果相同。

3. 确定 P 值，做出统计推断

根据 $\nu = 1$，查附表 7 中的 χ^2 界值表，得 $0.010 < P < 0.025$，也可借助 SPSS 统计软件得出确切 P 值，即 $P = 0.018$，按照检验水准 $\alpha = 0.05$，拒绝 H_0，接受 H_1，即差异有统计学意义，可认为该复方中药的两种剂型疗效不同。

（二）两独立样本率比较的校正 χ^2 检验

两独立样本率比较的 χ^2 检验，当总例数 $n \geqslant 40$，但有理论数 $1 \leqslant T < 5$ 时，需要对 χ^2 统计量值进行校正，其校正公式分别为：

$$\chi^2 = \sum \frac{(|A - T| - 0.5)^2}{T} \tag{9-4}$$

$$\chi_c^2 = \frac{(|ad - bc| - n/2)^2 n}{(a+b)(c+d)(a+c)(b+d)} \tag{9-5}$$

【例 9 - 2】 某研究者在一项随机对照研究中发现，中药 A 治疗 42 人出现 1 例不良反应，中药 B 治疗 42 人出现 6 例不良反应，请问两种中药的不良反应发生率是否不同？

表 9 - 3　两种药物不良反应发生率的比较

组别	不良反应	无不良反应	合计	不良反应发生率（%）
中药 A	1（3.50）	41（38.50）	42	2.38
中药 B	6（3.50）	36（38.50）	42	14.29
合计	7	77	84	8.33

1. 建立假设，确定检验水准

$H_0: \pi_1 = \pi_2$，中药 A 和中药 B 的不良反应发生率相同

$H_1: \pi_1 \neq \pi_2$，中药 A 和中药 B 的不良反应发生率不同

$\alpha = 0.05$

2. 计算检验统计量　经计算该资料中的最小理论频数为 3.50，总例数为 86 人，故需要进行校正的 χ^2 检验，根据校正公式 9 - 4 或 9 - 5 得：

$$\chi_c^2 = \sum \frac{(|A - T| - 0.5)^2}{T} = 2.49$$

3. 确定 P 值，做出统计推断

根据 $\nu = 1$，查附表 7 中的 χ^2 界值表，得 $0.100 < P < 0.250$（由 SPSS 统计软件可得 $P = 0.114$），不拒绝 H_0，差异无统计学意义，还不能认为中药 A 和中药 B 的不良反应发生率不同。　📱微课2

该资料如果不对 χ^2 统计量值进行校正，则 $\chi^2 = 3.90$，$P < 0.050$（SPSS 软件得 $P = 0.048$），差异有统计学意义，会得出完全相反的结论。

◈ 第三节　多个独立样本率比较的 χ^2 检验

多个独立样本率或构成比比较的 χ^2 检验又称完全随机设计 $R \times C$ 表资料的 χ^2 检验，在中医药临床研究中常用，可用于多个样本率或构成比的比较。

一、基本原理

其基本原理与两个率比较的 χ^2 检验基本类似，而且同样可以用基本公式 9 - 1 计算 χ^2 值，把计算理

论频数的数据代入基本公式后可得到以下简化公式：

$$\chi^2 = n\left(\sum \frac{A^2}{n_R n_C} - 1\right) \tag{9-6}$$

式中，n 为总例数，A 为每个格子的实际频数，n_R 为实际频数所在行的合计数，n_C 为实际频数所在列的合计数，其自由度为：$\nu =$（行数 -1）$\times$（列数 -1）。

对于多个样本率或构成比比较的行$\times$列表资料，要求各格的理论频数不应小于 1，并且理论频数 $1 \leqslant T < 5$ 的格子数不应超过全部格子数的 $1/5$。否则应考虑：①增加样本含量，使理论频数增大；②根据专业知识考虑能否删去理论频数太小的行或列，或者考虑能否将理论频数太小的行或列与性质相同的邻行或邻列合并；③采用 Fisher 确切概率法。

二、案例分析

（一）多个独立样本率比较的 χ^2 检验

【例 9 – 3】某研究者为了研究某中药的不同外敷时间疗效的差异，将 240 例小儿肺炎患者随机分为 3 组：对照组、外敷 15 分钟组、外敷 25 分钟组，每组 80 例，在常规治疗的基础上给予不同的中药外敷时间进行治疗，治疗结果见表 9 – 4，请问该中药不同外敷时间的疗效是否不同。

表 9 – 4 中药不同外敷时间对小儿肺炎的疗效比较

组别	有效	无效	合计	有效率（%）
对照组	56	24	80	70.00
外敷 15 分钟组	66	14	80	82.50
外敷 25 分钟组	72	8	80	90.00
合计	194	46	240	80.83

1. 建立假设，确定检验水准

H_0：$\pi_1 = \pi_2 = \pi_3$，即中药不同外敷时间对小儿肺炎的疗效相同

H_1：π_1、π_2、π_3 不同或不全相同，即中药不同外敷时间对小儿肺炎疗效不同或不全相同

$\alpha = 0.05$

2. 计算检验统计量

本例最小理论频数 $T_{最小} = 46 \times 80 / 240 = 15.33$，可以选用 χ^2 检验。根据公式 9 – 6 计算得：

$$\chi^2 = n\left(\sum \frac{A^2}{n_R n_C} - 1\right) = 10.54$$

$$\nu = (3-1)(2-1) = 2$$

3. 确定 P 值，做出统计推断

查附表 7 中的 χ^2 界值表，得 $0.005 < P < 0.010$（由 SPSS 统计软件可得 $P = 0.0051$），拒绝 H_0，接受 H_1，即差异有统计学意义，可认为中药不同外敷时间对小儿肺炎的疗效不同或不全相同。如想进一步了解哪两个总体率不同还是任两个总体率均不同，可以进行多重比较。

（二）多个构成比比较的 χ^2 检验

【例 9 – 4】某研究者在研究甲、乙、丙三种疗法治疗 2 型糖尿病的疗效研究中，收集了患者的血型资料，结果见表 9 – 5，请问三种疗法的血型构成是否不同？

表 9-5 三组患者的血型构成比较

组别	A	B	AB	O	合计
甲疗法	28	30	27	15	100
乙疗法	26	36	27	10	99
丙疗法	23	35	26	12	96
合计	77	101	80	37	295

1. 建立假设，确定检验水准

H_0：三种疗法的血型构成相同

H_1：三种疗法的血型构成不同或不全相同

$\alpha = 0.05$

2. 计算检验统计量

本例最小理论频数 $T_{最小} = 37 \times 96/295 = 12.04$，可以选用 χ^2 检验。根据公式 9-6 计算得：

$$\chi^2 = n\left(\sum \frac{A^2}{n_R n_C} - 1\right) = 2.06$$

$$\nu = (3-1)(4-1) = 6$$

3. 确定 P 值，做出统计推断

查附表 7 中的 χ^2 界值表，得 $0.900 < P < 0.950$（由 SPSS 统计软件可得 $P = 0.915$），不拒绝 H_0，差异无统计学意义，还不能认为三种疗法的血型构成不同。 📱微课 4

（三）多重比较

多个样本率或构成比的比较，差异有统计学意义时，表明各总体率不同或不全相同，若要了解哪几个总体率或构成比不同还是任两个总体率（或构成比）均不同，可进一步进行多重比较。多重比较的方法有 χ^2 分割法、置信区间法等，此处仅介绍 χ^2 分割法。

χ^2 分割法是把多个率比较的资料分割成多个四格表后进行两个率比较的 χ^2 检验，此时会增大犯 I 型类错误的概率，故应对检验水准进行校正，得到的 P 值和校正后的检验水准进行比较得出结论。因分析目的不同，k 个样本两两比较的次数不同，故重新规定的检验水准 α' 的估计方法也不同，常见有两种情况。

1. 多个实验组间的两两比较 分析目的为 k 个比较组间，任两个率均进行比较，需进行 $\frac{k(k-1)}{2}$ 次独立四格表资料的 χ^2 检验，故检验水准 α' 的调整公式为：

$$\alpha' = \alpha/比较次数 = 2\alpha/[k(k-1)] \tag{9-7}$$

式中，k 为样本率的个数。

2. 实验组与同一个对照组的比较 分析目的为各实验组分别与同一对照组比较，而各实验组间不需比较。其检验水准 α' 的估计公式为：

$$\alpha' = \alpha/比较次数 = \alpha/(k-1) \tag{9-8}$$

式中，k 为样本率的个数。

【例 9-5】 例 9-3 中三个样本率的比较差异有统计学意义，现利用 χ^2 分割法对其进行多重比较。

三个率进行两两比较的次数为 3 次，则校正的检验水准为：$\alpha' = 0.05/3 = 0.0167$。

任两组之间比较的结果依次见表 9-6 ~ 表 9-8，由表中的 P 值可知，按照 $\alpha' = 0.0167$，仅对照组和外敷 25 分钟组比较差异有统计学意义，其他组间比较差异均无统计学意义，表明外敷 25 分钟的疗效优于对照组的疗效。

表 9 – 6　对照组和 15 分钟组的疗效比较

组别	有效	无效	合计	有效率（%）	χ^2	P
对照组	56	24	80	70.00		
外敷 15 分钟组	66	14	80	82.50	3.45	0.063
合计	122	38	160	76.25	—	—

表 9 – 7　对照组和 25 分钟组的疗效比较

组别	有效	无效	合计	有效率（%）	χ^2	P
对照组	56	24	80	70.00		
外敷 25 分钟组	72	8	80	90.00	10.00	0.002
合计	128	32	160	80.00	—	—

表 9 – 8　15 分钟组和 25 分钟组的疗效比较

组别	有效	无效	合计	有效率（%）	χ^2	P
外敷 15 分钟组	66	14	80	82.50		
外敷 25 分钟组	72	8	80	90.00	1.90	0.168
合计	138	22	160	86.25	—	—

第四节　配对设计两样本率比较的 χ^2 检验

前面我们学习了配对设计 t 检验，其检测指标为数值变量资料，如果评价指标是二分类变量资料，则构成配对四格表资料，其设计原理基本相同。对于配对设计的分类变量资料，若研究目的为分析两种方法之间的相关关系，应选用关联分析（见第十章）；若研究目的为分析两种方法间是否存在差异则应用优势性检验（McNemar 检验）。本节主要介绍 McNemar 检验。

一、基本原理

配对设计二分类变量资料，基本数据构成配对设计四格表，如同一批样品用甲乙两法检测，检测结果只有阳性、阴性两种类别，资料整理归纳后四种情况的对子数填入四格表，分别用 a、b、c、d 来标记，配对设计二分类变量计数结果有 4 种情况，整理成表 9 – 9：①两种方法的结果均为阳性数（a）；②两种方法均为阴性数（d）；③甲法为阳性，乙法为阴性数（c）；④甲法为阴性，乙法为阳性数（b）；⑤a、d 为两种方法结果一致的两种情况，b、c 为两种方法结果不一致的两种情况。

表 9 – 9　配对四格表资料整理

甲法	乙法		合计
	+	–	
+	a	b	$a + b$
–	c	d	$c + d$
合计	$a + c$	$b + d$	$n = a + b + c + d$

若要比较两种方法检测的阳性率是否有差别，可采用 McNemar 检验。McNemar 在 1947 年提出优势性检验 χ^2 统计量计算公式，即 McNemar χ^2 检验法。由于 a 和 d 是两种方法检查结果一致，对比较阳性率差别没有影响，只需要考虑检查结果不一致的 b 和 c。

因此，McNemar 检验的 χ^2 统计量计算公式为：

当 $b + c \geqslant 40$ 时，用一般 χ^2 检验公式：

$$\chi^2 = \frac{(b-c)^2}{b+c} \qquad (9-9)$$

当 $(b+c) < 40$ 时，用校正 χ^2 检验公式：

$$\chi^2 = \frac{(|b-c|-1)^2}{b+c} \qquad (9-10)$$

二、案例分析

【例 9 - 6】某研究者收集了 260 份糖尿病患者的尿液，分别用 A、B 两种方法检测尿糖，检测结果见表 9 - 10。请问两种方法的检出率是否不同？

表 9 - 10　260 例患者两种方法的检测结果比较

A 法	B 法		合计
	阳性	阴性	
阳性	155 (a)	30 (b)	185
阴性	37 (c)	38 (d)	75
合计	192	68	260

1. 建立检验假设，确定检验水准

H_0：两种方法的检出率相同

H_1：两种方法的检出率不同

$\alpha = 0.05$

2. 计算检验统计量

本例，$b + c = 30 + 37 = 67 > 40$，选用式 9 - 9：

$$\chi^2 = \frac{(b-c)^2}{b+c} = \frac{(30-37)^2}{30+37} = 0.73$$

3. 确定 P 值，做出统计推断

查附表 7 中的 χ^2 界值表，得 $0.250 < P < 0.500$（由 SPSS 统计软件可得 $P = 0.464$），不拒绝 H_0，差异无统计学意义，还不能认为两种方法的检出率不同。

第五节　两样本率比较的 Fisher 确切概率法

两个独立样本率（即四格表资料）比较的假设检验中，如出现 $n < 40$ 或 $T < 1$ 时，不能选用 χ^2 检验，需要采用 Fisher 确切概率。该法由 R. A. Fisher 于 1934 年提出，其理论依据是超几何分布（hypergeometric distribution），并非 χ^2 检验的范畴，而是 χ^2 检验应用条件不满足时的一个补充方法。

一、基本原理

两样本率比较的 Fisher 确切概率法的基本原理是：在四格表周边合计数固定不变的条件下，计算表内 4 个格子实际频数变动时的各种组合的概率 P_i；然后计算出现当前样本以及比当前样本更极端情况的累积概率即 P 值，并与检验水准 α 比较，做出是否拒绝 H_0 的推论。其计算公式为：

$$P_i = \frac{(a+b)! \ (c+d)! \ (a+c)! \ (b+d)!}{a! \ b! \ c! \ d! \ n!} \tag{9-11}$$

式中 a，b，c，d 为四格表的实际频数；$(a+b)$，$(c+d)$，$(a+c)$，$(b+d)$ 是周边合计数；n 为总例数；! 为阶乘。

二、案例分析

【例 9 – 7】在一项再生障碍性贫血的新药疗效研究中，新药组和标准药物组的皮疹发生情况见表 9 – 11，请问两种药物的皮疹发生率是否不同？

表 9 – 11 两组皮疹发生率的比较

组别	无皮疹	有皮疹	合计	皮疹发生率（%）
新药	19（a）	1（b）	20（$a+b$）	5.00
标准药	17（c）	2（d）	19（$c+d$）	10.53
合计	36（$a+c$）	3（$b+d$）	39（n）	7.69

本例 n 为 39 例，不满足 χ^2 检验的应用条件，故选用 Fisher 确切概率法直接计算 P 值。

1. 建立检验假设，确定检验水准

H_0：两种药物的皮疹发生率相同

H_1：两种药物的皮疹发生率不同

$\alpha = 0.05$

2. 确定 P 值，做出统计推断

在假设成立的条件下，根据公式 9 – 11，当前样本出现的概率为：

$$P = \frac{20! \ 19! \ 36! \ 3!}{19! \ 1! \ 17! \ 2! \ 39!} = 0.3742$$

同理，可计算出 4 个周边合计数固定时，四格表中实际频数变动的每种组合情况的概率（表 9 – 12）。

表 9 – 12 4 个周边合计数固定时四格表中实际频数每种组合情况的概率

组合	组别	无皮疹	有皮疹	合计	P
1	新药	20	0	20	
	标准药	16	3	19	0.1060
	合计	36	3	39	
2	新药	19	1	20	
	标准药	17	2	19	0.3742 *
	合计	36	3	39	
3	新药	18	2	20	
	标准药	18	1	19	0.3950
	合计	36	3	39	
4	新药	17	3	20	
	标准药	19	0	19	0.1247
	合计	36	3	39	

* 现有样本出现的概率。

由表 9 – 12 可知，满足条件的组合有 4 个，当前样本（第 2 个组合）出现的概率为 0.3742，小于等于当前样本出现概率的组合是第 1 和第 4 个组合（比当前样本更极端的情况）。本例采用双侧检验，P 值为当前样本出现的概率及比当前样本更极端情况的累积概率，即 $P = P_1 + P_2 + P_4 = 0.1060 + 0.3742 + 0.1247 = 0.6049$。按照 $\alpha = 0.05$，不拒绝 H_0，差异无统计学意义，还不能认为两种药物的皮疹发生率不同。

第六节　有序分类变量资料的假设检验

有序分类变量资料（又称等级资料）组间比较不宜采用 χ^2 检验，因为 χ^2 检验不能区分效应变量先后顺序的差异。因此，对于效应变量为有序分类变量的行 × 列表资料，宜用非参数检验。

一、两独立样本有序分类变量资料比较的 Wilcoxon 秩和检验

（一）基本原理

把两组数据混合起来从小到大或从弱到强编秩次，秩次相等时取平均秩次，分组求秩和，以样本量较小组（样本量相等时任取一组）的秩和作为统计量值，查 T 界值表（附表 9）来确定 P 值，和规定的检验水准比较得出结论。当较小的样本量 $n_1 > 10$ 或两组的样本量之差 $n_2 - n_1 > 10$ 时，则可用正态近似法按公式 9 - 10 计算 z 值，查 z 界值表确定 P 值作出结论。该方法的基本思想也可参照第七章第一节。

$$z = \frac{T - n_1(N+1)/2}{\sqrt{\dfrac{n_1 n_2 (N+1)}{12}\left(1 - \dfrac{\sum(t_j^3 - t_j)}{N^3 - N}\right)}} \tag{9-12}$$

式中，T 为样本量较小组的秩和，N 为两组的样本量之和，t_j 为第 j 个相同秩次的个数。

（二）案例分析

【例 9 - 8】某医生为了研究中药复方 B 的疗效，以临床上公认有效的复方 A 作为对照，将 112 例胃溃疡患者随机分为两组，每组 56 人，在常规治疗的基础上，分别给予中药复方 A、复方 B 口服，治疗结束后两组疗效见表 9 - 13，请问两种复方中药的疗效是否不同？

表 9 - 13　两种中药复方治疗胃溃疡的疗效比较

组别	治愈	显效	好转	无效	合计
复方 A	2	22	29	3	56
复方 B	3	32	20	1	56

本例疗效分为治愈、显效、好转、无效，属于有序分类变量，组间比较不能采用 χ^2 检验，可选用 Wilcoxon 秩和检验。其分析步骤如下。

1. 建立检验假设，确定检验水准

H_0：两种复方中药疗效的总体分布位置相同（即疗效相同）

H_1：两种复方中药疗效的总体分布位置不同（即疗效不同）

$\alpha = 0.05$

2. 计算检验统计量

把两组的疗效结果混合后排序编秩次、求秩和的结果见表 9 - 14，因各组的样本量均为 56，故按照正态近似法计算统计量 z 值。

表 9 – 14 两种复方治疗胃溃疡疗效的秩和检验

疗效 (1)	复方 A (2)	复方 B (3)	合计 (4)	秩次范围 (5)	平均秩次 (6)	复方 A 秩和 (7)	复方 B 秩和 (8)
治愈	2	3	5	1~5	3	6	9
显效	22	32	54	6~59	32.5	715	1040
好转	29	20	49	60~108	84	2436	1680
无效	3	1	4	109~112	110.5	331.5	110.5
合计	$n_1 = 56$	$n_2 = 56$	112	—	—	$T_1 = 3488.5$	$T_2 = 2839.5$

$$z = \frac{T - n_1(N+1)/2}{\sqrt{\dfrac{n_1 n_2(N+1)}{12}\left(1 - \dfrac{\sum (t_j^3 - t_j)}{N^3 - N}\right)}}$$

$$= \frac{3488.5 - 56 \times (112+1)/2}{\sqrt{\dfrac{56 \times 56 \times (112+1)}{12}\left(1 - \dfrac{(5^3 - 5) + (54^3 - 54) + (49^3 - 49) + (4^3 - 4)}{112^3 - 112}\right)}} = 2.11$$

3. 确定 P 值，做出统计推断

根据 $z = 2.11$，查附表 1，得 $P = 0.0348$（双侧检验），拒绝 H_0，接受 H_1，差异有统计学意义，可认为两种复方的疗效不同。

二、多独立样本有序分类变量资料比较的 Kruskal – Wallis H 检验

（一）基本原理

把各组数据混合起来从小到大或从弱到强（或相反的顺序均可）编秩次，相等时取平均秩次，分组求秩和，按公式 9 – 11 计算统计量值 H，有相同秩次时需按照公式 9 – 12 计算校正的 H_c 值。当组数 g ≤3 且各组样本量 n_i ≤5 时，查"多样本比较的秩和检验用的 H 界值表"（附表 10）来确定 P 值，和规定的检验水准比较得出结论。当组数 $g > 3$ 或有样本量 $n_i > 5$ 时，H 值近似服从 χ^2 分布，按自由度 $\nu = g - 1$ 查 χ^2 界值表，确定 P 值做出结论。该方法的基本思想也可参照第八章第二节。

$$H = \frac{12}{N(N+1)} \sum \frac{R_i^2}{n_i} - 3(N+1) \tag{9-13}$$

式中，N 为各组样本量之和，R_i 为各组的秩和，n_i 为各组的样本量。

$$H_c = \frac{H}{1 - \sum (t_j^3 - t_j)/(N^3 - N)} \tag{9-14}$$

式中，t_j 为第 j 个相同秩次的个数。

（二）案例分析

【例 9 –9】某医生为了比较临床上常用的 A、B、C 三种麻醉方法在胃镜检查中的麻醉效果，把 276 例患者随机分为三组，每组 92 人，分别进行 A、B、C 三种麻醉，麻醉效果见表 9 – 15，请问胃镜检查中三种麻醉方法的麻醉效果是否不同？

表 9 – 15 胃镜检查中三种麻醉方法的麻醉效果比较

组别	优	良	一般	差	合计
A 法	52	30	8	2	92
B 法	43	26	18	5	92
C 法	46	25	15	6	92

该资料是三个独立样本的有序多分类变量资料，组间比较选用 Kruskal – Wallis H 检验。具体步骤如下。

1. 建立检验假设，确定检验水准

H_0：三种麻醉方法的麻醉效果相同（即各总体分布位置相同）

H_1：三种麻醉方法的麻醉效果不同或不全相同（即各总体分布位置不同或不全相同）

$\alpha = 0.05$

2. 计算检验统计量　把三组的数据混合后排序编秩次、求秩和的结果见表 9 – 16，因有相同秩次，需计算校正的 H_c。

表 9 – 16　三种麻醉方法的麻醉效果比较

效果 （1）	A 法 （2）	B 法 （3）	C 法 （4）	合计 （5）	秩次范围 （5）	平均秩次 （6）
优	52	43	46	141	1 ~ 141	71
良	30	26	25	81	142 ~ 222	182
一般	88	18	15	41	223 ~ 263	243
差	2	5	6	13	264 ~ 276	270
各组样本量 n_i	92	92	92	276	—	—
各组秩和 R_i	11636	13509	13081	—	—	—

$$H = \frac{12}{N(N+1)} \sum \frac{R_i^2}{n_i} - 3(N+1)$$

$$= \frac{12}{276 \times (276+1)} \times \left(\frac{11636}{92} + \frac{13509}{92} + \frac{13081}{92} \right) - 3 \times (276+1) = 3.29$$

$$H_c = \frac{H}{1 - \sum (t_j^3 - t_j)/(N^3 - N)}$$

$$= \frac{3.29}{1 - \frac{(141^3 - 141) + (81^3 - 81) + (41^3 - 41) + (13^3 - 13)}{(276^3 - 276)}} = 3.92$$

3. 确定 P 值，做出统计推断

根据 $H_c = 3.92$、$\nu = g - 1 = 3 - 1 = 2$，查附表中的 χ^2 界值表，得 $0.100 < P < 0.250$，不拒绝 H_0，差异无统计学意义，还不能认为三种麻醉方法的麻醉效果不同。

第七节　SPSS 软件实现方法

一、两独立样本率比较的 χ^2 检验 ⓔ 微课1

以例 9 – 1 为例介绍两个样本率比较资料 χ^2 检验的 SPSS 软件实现方法。

1. 建立数据文件　如图 9 – 2 录入数据，以"组别（1 = 汤剂组，2 = 颗粒剂组）""疗效（1 = 有效，2 = 无效）""频数"为变量名，建立数据集 E0901. sav。

	组别	疗效	频数
1	1	1	93
2	1	2	5
3	2	1	83
4	2	2	15

图 9 – 2　E0901 数据集

2. 分析步骤

（1）频数变量加权　Data→Weight Cases→Weight cases by：选入"频数"变量→OK（请注意：如果资料不是频数表格式录入的，而是直接原始数据录入即 98 个研究对象录入 98 行，此时无需操作该步骤）。

（2）χ^2 检验　Analyze→Descriptive Statistics→Crosstabs：Rows 框：选入"组别"（行变量）；Columns 框：选入"疗效"（列变量）→"Statistics"：选中 Chi – square→Continue→"Cells"：Counts 框：选中 Expected（期望频数）；Percentages 框：选中 Row（可计算有效率）→Continue→OK

3. 主要结果　如图 9 – 3 中的第 1 行、第 2 行、第 4 行分别显示的是直接 χ^2 检验、校正 χ^2 检验和 Fisher 确切概率法的结果。根据 χ^2 检验的应用条件选择合适的一种结果，即 $\chi^2 = 5.568$，$P = 0.018$，差异有统计学意义，可认为该复方中药的两种剂型疗效不同。

Chi-Square Tests

	Value	df	Asymptotic Significance (2-sided)	Exact Sig. (2-sided)	Exact Sig. (1-sided)
Pearson Chi-Square	5.568[a]	1	.018		
Continuity Correction[b]	4.510	1	.034		
Likelihood Ratio	5.801	1	.016		
Fisher's Exact Test				.032	.016
Linear-by-Linear Association	5.540	1	.019		
N of Valid Cases	196				

a. 0 cells (0.0%) have expected count less than 5. The minimum expected count is 10.00.

b. Computed only for a 2x2 table

图 9 – 3　χ^2 检验的结果

二、多个独立样本率比较的 χ^2 检验 微课 3

以例 9 – 3 为例介绍多个样本率比较资料 χ^2 检验的 SPSS 软件实现方法。

1. 建立数据文件　如图 9 – 4 录入数据，以"组别（1 = 对照组，2 = 15 分钟组，3 = 25 分钟组）""疗效（1 = 有效，2 = 无效）""频数"为变量名，建立数据集 E0903. sav。

2. 分析步骤

（1）频数变量加权　Data→Weight Cases→Weight cases by：选入"频数"变量→OK

	组别	疗效	频数
1	1	1	56
2	1	2	24
3	2	1	66
4	2	2	14
5	3	1	72
6	3	2	8

图 9 – 4　E0903 数据集

（2）χ^2 检验　Analyze→Descriptive Statistics→Crosstabs：Rows 框：选入"组别"（行变量）；Columns 框：选入"疗效"（列变量）→"Statistics"：选中 Chi – square→Continue→"Cells"：Counts 框：选中 Expected（期望频数）；Percentages 框：选中 Row（可计算有效率）→Continue→OK。

3. 主要结果　如图 9 – 5 所示，$\chi^2 = 10.54$，$P = 0.005$，差异有统计学意义，可认为中药不同外敷时间对小儿肺炎的疗效不同或不全相同。

进一步多重比较时，可分别选中 1 和 2 组、1 和 3 组、2 和 3 组进行 3 次的四格表资料 χ^2 检验。选中 1 和 2 组方法为：Data→select cases→选中"if condition is satisfied"→点击"if"→"组别 = 1 丨组别 = 2"→Continue→OK。以此类推，每次选中要比较的两个组的资料后进行 1 次四格表资料的 χ^2 检验，得到的 P 值和校正后的检验水准进行比较，其他结果解释同前。

Chi-Square Tests

	Value	df	Asymptotic Significance (2-sided)
Pearson Chi-Square	10.542[a]	2	.005
Likelihood Ratio	10.595	2	.005
Linear-by-Linear Association	10.284	1	.001
N of Valid Cases	240		

a. 0 cells (0.0%) have expected count less than 5. The minimum expected count is 15.33.

图 9 – 5   多个样本率比较的 χ^2 检验结果

三、配对设计两样本率比较的 χ^2 检验 🖱 微课 5

以例 9 – 6 为例介绍配对设计两样本率比较 χ^2 检验的 SPSS 软件实现方法。

1. 建立数据文件   如图 9 – 6 录入数据，以"A 法（1 = 阳性，2 = 阴性）""B 法（1 = 阳性，2 = 阴性）""频数"为变量名，建立数据集 E0905. sav。

2. 分析步骤

（1）频数变量加权   Data→Weight Cases→Weight cases by：选入"频数"变量→OK

（2）χ^2 检验   Analyze→Descriptive Statistics→Crosstabs：Rows 框：选入"A 法"；Columns 框：选入"B 法"→"Statistics"：选中 McNemar→Continue→"Cells"：Percentages 框：选中 Total（可计算两种方法的阳性率）→Continue→OK

3. 主要结果   由图 9 – 7 可知，$P = 0.464$，不拒绝 H_0，差异无统计学意义，还不能认为两种方法的检出率不同。

	A法	B法	频数
1	1	1	155
2	1	2	30
3	2	1	37
4	2	2	38

图 9 – 6   E0905 数据集

Chi-Square Tests

	Value	Exact Sig. (2-sided)
McNemar Test		.464[a]
N of Valid Cases	260	

a. Binomial distribution used.

图 9 – 7   McNemar 检验结果

四、两样本率比较的 Fisher 确切概率法 🖱 微课 6

以例 9 – 7 为例介绍两样本率比较的 Fisher 确切概率法的 SPSS 软件实现方法。

1. 建立数据文件   如图 9 – 8 录入数据，以"组别（1 = 新药组，2 = 标准药组）""皮疹（1 = 无，2 = 有）""频数"为变量名，建立数据集 E0906. sav。

	组别	皮疹	频数
1	1	1	19
2	1	2	1
3	2	1	17
4	2	2	2

图 9 – 8   E0906 数据集

2. 分析步骤

（1）频数变量加权   Data→Weight Cases→Weight cases by：选入"频数"变量→OK。

（2）χ^2 检验   Analyze→Descriptive Statistics→Crosstabs：Rows 框：选入"组别"（行变量）；Columns 框：选入"皮疹"（列变量）→"Statistics"：选中 Chi – square→Continue→"Cells"：Counts 框：

选中 Expected（期望频数）；Percentages 框：选中 Row（可计算皮疹发生率）→Continue→OK

3. 主要结果 由图 9-9 可知，经 Fisher 确切概率法检验，$P=0.6050$，按照 $\alpha=0.05$，差异无统计学意义，还不能认为两种药物的皮疹发生率不同。

Chi-Square Tests

	Value	df	Asymptotic Significance (2-sided)	Exact Sig. (2-sided)	Exact Sig. (1-sided)
Pearson Chi-Square	.419[a]	1	.517		
Continuity Correction[b]	.002	1	.963		
Likelihood Ratio	.425	1	.514		
Fisher's Exact Test				.605	.480
Linear-by-Linear Association	.408	1	.523		
N of Valid Cases	39				

a. 2 cells (50.0%) have expected count less than 5. The minimum expected count is 1.46.

b. Computed only for a 2x2 table

图 9-9 Fisher 确切概率法结果

五、有序分类变量资料的假设检验

（一）两独立样本有序分类变量资料比较的 Mann-Whitney U 检验 📱微课7

以例 9-8 为例介绍 Mann-Whitney U 检验的 SPSS 软件实现方法（SPSS 软件给出的是 Mann-Whitney U 检验的结果，其与 Wilcoxon 秩和检验的结果等价）。

1. 建立数据文件 如图 9-10 录入数据，以"序号""组别（1 = 复方 A 组，2 = 复方 B 组）""疗效（1 = 治愈，2 = 显效，3 = 好转，4 = 无效）"，建立数据集 E0907. sav。

2. 分析步骤

（1）频数变量加权 Data→Weight Cases→Weight cases by：选入"频数"变量→OK。

（2）秩和检验 Analyze→Nonparametric Tests→legacy dialogs→2 Independent Samples：Test variable list 框：选入"疗效"；Grouping variable 框：选入"组别"→define groups→groups1：输入 1；groups2 输入 2→Continue→OK。

3. 主要结果 由图 9-11 可知，$z=-2.106$，$P=0.0352$，差异有统计学意义，可认为两种复方的疗效不同，根据平均秩次可知，复方 B 的疗效优于复方 A。

	组别	疗效	频数
1	1	1	2
2	1	2	22
3	1	3	29
4	1	4	3
5	2	1	3
6	2	2	32
7	2	3	20
8	2	4	1

图 9-10 E0907 数据集

Test Statistics[a]

	疗效
Mann-Whitney U	1243.500
Wilcoxon W	2839.500
Z	-2.106
Asymp. Sig. (2-tailed)	.035

a. Grouping Variable: 组别

图 9-11 Mann-Whitney U 检验的结果

（二）多独立样本有序分类变量资料比较的 Kruskal-Wallis H 检验 📱微课8

以例 9-9 为例介绍 Kruskal-Wallis H 检验的 SPSS 软件实现方法。

	🎲 组别	🎲 效果	📏 频数
1	1	1	52
2	1	2	30
3	1	3	8
⋮	⋮	⋮	⋮
10	3	2	25
11	3	3	15
12	3	4	6

图 9 – 12 E0908 数据集

1. 建立数据文件 如图 9 – 12 录入数据，以"组别（1 = A 法，2 = B 法，3 = C 法）""效果（1 = 优，2 = 良，3 = 一般，4 = 差）""频数"，建立数据集 E0908. sav。

2. 分析步骤

（1）频数变量加权 Data→Weight Cases→Weight cases by：选入"频数"变量→OK。

（2）Kruskal – Wallis H 检验 Analyze→Nonparametric Tests→legacy dialogs→K Independent Samples：Test variable list 框：选入"效果"；Grouping variable 框：选入"组别"→define groups→minimum：输入 1；maximum 输入 3→Continue→OK（系统默认检验类型 test type 为 Kruskal – Wallis H 检验）

3. 主要结果 由图 9 – 13 可知，三种麻醉方法麻醉效果的平均秩次分别是 126.48、146.84、142.18。$H = 3.922$，$P = 0.141$，差异无统计学意义，还不能认为三种麻醉方法的麻醉效果不同。

Ranks

	组别	N	Mean Rank
效果	A法	92	126.48
	B法	92	146.84
	C法	92	142.18
	Total	276	

Test Statistics[a,b]

	效果
Kruskal-Wallis H	3.922
df	2
Asymp. Sig.	.141

a. Kruskal Wallis Test
b. Grouping Variable: 组别

图 9 – 13 Kruskal – Wallis H 检验的主要结果

目标检测

答案解析

一、最佳选择题

1. 四格表的自由度（　　）

 A. 一定为 3   B. 一定为 1   C. $R \times C$

 D. $n - 1$ E. $n_1 + n_1 - 2$

2. 四格表 χ^2 检验的基本要求是（　　）

 A. $n < 40$ B. $n \leq 40$ C. $n > 40$

 D. $n \geq 40$ E. n 不限

3. 四格表中如有一个实际数为 0，则（　　）

 A. 不能作校正 χ^2 检验   B. 必须用校正 χ^2 检验

 C. 还不能确定是否可作 χ^2 检验   D. 必须用 Fisher 确切概率法

 E. 必须用 Pearson χ^2 检验

4. 三个样本率比较得到 $P < 0.05$，可认为（　　）

 A. 三个总体率不同或不全相同   B. 三个总体率都不相同

 C. 三个样本率不同或不全相同   D. 三个样本率都不相同

 A. 三个总体率相同，但三个样本率不同

5. 两个样本率差别的假设检验，其目的是推断（　　）

　　A. 两个样本率有无差别

　　B. 两个总体率有无差别

　　C. 两个样本率和两个总体率有无差别

　　D. 两个总体分布是否相同

　　E. 一个样本率和一个总体率有无差别

二、简答题

1. 简述 χ^2 检验的常见类型及其主要用途。

2. 简述行列表资料 χ^2 检验的注意事项。

三、应用题

1. 某学者将 120 名儿童随机分成两组，每组 60 名，其中一组给予某新型补钙剂，另一组给予普通钙片，观察两组儿童的佝偻病发病情况，结果见表 9 - 17。问两种药物预防儿童佝偻病的效果是否不同？

表 9 - 17　两组儿童的佝偻病发病情况

组别	发病数	未发病数	合计
新型补钙剂	8	52	60
普通钙片	5	55	60
合计	13	107	120

2. 某研究者将失眠患者 330 例随机分成三组，每组 110 例，分别用中医、西医、中西医结合治疗，疗效见表 9 - 18。问三种疗法的疗效是否不同？

表 9 - 18　三组患者的疗效比较

疗法	有效	无效	合计	有效率（%）
中医	80	30	110	72.73
西医	79	31	110	71.82
中西医结合	97	13	110	88.18

3. 某研究者把 232 例患者随机分为两组，每组 116 例，分别用 A、B 两种疗法进行治疗，A 疗法有效 60 例、好转 35 例、无效 21 例，B 疗法有效 73 例、好转 33 例、无效 10 例，请问两种疗法的疗效是否不同？

（宋花铃）

书网融合……

微课1　　　微课2　　　微课3　　　微课4　　　微课5

微课6　　　微课7　　　微课8　　　题库

第十章　双变量关联性分析

⊙ **学习目标**

知识目标

1. 掌握　数值变量线性相关和秩相关的适用条件；数值变量间相关分析过程；分类变量间关联分析过程。

2. 熟悉　数值变量相关系数的意义；相关分析的注意事项。

3. 了解　散点图的作用；分类变量关联分析的结果解释。

能力目标　通过本章的学习，能够熟练应用 SPSS 统计软件对不同变量资料进行关联性分析，培养在实际工作中能将研究目的和统计方法协调统一的能力。

前几章学习了单变量资料在不同组间的差异性检验，但在实际科学研究中经常需要分析两个不同变量间的关系，如身高与体重、年龄与血压、血糖与胰岛素水平、吸烟与肺癌等。对于双变量的关联性分析，根据变量类型不同，其关联性分析的策略也不相同，数值变量间可进行线性相关或秩相关分析，分类变量间可进行关联性分析。

≫ 第一节　数值变量间的相关分析

一、线性相关

（一）线性相关的概念与意义

在医学统计工作中，被研究的两个事物或现象之间往往不是一个精确的函数关系，不能以一个变量的数值精确地求出另一个变量的数值，而是呈现出一个变量增大，另一个变量也随之增大或减少的共变现象，这类现象简称相关（correlation）。两变量线性相关（linear correlation）又称简单相关（simple correlation），是适用于正态分布的双变量间是否存在线性关系的分析方法，并对其线性关系的方向和紧密程度进行描述。散点图（scatter diagram）可在进行相关分析之前直观描述两变量之间是否存在线性相关及相关的方向和紧密程度。将直角坐标系的横轴和纵轴分别代表一个变量，每个点代表每对变量值，通过这些点的密集程度和趋势直观地说明直线相关的性质和相关之间的紧密程度（图 10 – 1）。

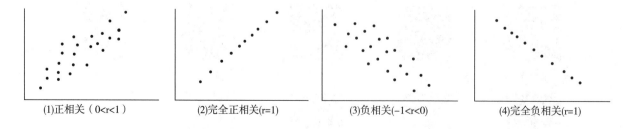

(1)正相关（0<r<1）　　(2)完全正相关(r=1)　　(3)负相关(–1<r<0)　　(4)完全负相关(r=1)

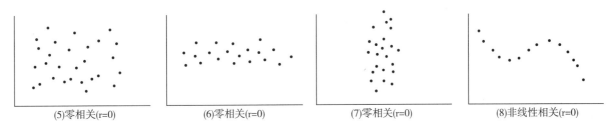

(5)零相关(r=0)　　　(6)零相关(r=0)　　　(7)零相关(r=0)　　　(8)非线性相关(r=0)

图 10 - 1　两变量相关示意图

如图 10 - 1 所示，图（1）散点的 x、y 两变量具有同向变化趋势，即 x、y 两变量同时增大或减少，称为正相关（positive correlation）；图（2）各散点分布在一条直线上，称为完全正相关（perfect positive correlation）。图（3）中的 x、y 间呈反向变化，y 随 x 的增加而减少，称为负相关（negative correlation）；图（4）称为完全负相关（perfect negative correlation）。图（5）、（6）、（7）中 x、y 两变量的大小均互不影响，两变量间毫无联系，称为零相关（zero correlation）。图（8）中各散点分布提示 x 与 y 间存在某种曲线相关，称为非线性相关（nonlinear correlation）。

（二）相关系数的计算与含义

相关系数（coefficient of correlation）又称 Pearson 积差相关系数（coefficient of product – moment correlation），以符号 r 表示样本相关系数，符号 ρ 表示对应的总体相关系数。相关系数是说明具有线性关系的两变量间相关的密切程度与相关方向。样本相关系数的计算公式为：

$$r = \frac{\sum (x - \bar{x})(y - \bar{y})}{\sum (x - \bar{x})^2 \sum (y - \bar{y})^2} = \frac{l_{xy}}{\sqrt{l_{xx}l_{yy}}} \qquad (10 - 1)$$

式中，l_{xy} 表示 x 与 y 的离均差积和，l_{xx} 表示 x 的离均差平方和，l_{yy} 表示 y 的离均差平方和。

相关系数 r 没有单位，其数值为 $-1 \leq r \leq 1$。r 值为正表示正相关；r 值为负表示负相关；r 值为 0 表示零相关。$|r| = 1$ 表示完全相关，在医学研究中，各研究因素的影响因素众多，很少有完全相关的现象，经常见到的是 $-1 < r < 1$ 的不完全相关。

（三）相关系数的假设检验

上述计算的 r 为样本相关系数，是总体相关系数 ρ 的估计值。由于抽样误差的存在，即使从 $\rho = 0$ 的总体做随机抽样，所得的 r 值通常也不等于零，因此要判断 x、y 两变量是否确有线性相关关系，必须检验 r 是否来自 $\rho = 0$ 的总体。相关系数的假设检验可以采用 r 界值表法（见附表13），亦可采用 t 检验法，其计算公式为：

$$t_r = \frac{r - 0}{S_r} = \frac{r - 0}{\sqrt{\dfrac{1 - r^2}{n - 2}}}, \ \nu = n - 2 \qquad (10 - 2)$$

式中，r 为样本量相关系数，S_r 为样本相关系数的标准误，n 为对子数。

>>> **知识链接**　◦- -

本节提到的 Pearson 积差相关和下一节的 χ^2 检验均是由著名统计学家卡尔·皮尔逊（Karl Pearson）所提出。受到其老师"子代身高较父辈身高有向人群的平均身高靠拢的趋势"这一描叙的启发，经过缜密推导，最终将该现象以数学公式形式完整表达出来，即 Pearson 积差相关系数。有作为的学者无不是在继承前人的基础上善于创新者，青年学者要树立继承、挖掘、创新的思想，把作为中国传统文化代表之一的中医药文化发扬光大。

- ●

（四）线性相关分析过程

进行两变量线性相关分析的步骤如下。

1. 正态性检验　考察是否满足双变量正态性的前提条件。

2. 画散点图　考察双变量是否具有线性趋势。

3. 计算相关系数 r　根据公式 10 – 1 或统计软件计算相关系数 r。

4. 对相关系数做假设检验　考察总体相关系数 ρ 是否等于零。

【例 10 – 1】某研究者通过随机抽样的方法收集了 12 名 1 ~ 7 岁正常发育儿童的年龄（岁）和体重（kg）数据（表 10 – 1），试对儿童年龄和体重进行相关分析。

表 10 – 1　12 例正常儿童年龄与体重数据

编号	年龄（岁）	体重（kg）	编号	年龄（岁）	体重（kg）
1	1.6	12.2	7	4.1	15.8
2	2.1	11.5	8	4.7	17.0
3	2.7	14.6	9	5.0	17.1
4	3.0	16.4	10	5.9	21.3
5	3.9	13.4	11	6.2	19.7
6	3.9	17.0	12	6.8	18.9

分析步骤如下。

（1）正态性检验　本例为小样本资料，采用 SPSS 软件对年龄和体重分别进行 Shapiro – Wilk 检验，结果年龄和体重的 P 值均大于 0.05，提示双变量符合正态分布。

（2）画散点图　以年龄为 x 轴，体重为 y 轴，画散点图（图 10 – 2），提示两变量间有线性趋势。

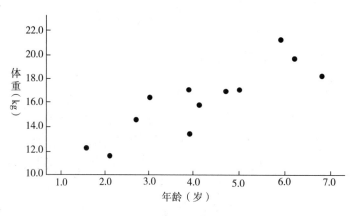

图 10 – 2　年龄与体重散点图

（3）计算相关系数 r

$$r = \frac{\sum (x - \bar{x})(y - \bar{y})}{\sqrt{\sum (x - \bar{x})^2 \sum (y - \bar{y})^2}} = \frac{l_{xy}}{\sqrt{l_{xx}l_{yy}}} = 0.879$$

（4）假设检验

$H_0: \rho = 0$，即年龄与体重之间无线性相关关系

$H_1: \rho \neq 0$，即年龄与体重之间有线性相关关系

$\alpha = 0.05$

本例 $n = 12$，$r = 0.879$，代入公式 10 – 2 得：

$$t_r = \frac{0.879}{\sqrt{\dfrac{1-0.879^2}{12-2}}} = 5.830, \quad \nu = 12 - 2 = 10$$

按自由度 $\nu = n - 2$ 查 t 界值表（附表2），得 $t_{0.05,10} = 2.282$，$|t_r| = 5.830 > 2.228$，$P < 0.05$，按 $\alpha = 0.05$ 检验水准，拒绝 H_0，接受 H_1，可以认为 $1 \sim 7$ 岁正常发育儿童的年龄和体重间存在正相关关系。若直接查 r 界值表（附表13），所得结论相同。

二、秩相关

秩相关（rank correlation）又称等级相关，属于非参数统计方法，对于不服从双变量正态分布的资料、总体分布型未知的资料或等级资料，均不宜计算积差相关系数 r，可采用秩相关进行相关分析。秩相关的方法有很多，本书仅介绍 Spearman 秩相关。

（一）秩相关分析过程

Spearman 秩相关分析的基本方法是先分别对 x、y 两个变量按原始观测值由小到大编秩（有相同观测值时取平均秩次），考察两变量排列秩次的一致性，并通过计算秩相关系数来描述两个变量间线性关系的方向和密切程度。样本秩相关系数常用 r_s 表示，总体秩相关系数常用 ρ_s 表示，其含义和取值范围 r 相同。计算公式为：

$$r_s = 1 - \frac{6\sum d^2}{n(n^2 - 1)} \tag{10-3}$$

式中，d^2 表示每对观测值 (x, y) 对应的秩次差值的平方，n 为对子数。

对 x、y 两个变量分别排秩时，若相同秩次较多，需对 r_s 值进行校正，计算公式为：

$$r_s' = \frac{(n^3 - n)/6 - (T_x + T_y) - \sum d^2}{\sqrt{(n^3 - n)/6 - 2T_x}\ \sqrt{(n^3 - n)/6 - 2T_y}} \tag{10-4}$$

式中，T_x（或 T_y）$= \sum (t^3 - t)/12$，t 表示 x（或 y）中相同秩次的个数。

样本秩相关系数 r_s 是总体秩相关系数 ρ_s 的估计值，检验 ρ_s 是否等于零可以采用 r_s 界值表法（附表14）。

（二）案例分析

【例 10-2】某研究者调查了 12 名 2 型糖尿病患者的中医健康素养水平和糖尿病自我管理水平，收集数据见表 10-2，试对患者中医健康素养得分和糖尿病自我管理得分进行秩相关分析。

表 10-2　2 型糖尿病患者中医健康素养得分和糖尿病自我管理得分

编号	中医健康素养得分		糖尿病自我管理得分		d	d^2
	x	秩次	y	秩次		
(1)	(2)	(3)	(4)	(5)	(6) = (3) − (5)	(7) = (6)^2
1	40	2	62	3	−1	1
2	40	2	54	2	0	0
3	40	2	65	5	−3	9
4	45	4	50	1	3	9
5	48	5	65	5	0	0
6	50	6	65	5	1	1
7	51	8	70	10	−2	4
8	51	8	67	8	0	0

续表

编号	中医健康素养得分		糖尿病自我管理得分		d	d^2
(1)	x (2)	秩次 (3)	y (4)	秩次 (5)	(6) = (3) − (5)	(7) = (6)^2
9	51	8	67	8	0	0
10	52	10	67	8	2	4
11	63	11	85	12	−1	1
12	70	12	81	11	1	1
合计	—	—	—	—	—	30

H_0：$\rho_s = 0$，患者中医健康素养得分和糖尿病自我管理得分之间不存在相关关系

H_0：$\rho_s \neq 0$，患者中医健康素养得分和糖尿病自我管理得分之间存在相关关系

$\alpha = 0.05$

$$r_s = 1 - \frac{6\sum d^2}{n(n^2 - 1)} = 1 - \frac{6 \times 30}{12(12^2 - 1)} = 0.895$$

本例中存在相同秩次的情况，经校正 $r_s' = 0.892$。根据检验水准 $\alpha = 0.05$ 和例数 $n = 12$，查附表 14 的 r_s 界值表，r_s 的临界值 0.587。$r_s' = 0.892 > 0.587$，$P < 0.05$，拒绝 H_0，接受 H_1，可以认为 2 型糖尿病患者的中医健康素养得分和糖尿病自我管理得分之间存在等级相关关系。

三、相关分析的注意事项

（1）对进行相关分析两个变量的选择一定要结合专业理论知识，不要把毫无关联的两种现象作相关分析。

（2）计算相关系数前宜先作散点图，当散点图存在线性趋势时再作进一步分析，同时散点图有利于识别远离主体数据的离群值（outlier）。

（3）进行相关分析时，需先对两个变量分别进行正态性检验。若有变量不服从正态分布，应通过适当变换，使其服从正态分布，再进行 Pearson 积差相关分析，或者直接选择适合非正态分布的 Spearman 秩相关分析。

（4）两变量间的相关关系可能是因果关系，也可能是伴随关系，需根据专业知识进行具体分析后再下结论。

◎ 第二节　分类变量间的关联分析

上一节介绍了两个数值变量间的相关分析，根据数据特征可以选择 Pearson 积差相关系数或者 Spearman 秩相关系数对关联程度进行描述。对于两个分类变量间的关联性分析，可以根据交叉分类计数频数表，又称列联表（contingency table），作两变量独立性 χ^2 检验，并计算列联系数。

一、2 × 2 交叉分类表资料关联性分析

【例 10 - 3】研究认知障碍严重程度与肾虚证是否有关，某中医药研究机构调查了 150 名认知障碍患者，对每个个体分别观察是否有肾虚证和认知障碍的严重程度，数据见表 10 - 3，试分析两种属性的关联性。

表 10 - 3 认知障碍程度和肾虚证的关系

肾虚证	认知障碍程度		合计
	轻	重	
有	21	37	58
无	52	40	92
合计	73	77	150

这是一份随机样本按同时按两种属性分类的 2×2 交叉分类表，要检验肾虚证和认知障碍的严重程度这两个变量间的关联性，即检验一个变量的概率分布与另一变量的概率分布是否有关联性，计算方法采用第九章的两独立样本率比较的 χ^2 检验公式。

$$\chi^2 = \sum \frac{(A - T)^2}{T} , \nu = (R - 1)(C - 1) \qquad (10 - 5)$$

式中，A 为实际频数；T 为理论频数。同样也适用于四格表专用公式。

$$\chi^2 = \frac{(ad - bc)^2 n}{(a + b)(c + d)(a + c)(b + d)} \qquad (10 - 6)$$

在上述独立性检验拒绝 H_0，接受 H_1，及两变量存在关联时，可以通过计算 Pearson 列联系数 r_p 描述两个变量间关联的紧密程度，其计算公式为：

$$r_p = \sqrt{\frac{\chi^2}{n + \chi^2}} \qquad (10 - 7)$$

式中，χ^2 为交叉分类表独立检验 χ^2 值，n 为样本量，r_p 取值介于 $0 \sim 1$ 之间，越接近于 1，两变量关联越紧密。

需要注意的是，关联性分析与两独立样本率比较的数据不同，前者是由一份随机样本根据两种属性形成的 2×2 表，后者是由两份独立样本各自的频数分布形成的 2×2 表，虽然检验公式相同，但研究目的和结果解释完全不同。现就例 10 - 3 作关联性分析。

H_0：认知障碍严重程度与有无肾虚证之间无关联（即相互独立）

H_1：认知障碍严重程度与有无肾虚证之间有关联

$\alpha = 0.05$

$$\chi^2 = \frac{(ad - bc)^2 n}{(a + b)(c + d)(a + c)(b + d)} = \frac{(21 \times 40 - 37 \times 52)^2 \times 150}{73 \times 77 \times 58 \times 92} = 5.877$$

由 χ^2 界值表（附表 7）得 $\chi^2_{0.05,1} = 3.84$。

本例 $\chi^2 = 5.877 > 3.84$，$P < 0.05$，按 $\alpha = 0.05$ 的水准拒绝 H_0，接受 H_1，可以认为认知障碍严重程度与有无肾虚证之间有关联。

本例列联系数为：

$$r_p = \sqrt{\frac{\chi^2}{n + \chi^2}} = \sqrt{\frac{5.877}{150 + 5.877}} = 0.194$$

二、2×2 配对资料关联性分析

【例 10 - 4】有研究者对 120 份胃组织标本用 A、B 两种方法进行胃癌检测，检测结果见表 10 - 4，试分析 A、B 两种方法检测结果的关联性。

表 10 - 4 两种血清学检验方法的检验结果情况

A 法	B 法		合计
	+	-	
+	41	14	55
-	19	46	65
合计	60	60	120

本例与第九章第三节中两个相关样本率比较的 χ^2 检验不同，后者是做差异性分析的 McNemar 检验，本例是做关联性分析。

H_0：两种检验方法的结果之间无关联（即相互独立）

H_1：两种检验方法的结果之间有关联

$\alpha = 0.05$

$$\chi^2 = \frac{(ad-bc)^2 n}{(a+b)(c+d)(a+c)(b+d)} = \frac{(41 \times 46 - 14 \times 19)^2 \times 120}{60 \times 60 \times 55 \times 65} = 24.470$$

由 χ^2 界值表（附表 7）得 $\chi^2_{0.05,1} = 3.84$。

本例 $\chi^2 = 24.470 > 3.84$，$P < 0.05$，按 $\alpha = 0.05$ 的水准拒绝 H_0，接受 H_1，可以认为两种检验方法的结果之间有关联。

本例列联系数为：

$$r_p = \sqrt{\frac{\chi^2}{n+\chi^2}} = \sqrt{\frac{24.470}{120+24.470}} = 0.412$$

三、R × C 表多分类资料的关联性分析

【例 10 - 5】调查某地维吾尔族、回族、汉族的 ABO 血型分布情况，数据见表 10 - 5，试分析民族和血型分布有无关联？

表 10 - 5 某地不同民族的不同血型分布

民族	ABO 血型				合计
	A	B	O	AB	
维吾尔族	121	168	150	61	500
回族	136	123	154	87	500
汉族	252	259	277	212	1000
合计	509	550	581	360	2000

本例关联性检验采用第九章的 χ^2 检验公式计算：

$$\chi^2 = n\left\{\sum (A^2/n_R n_C) - 1\right\}, \quad \nu = (R-1)(C-1)$$

H_0：民族与血型无关联

H_1：民族与血型有关联

$\alpha = 0.05$

$$\chi^2 = n\left(\sum \frac{A^2}{n_R n_C} - 1\right) = 2000 \times \left(\frac{121^2}{509 \times 5000} + \cdots + \frac{212^2}{360 \times 1000} - 1\right) = 26.602$$

$$\nu = (R-1)(C-1) = (4-1) \times (3-1) = 6$$

查附表 7 χ^2 界值表，得 $P < 0.05$。按 $\alpha = 0.05$ 水准，拒绝 H_0，接受 H_1，差异有统计学意义，可以

认为民族与血型有关联。

本例列联系数为：

$$r_p = \sqrt{\frac{\chi^2}{n+\chi^2}} = \sqrt{\frac{26.602}{2000+26.602}} = 0.115$$

◇ 第三节　SPSS 软件实现方法

一、双变量线性相关分析 ⓔ 微课1

以例 10 – 1 为例介绍 Pearson 积差相关分析的 SPSS 软件实现方法。

1. 建立数据文件　如图 10 – 3 录入数据，以"年龄""体重"为变量名，建立数据集 E1001. sav。

2. 分析步骤

（1）正态性检验　同前章节。

（2）画散点图　Graph→Legacy Dialogs→Scatter/Dot→Simple Scatter→Define，弹出 Simple Scatterplot 对话框，将变量"体重"→Y Axis 框，"年龄"→X Axis 框，→OK。

（3）计算相关系数并检验　Analyze→Correlate→Bivariate，"年龄""体重"→Variables 框，在 Correlation Coefficients 下选中 Pearson，在 Test of Significance 下选中 Two – tailed→OK。

3. 主要结果　满足双变量正态分布，散点图有直线趋势，相关分析见图 10 – 4，$r = 0.879$，$P = 0.000$。

	年龄	体重
1	1.6	12.2
2	2.1	11.5
3	2.7	14.6
⋮	⋮	⋮
10	5.9	21.3
11	6.2	19.7
12	6.8	18.9

图 10 – 3　E1001 数据集

Correlations

		年龄（岁）	体重（kg）
年龄（岁）	Pearson Correlation	1	.879**
	Sig. (2-tailed)		.000
	N	12	12
体重（kg）	Pearson Correlation	.879**	1
	Sig. (2-tailed)	.000	
	N	12	12

**. Correlation is significant at the 0.01 level (2-tailed).

图 10 – 4　Pearson 积差相关分析结果

二、双变量秩相关分析 ⓔ 微课2

以例 10 – 2 为例介绍 Spearman 秩相关分析的 SPSS 软件实现方法。

1. 建立数据文件　如图 10 – 5 录入数据，以"中医健康素养得分""糖尿病自我管理得分"为变量名，建立数据集 E1002. sav。

2. 分析步骤

（1）正态性检验　同前章节。

（2）计算相关系数并检验　Analyze→Correlate→Bivariate，中医健康素养得分和糖尿病自我管理得分→Variables 框，在 Correlation Coefficients 下选中 Spearman，在 Test of Significance 下选中 Two – tailed →OK。

3. 主要结果 本例数据不满足双变量正态分布，散点图有直线趋势，相关分析见图 10 – 6，$r'_s = 0.892$，$P = 0.000$。

图 10 – 5 E1002 数据集

Correlations

			中医健康素养得分	自我管理得分
Spearman's rho	中医健康素养得分	Correlation Coefficient	1.000	.892**
		Sig. (2-tailed)	.	.000
		N	12	12
	自我管理得分	Correlation Coefficient	.892**	1.000
		Sig. (2-tailed)	.000	.
		N	12	12

**. Correlation is significant at the 0.01 level (2-tailed).

图 10 – 6 Spearman 秩相关分析结果

三、2×2 交叉分类表资料关联性分析 📱微课 3

以例 10 – 3 为例介绍 2 × 2 交叉分类表资料关联性分析的 SPSS 软件实现方法。

1. 建立数据文件 如图 10 – 7 录入数据，以"肾虚证""认知障碍""人数"为变量名，建立数据集 E1003. sav。

图 10 – 7 E1003 数据集

2. 分析步骤

（1）数据加权 Data→Weight Cases，选中 Weight cases by，"人数"→Frequency 框→OK。

（2）关联分析 Analyze→Descriptive Statistics→Crosstabs，在 Crosstabs 视窗中，"肾虚证"→Row（s），"认知障碍"→Column（s）框，→Statistics；选中 Chi – square、Contingency coefficient，→Continue；→Cells，选中 Observed→Continue→OK。

3. 主要结果 关联分析见图 10 – 8，$\chi^2 = 5.877$，$P = 0.015$，$r_p = 0.194$。

Chi-Square Tests

	Value	df	Asymptotic Significance (2-sided)	Exact Sig. (2-sided)	Exact Sig. (1-sided)
Pearson Chi-Square	5.877a	1	.015		
Continuity Correctionb	5.091	1	.024		
Likelihood Ratio	5.935	1	.015		
Fisher's Exact Test				.019	.012
Linear-by-Linear Association	5.837	1	.016		
N of Valid Cases	150				

a. 0 cells (0.0%) have expected count less than 5. The minimum expected count is 28.23.

b. Computed only for a 2x2 table

Symmetric Measures

		Value	Approximate Significance
Nominal by Nominal	Contingency Coefficient	.194	.015
N of Valid Cases		150	

图 10 – 8 2 × 2 交叉分类表资料关联性分析结果

四、2 × 2 配对资料关联性分析 📱 微课4

以例 10 - 4 为例介绍 2 × 2 配对资料关联性分析的 SPSS 软件实现方法。

1. 建立数据文件　如图 10 - 9 录入数据，以"A 法""B 法""人数"为变量名，建立数据集 E1004. sav。

2. 分析步骤

（1）数据加权　Data→Weight Cases，选中 Weight cases by，"人数"→Frequency 框→OK。

（2）关联分析　Analyze→Descriptive Statistics→Crosstabs，在 Crosstabs 视窗中，"A 法"→Row（s），"B 法"→Column（s）框，→Statistics；选中 Chi - square、Contingency coefficient，→Continue；→Cells，选中 Observed，→Continue→OK。

3. 主要结果　关联分析见图 10 - 10，$\chi^2 = 24.470$，$P = 0.000$，$r_p = 0.412$。

	🔗 A法	🔗 B法	📏 人数
1	1.00	1.00	41.00
2	1.00	2.00	14.00
3	2.00	1.00	19.00
4	2.00	2.00	46.00

图 10 - 9　E1004 数据集

Chi-Square Tests

	Value	df	Asymptotic Significance (2-sided)	Exact Sig. (2-sided)	Exact Sig. (1-sided)
Pearson Chi-Square	24.470[a]	1	.000		
Continuity Correction[b]	22.691	1	.000		
Likelihood Ratio	25.409	1	.000		
Fisher's Exact Test				.000	.000
Linear-by-Linear Association	24.266	1	.000		
N of Valid Cases	120				

a. 0 cells (0.0%) have expected count less than 5. The minimum expected count is 27.50.

b. Computed only for a 2x2 table

Symmetric Measures

		Value	Approximate Significance
Nominal by Nominal	Contingency Coefficient	.412	.000
N of Valid Cases		120	

图 10 - 10　2 × 2 配对资料关联性分析结果

五、R × C 表多分类资料的关联性分析 📱 微课5

以例 10 - 5 为例介绍 R × C 表多分类资料的关联性分析的 SPSS 软件实现方法。

1. 建立数据文件　如图 10 - 10 录入数据，以"民族""血型""人数"为变量名，建立数据集 E1005. sav。

2. 分析步骤

（1）数据加权　Data→Weight Cases，选中 Weight cases by，"人数"→Frequency 框→OK。

（2）关联分析　Analyze→Descriptive Statistics→Crosstabs，在 Crosstabs 视窗中，"民族"→Row（s），"血型"→Column（s）框，→Statistics；选中 Chi - square、Contingency coefficient，→Continue；→Cells，选中 Observed，→Continue→OK。

	🔗 民族	🔗 ABO血型	📏 人数
1	1.00	1.00	121.00
2	1.00	2.00	168.00
3	1.00	3.00	150.00
4	1.00	4.00	61.00
5	2.00	1.00	136.00
6	2.00	2.00	123.00
7	2.00	3.00	154.00
8	2.00	4.00	87.00
9	3.00	1.00	252.00
10	3.00	2.00	259.00
11	3.00	3.00	277.00
12	3.00	4.00	212.00

图 10 - 11　数据集 E1005. sav

3. 主要结果 关联分析见图 10 – 12，$\chi^2 = 26.602$，$P = 0.000$，$r_p = 0.115$。

Chi-Square Tests

	Value	df	Asymptotic Significance (2-sided)
Pearson Chi-Square	26.602[a]	6	.000
Likelihood Ratio	27.112	6	.000
Linear-by-Linear Association	6.559	1	.010
N of Valid Cases	2000		

a. 0 cells (0.0%) have expected count less than 5. The minimum expected count is 90.00.

Symmetric Measures

		Value	Approximate Significance
Nominal by Nominal	Contingency Coefficient	.115	.000
N of Valid Cases		2000	

图 10 – 12　多分类资料的关联性分析结果

答案解析

目标检测

一、最佳选择题

1. Pearson 积矩相关系数的假设检验可以用（　　）

　　A. 散点图直接观察法代替　　　　　　　　B. t 检验

　　C. 秩和检验　　　　　　　　　　　　　　D. χ^2 检验

　　E. 以上都可以

2. 计算 Pearson 积矩相关系数要求（　　）

　　A. 因变量 Y 是正态变量，而自变量 X 可以不满足正态的要求

　　B. 因变量 X 是正态变量，而自变量 Y 可以不满足正态的要求

　　C. 两变量服从二元正态分布

　　D. 两变量只要是测量指标就行

　　E. 因变量 Y 是定量变量，而自变量 X 可以是任何类型的变量

3. 积矩相关系数 $\rho = 0$ 时，宜表述为（　　）

　　A. 两变量间不存在任何关系

　　B. 两变量间存在线性关系，不排除也存在某种曲线关系

　　C. 两变量间存在曲线关系

　　D. 两变量间的关系不能确定

　　E. 两变量间不存在线性关系，但不排除存在某种曲线关系

4. 两变量之间 Pearson 积矩相关系数 r 的假设检验，其自由度为（　　）

　　A. $n - 1$　　　　　　　　B. $n - k$　　　　　　　　C. $2n - 1$

　　D. $n - 2$　　　　　　　　E. $(R - 1)(C - 1)$

5. 对至少一个变量为无序分类变量的列联表资料作关联性分析可用（　　）

    A. 积矩相关系数　　　　　　　B. 秩相关系数　　　　　　　C. 列联系数

    D. 线性相关系数　　　　　　　E. 等级相关系数

6. 在关联性研究中，线性相关系数的假设检验中的 P 值越小，则（　　）

    A. 两变量相关性越好

    B. 结论可信度越大

    C. 认为总体具有线性相关的理由越充分

    D. 抽样误差越小

    E. 抽样误差越大

7. 线性相关分析可用于（　　）的数量关系

    A. 儿童的性别与体重　　　　　　　　　　B. 儿童的身高与体重

    C. 儿童的性别与血型　　　　　　　　　　D. 母亲的职业与儿童的智商

    E. 母亲的职业与血型

8. 在线性相关分析中，对总体相关系数 ρ 是否为 0 作假设检验，得到 $|r| > r_{0.05/2, v}$，则在 $\alpha = 0.05$ 的水平上（　　）

    A. 肯定两变量之间存在直线相关关系

    B. 尚不能认为两变量之间存在直线相关关系

    C. 可以认为两变量之间存在正相关关系

    D. 可以认为两变量之间有线性相关关系

    E. 可以认为两变量之间有一定的关系

9. 相关系数检验的无效假设 H_0 是（　　）

    A. $\rho > 0$　　　　　　　　　B. $\rho = 0$　　　　　　　　　C. $\rho < 0$

    D. $\rho = 1$　　　　　　　　　E. $\rho \neq 0$

10. 对两变量进行直线相关分析，$r = 0.39$，$P > 0.05$，说明两变量之间（　　）

    A. 有相关关系　　　　　　B. 有数量关系　　　　　　C. 有因果关系

    D. 有伴随关系　　　　　　E. 无线性相关关系

二、简答题

1. 线性相关分析需要满足哪些条件？有哪些注意事项？

2. 2×2 列联表资料的关联性分析与两独立样本率比较的卡方检验有何区别与联系？

（杨　旻）

书网融合……

微课1　　　　　微课2　　　　　微课3　　　　　微课4　　　　　微课5　　　　　题库

第十一章 简单线性回归分析

PPT

学习目标

知识目标

1. **掌握** 简单线性回归的概念和分析步骤。
2. **熟悉** 简单线性回归的注意事项。
3. **了解** 简单线性回归的应用。

能力目标 通过本章的学习，能够熟练应用 SPSS 统计软件进行正确的简单线性回归分析，培养在实际工作中正确应用统计学方法解决问题的能力。

第一节 概 述

医学研究中描述两个变量相关关系的方向和密切程度，采用简单线性相关的分析方法。如果要表示两个变量之间的数量依存关系，可进行简单线性回归（simple linear regression）分析。简单线性回归分析属双变量分析的范畴，如果某一个变量 Y 随着另一个变量 X 的变化而变化，并且它们的变化在直角坐标系中呈直线趋势，就可以用一个直线方程来定量地描述它们之间的数量依存关系，这就是简单线性回归分析，又称直线回归分析。

知识链接

回归分析法

回归分析法是由著名的统计学家高尔顿（F. Galton，1882—1911）所创立的。早年，高尔顿曾致力于化学和遗传学领域的研究，他在研究英国人中父子身高之间的关系时创立了回归分析法。现在，回归分析法已经广泛应用于科学研究的各个方面，成为探索变量之间的关系最为重要的方法之一，并用以找出有因果关系的变量之间关系的具体表现形式。

一、基本概念

简单线性回归分析中两个变量的地位不同，其中一个变量是依赖另一个变量而变化的，因此分别称为因变量（dependent variable）和自变量（independent variable），习惯上分别用 y 和 x 来表示。其中因变量 y 属于正态随机变量（normal distribution），x 可以是规律变化的或人为选定的一些数值（非随机变量），也可以是随机变量，前者称为 I 型回归，后者称为 II 型回归。

可以用一个直线方程来描述两个变量 X 与 Y 之间依存变化的数量关系，这样的直线方程叫做线性回归方程，表示为：

$$\widehat{Y} = a + bX \qquad\qquad (11-1)$$

式中，$\widehat{Y}$ 是给定 X 时 Y 的估计值；a 为常数项或截距（intercept），是回归直线或其延长线与 y 轴交点的纵坐标，其统计学意义为当 X 取 0 时相应 Y 的均数估计值；b 为样本回归系数（coefficient of regression），是回归直线的斜率，其统计学意义为当 X 每变化一个单位时 Y 平均增加或减少的单位数。

二、应用条件

线性回归模型成立需要满足 4 个前提条件，即线性（linearity）、独立性（independency）、正态性（normal）和等方差性（equal variance），简记为 LINE。

1. 线性　是指因变量 Y 的总体平均值与自变量 X 具有线性关系。通常绘制 (X_i, Y_i) 的散点图或残差分析图，通过观察散点的分布来判断有无线性趋势。

2. 独立性　是指各例观测值 $Y_i(i=1,2,\cdots,n)$ 相互独立。通常利用专业知识或残差分析来判断这项假定是否满足。

3. 正态性　是指因变量 Y 值服从正态分布，即要求线性模型的随机误差项 ε 服从正态分布。如果该条件不成立，在正态分布假设下对总体回归系数的假设检验和可信区间估计的结论均无效。可通过专业知识，对 Y 变量进行正态性检验或利用残差分析来考察这一条件是否满足。

4. 等方差性　是指对任意一组自变量 X_1，X_2，$\cdots$，X_m 值，因变量 Y 具有相同方差　如果该条件不成立，总体回归系数的估计有偏性，可信区间估计及假设检验的结论均无效。通常可利用 (X_i, Y_i) 散点图或残差分析判断等方差性。

上述 4 个条件可用图 11 - 1 示意。

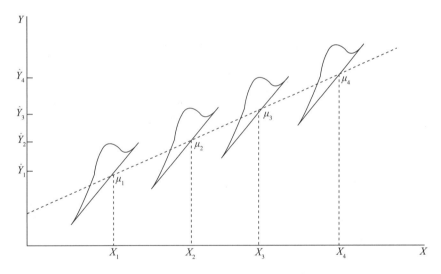

图 11 - 1　直线回归应用条件示意

资料不满足这四个条件时，常用的处理方法有：修改模型或者采用曲线拟合，也可变量转换。常用的变量转换有对数转换、平方根转换、倒数转换等。变量转换对自变量和（或）因变量均适宜；如果方差不齐，可采用加权最小二乘法估计回归系数。

◇ 第二节　简单线性回归方程的建立与评价

一、简单线性回归方程的建立

回归直线是一条最能代表数据散点分布趋势的直线，该直线由回归方程确定。直线回归方程 $\widehat{Y} =$

$a + bX$ 中的 a 和 b 是两个待定常数，根据样本实测 (x, y) 计算 a 和 b 的过程就是建立回归方程的过程。

为使方程能较好地反映各点的分布规律，应该使各实测点到回归直线的纵向距离的平方和 $Q = \sum (y - \hat{y})^2$ 最小，这就是最小二乘法（least square method）原理。实测值 Y 与假定的回归直线上的估计值 $\hat{Y}$ 的纵向距离称为残差（residual）或剩余，各点的残差越小，距直线越接近，则直线越能更好地代表数据点的分布规律。

a、b 按以下公式计算。

1. 先求 b

$$b = \frac{\sum (X - \bar{X})(Y - \bar{Y})}{\sum (X - \bar{X})^2} = \frac{l_{XY}}{l_{XX}} \qquad (11-2)$$

式中，l_{xy} 为 X、Y 的离均差积和，l_{xx} 为 X 的离均差平方和。

$$l_{XX} = \sum X^2 - \frac{(\sum X)^2}{n} \qquad (11-3)$$

$$l_{XY} = \sum XY - \frac{(\sum X)(\sum Y)}{n} \qquad (11-4)$$

2. 再求 a　由于最小二乘法估计的简单线性回归方程必过点 (X, Y)，故有：

$$a = \bar{Y} - b\bar{X} \qquad (11-5)$$

【例 11-1】某研究小组随机抽查了 20 名 15 岁健康男童，测量其身高（cm）与体重（kg），数据见表 11-1，拟研究体重随身高的变化而变化的规律。

表 11-1　20 名 15 岁健康男童的身高和体重

序号 (1)	身高 (X) (2)	体重 (Y) (3)	X^2 (4)	Y^2 (5)	XY (6) = (2)×(3)
1	145	42	21025	1764	6090
2	147	50	21609	2500	7350
3	152	45	23104	2025	6840
4	150	50	22500	2500	7500
5	155	52	24025	2704	8060
6	152	55	23104	3025	8360
7	157	50	24649	2500	7850
8	155	53	24025	2809	8215
9	157	55	24649	3025	8635
10	160	58	25600	3364	9280
11	157	61	24649	3721	9577
12	163	53	26569	2809	8639
13	160	56	25600	3136	8960
14	165	59	27225	3481	9735
15	163	61	26569	3721	9943
16	168	58	28224	3364	9744
17	170	61	28900	3721	10370
18	168	67	28224	4489	11256
19	173	64	29929	4096	11072
20	175	70	30625	4900	12250
合计	3192	1120	510804	63654	179726
	$\sum X$	$\sum Y$	$\sum X^2$	$\sum Y^2$	$\sum XY$

简单线性回归方程的建立步骤如下。

（1）绘制散点图。如图 11-2 散点图显示两变量呈直线趋势。

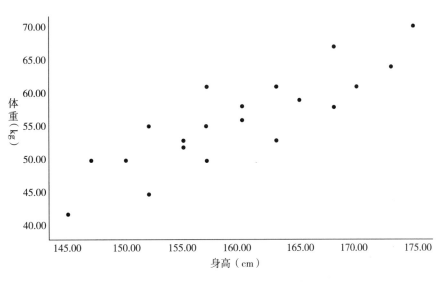

图 11-2　身高与体重散点图

（2）求 $\sum X, \sum Y, \sum X^2, \sum Y^2, \sum XY$。结果见表 11-1 第（2）~（6）栏。

（3）计算 X、Y 的均数 $\overline{X}$、$\overline{Y}$，离均差平方和 l_{XX}、l_{YY} 与离均差积和 l_{XY}。

$$\overline{X} = \frac{\sum X}{n} = \frac{3192}{20} = 159.6 \qquad \overline{Y} = \frac{\sum Y}{n} = \frac{1120}{20} = 56$$

$$l_{XX} = 1360.8, \qquad l_{YY} = 934, \qquad l_{XY} = 974$$

（4）求回归回归系数 b 和截距 a

$$b = \frac{lXY}{lXX} = \frac{974}{1360.8} = 0.716$$

$$a = \overline{Y} - b\overline{X} = 56 - 0.716 \times 159.6 = -58.235$$

（5）列出回归方程

$$\widehat{Y} = -58.235 + 0.716X$$

（6）绘制回归直线　在散点图上点出（0, -58.235）和（81.334, 0），连接两点，即得回归直线。

二、简单线性回归方程的评价

上面的回归方程是用样本上的数据建立的，由于抽样误差的原因，即使 X、Y 的总体回归系数 β 为零，其样本回归系数 b 不一定为零。因此，建立回归方程是否成立、总体回归系数 β 是否为零，需要做假设检验进行评价。

（一）方差分析

其基本思想是将因变量 Y 的总变异 $SS_{总}$ 分解为 $SS_{回归}$ 和 $SS_{剩余}$，然后利用 F 检验来判断回归方程是否成立。

$SS_{总}$ 即 $\sum (Y - \overline{Y})^2$，为 Y 的离均差平方和（total sum of squares），反映未考虑 X 与 Y 的回归关系时 Y 的变异，其意义可通过图 11-3 加以说明。

任一点 P 的纵坐标被回归直线与均数 $\overline{Y}$ 截成三段：①第一段 $(Y - \widehat{Y})$，表示实测点 P 与回归直线的

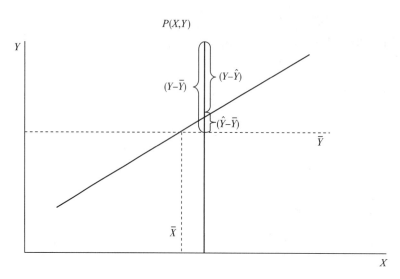

图 11 – 3　应变量 Y 的平方和划分示意图

纵向距离，即实际值 Y 与估计值 $\hat{Y}$ 之差，称为剩余或残差；②第二段 $(\hat{Y} - \overline{Y})$，即 Y 估计值 $\hat{Y}$ 与均数 $\overline{Y}$ 之差，它与回归系数的大小有关。$|b|$ 值越大，$(\hat{Y} - \overline{Y})$ 也越大，反之亦然。当 $b = 0$ 时，$(\hat{Y} - \overline{Y})$ 亦为零，则 $Y - \hat{Y} = (Y - \overline{Y})$，也就是回归直线不能使残差 $(Y - \hat{Y})$ 减小；③第三段 $\overline{Y}$，是因变量 Y 的均数。

上述三段的代数和为：$Y = \overline{Y} + (\hat{Y} - \overline{Y}) + (Y - \hat{Y})$

移项：$Y - \overline{Y} = (\hat{Y} - \overline{Y}) + (Y - \hat{Y})$

P 点是散点图中任取的一点，将所有点都按上法处理，并将等式两端平方后再求和，则有：

$$\sum (Y - \overline{Y})^2 = \sum (\hat{Y} - \overline{Y})^2 + \sum (Y - \hat{Y})^2$$

上式用符号表示为：

$$SS_{总} = SS_{回} + SS_{剩} \tag{11-6}$$

式中，$SS_{回}$ 即 $\sum (\hat{Y} - \overline{Y})^2$，为回归平方和（regression sum of squares），它反映在 Y 的总变异 $SS_{总}$ 中由于 X 与 Y 的直线关系而使 Y 变异减小的部分，也就是在总平方和中可以用 X 解释的部分。$SS_{回}$ 越大，说明回归效果越好，即 $SS_{总}$ 中可用 X 与 Y 线性关系解释的变异越多。

$SS_{剩}$ 即 $\sum (Y - \hat{Y})^2$，为剩余平方和（residual sum of squares），它反映 X 对 Y 的线性影响之外的一切因素对 Y 的变异的作用，也就是在总平方和 $SS_{总}$ 中无法用 X 解释的部分。在散点图中，各实测点离回归直线越近，$\sum (Y - \hat{Y})^2$ 也就越小，说明直线回归的估计误差越小。

所以，总变异 $SS_{总}$ 是由回归关系引起的 $SS_{回}$ 和与回归无关的其他各种因素产生的 $SS_{剩}$ 所构成。若回归直线与各实测点十分吻合，则 $SS_{回}$ 将明显大于 $SS_{剩}$，当全部实测值都在回归直线上时，$SS_{总} = SS_{回}$，$SS_{剩} = 0$，反之，若回归直线拟合不好，$SS_{回}$ 相对较小，$SS_{剩}$ 则相对增大。可见 $SS_{回}/SS_{剩}$ 反映了回归的效果。

上述三个平方和，各有其相应的自由度 ν，并有如下的关系：

$$\nu_{总} = \nu_{回} + \nu_{剩}$$
$$\nu_{总} = n - 1, \quad \nu_{回} = 1, \quad \nu_{剩} = n - 2 \tag{11-7}$$

式中，n 为样本含量。

$SS_{总}$ 的计算大家已熟悉，即：

$$SS_{总} = \sum (Y - \bar{Y})^2 = \sum Y^2 - \frac{\left(\sum Y\right)^2}{n} \tag{11-8}$$

$SS_{回}$ 和 $SS_{剩}$ 可通过下列公式进行计算：

$$SS_{回} = bl_{XY} = \frac{l_{XY}^2}{l_{XX}} \tag{11-9}$$

$$SS_{剩} = SS_{总} - SS_{回} \tag{11-10}$$

方差分析时的步骤与一般假设检验相同。统计量 F 的计算：

$$F = \frac{SS_{回}/\nu_{回}}{SS_{剩}/\nu_{剩}} = \frac{MS_{回}}{MS_{剩}} \tag{11-11}$$

表 11-2 为常用的回归分析的方差分析表。

表 11-2　回归分析的方差分析表

变异来源	SS	n	MS	F
总变异	$\sum (Y - \bar{Y})^2$	$n - 1$		
回归	$\sum (\hat{Y} - \bar{Y})^2$	1	$\sum (\hat{Y} - \bar{Y})^2$	$\dfrac{MS_{回归}}{MS_{误差}}$
剩余	$\sum (Y - \hat{Y})^2$	$n - 2$	$\sum (Y - \hat{Y})^2 / (n-2)$	

【例 11-2】对例 11-1 数据建立的回归方程进行假设检验。

1. 建立检验假设，确定检验水准

H_0：$\beta = 0$，即 15 岁男孩身高和体重无线性回归关系

H_1：$\beta \neq 0$，即 15 岁男孩身高和体重有线性回归关系

$\alpha = 0.05$

2. 计算检验统计量 F 值

方差分析表见表 11-3。

表 11-3　例 11-1 资料的方差分析计算表

变异来源	SS	df	MS	F	P
Regression	697.146	1	697.146		
Residual	236.854	18	13.159	52.980	0.000
Total	934.000	19			

3. 确定 P 值，做出统计推断

查 F 界值表，得 $F_{0.05,(1,18)} = 4.41$，$F > F_{0.05,(1,18)}$，$P < 0.05$。按 $\alpha = 0.05$ 检验水准，拒绝 H_0，接受 H_1，认为 15 岁男孩身高和体重有线性回归关系。

（二）t 检验

对总体回归系数 β 是否为 0 可进行 t 检验。t 检验的基本思想同样本均数与总体均数比较的 t 检验类似，检验统计量 t 值的计算公式为：

$$t = \frac{b - 0}{S_b}, \quad \nu = n - 2 \tag{11-12}$$

式中，S_b 为样本回归系数的标准误，计算公式为：

$$S_b = \frac{S_{Y.X}}{\sqrt{l_{XX}}} \tag{11-13}$$

式中，S_{YX} 为 Y 的剩余标准差，是扣除 X 的影响后 Y 的变异指标，可用以说明估计值 $\widehat{Y}$ 的精确性。$S_{Y.X}$ 越小，表示回归方程的估计精度越高。计算公式为：

$$S_{Y.X} = \sqrt{\frac{\sum (Y - \widehat{Y})^2}{n - 2}} = \sqrt{\frac{SS_{剩}}{n - 2}} \qquad (11 - 14)$$

求得 t 值后，查 t 界值表，得 P 值，按所取检验水准做出推断结论。对同一资料，t 检验和方差分析是等价的，$t^2 = F$。

实际应用中因为回归系数 b 的检验过程较为复杂，而相关系数 r 的检验过程简单并与之等价，故也可用相关系数 r 的检验来代替回归系数 b 的检验。

【例 11-3】对例 11-1 数据建立的回归系数进行假设检验。

1. 建立检验假设，确定检验水准

H_0：$\beta = 0$，即 15 岁男孩身高和体重无线性回归关系

H_1：$\beta \neq 0$，即 15 岁男孩身高和体重有线性回归关系

$\alpha = 0.05$

2. 计算检验统计量

$t = 7.279$（SPSS 软件计算）。

3. 确定 P 值，做出统计推断

查 t 界值表，得 $t_{0.05/2,18} = 1.734$，$t > t_{0.05/2,18}$，$P < 0.05$。按 $\alpha = 0.05$ 检验水准，拒绝 H_0，接受 H_1，认为 15 岁男孩身高和体重有线性回归关系。

第三节　简单线性回归的应用与注意事项

一、简单线性回归方程的应用

1. 定量描述两变量之间的数量依存关系　对回归系数 b 进行假设检验时，若 $P < \alpha$，可认为两变量间存在直线回归关系，则直线回归方程即为两个变量间依存关系的定量表达式。

2. 利用回归方程进行预测　把预报因子（即自变量 X）代入回归方程对预报量（即因变量 Y）进行估计，即可得到个体 Y 值的容许区间。

3. 利用回归方程进行统计控制　通过控制 X 的范围确保 Y 不超出某一范围，来实现统计控制的目标，所以统计控制是利用回归方程进行的逆估计。

二、应用直线回归的注意事项

（1）作回归分析要有实际意义，不能把毫无关联的两种现象，随意进行回归分析，忽视事物现象间的内在联系和规律；如对儿童身高与小树的生长数据进行回归分析既无道理也无用途。另外，即使两个变量间存在回归关系时，也不一定是因果关系，必须结合专业知识作出合理解释和结论。

（2）直线回归分析的资料，一般要求应变量 Y 是来自正态总体的随机变量，自变量 X 可以是正态随机变量，也可以是精确测量和严密控制的值。若稍偏离要求时，一般对回归方程中参数的估计影响不大，但可能影响到标准差的估计，也会影响假设检验时 P 值的真实性。

（3）进行回归分析时，应先绘制散点图（scatter plot）。若提示有直线趋势存在时，可作直线回归分析；若提示无明显线性趋势，则应根据散点分布类型，选择合适的曲线模型（curvilinear modal），经

数据变换后，化为线性回归来解决。一般说，不满足线性条件的情形下去计算回归方程会毫无意义，最好采用非线性回归方程的方法进行分析。

（4）绘制散点图后，若出现一些特大特小的离群值（异常点），则应及时复核检查，对由于测定、记录或计算机录入的错误数据，应予以修正和剔除。否则，异常点的存在会对回归方程中的系数 a、b 的估计产生较大影响。

（5）回归直线不要外延。直线回归的适用范围一般以自变量取值范围为限，在此范围内求出的估计值 $\hat{Y}$ 称为内插（interpolation）；超过自变量取值范围所计算的 $\hat{Y}$ 称为外延（extrapolation）。若无充足理由证明，超出自变量取值范围后直线回归关系仍成立时，应该避免随意外延。

第四节 SPSS 软件实现方法 微课

以例 11 - 1 为例介绍简单线性回归分析的 SPSS 软件实现方法。

1. 建立数据文件 如图 11 - 4 录入数据，以"身高""体重"为变量名，建立数据集 E1101. sav。

2. 分析步骤

（1）绘制散点图 Graphs→Legacy Dialogs→Scatter/Dot→Simple Scatter→Define→将"身高"选入 X Axis，"体重"选入 Y Axis→OK。

（2）简单线性回归分析 Analyze→Regression→Linear...→将因变量"体重"选入"Dependent"框口，将自变量"身高"选入"Independent"框→OK。

3. 主要结果

（1）决定系数 图 11 - 5 显示，所拟合模型的拟合优度情况简表，显示在模型 1 中，复相关系数为 0.864，决定系数为 0.746，校正决定系数为 0.732。

	身高	体重
1	145.00	42.00
2	147.00	50.00
3	152.00	45.00
⋮	⋮	⋮
18	168.00	67.00
19	173.00	64.00
20	175.00	70.00

图 11 - 4 E1101 数据集

Model Summary

Model	R	R Square	Adjusted R Square	Std. Error of the Estimate
1	.864[a]	.746	.732	3.62747

a. Predictors: (Constant), 身高

图 11 - 5 线性回归分析决定系数

（2）模型检验 图 11 - 6 为模型检验的方差分析结果，本例 $F = 52.980$，$P < 0.001$，由此可知，所建立的模型有统计学意义。

ANOVA[a]

Model		Sum of Squares	df	Mean Square	F	Sig.
1	Regression	697.146	1	697.146	52.980	.000[b]
	Residual	236.854	18	13.159		
	Total	934.000	19			

a. Dependent Variable: 体重

b. Predictors: (Constant), 身高

图 11 - 6 线性回归模型检验结果

（3）线性回归参数估计　图 11 - 7 为线性回归参数估计的结果，本例身高和体重回归方程的常数项为 - 58.235，标准误为 0.098，回归系数检验 $t = 7.279$，$P < 0.001$，由此可知，身高与体重存在线性回归关系。

Coefficients[a]

Model		Unstandardized Coefficients		Standardized Coefficients	t	Sig.
		B	Std. Error	Beta		
1	(Constant)	-58.235	15.715		-3.706	.002
	身高	.716	.098	.864	7.279	.000

a. Dependent Variable: 体重

图 11 - 7　线性回归模型回归参数估计

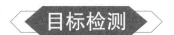

答案解析

一、最佳选择题

1. 如果对简单线性回归模型进行假设检验的结果是不能拒绝 H_0，这就意味着（　　）

　　A. 该模型有应用价值

　　B. 该模型无应用价值

　　C. 该模型求解错误

　　D. X 与 Y 之间一定无关系

　　E. 尚无充分证据说明 X 与 Y 之间有线性关系

2. 在求出 Y 关于 X 变化的线性回归方程后，发现将原始数据中的某一点（x_k，y_k）的横坐标值代入方程所得的值不等于 y_k，则可以认为（　　）

　　A. 此现象无法解释　　　　　　　　　　　　　B. 此现象正常

　　C. 计算有错误　　　　　　　　　　　　　　　D. X 与 Y 之间呈非线性关系

　　E. X 与 Y 之间呈线性关系

3. 在简单线性回归分析中，得到回归系数为 - 0.30，经检验有统计学意义，说明（　　）

　　A. Y 增加一个单位，X 平均减少 30%

　　B. X 增加一个单位，Y 平均减少 30%

　　C. X 增加一个单位，Y 平均减少 0.30 个单位

　　D. Y 增加一个单位，X 平均减少 0.30 个单位

　　E. X 对 Y 的影响占 Y 变异的 30%

4. 简单线性回归系数 t 检验，其自由度为（　　）

　　A. $n - 2$　　　　　　　　　B. $n - 1$　　　　　　　　　C. n

　　D. $2n - 1$　　　　　　　　E. $2(n - 1)$

5. 在 y 对 x 的直线回归分析中，$|b|$ 值越大，则（　　）

　　A. 各散点越靠近回归直线　　B. 各散点越离开回归直线　　C. 回归直线对 x 轴越倾斜

　　D. 回归直线对 x 轴越平坦　　E. 以上都不是

6. 若变量 X、Y 的总体相关系数 $\rho = 0$，则 X、Y（　　）

　　A. 相互独立　　　　　　　　B. 线性相关　　　　　　　　C. 非线性相关

　　D. 曲线相关　　　　　　　　E. 非曲线相关

7. 若分析糖尿病患者的血糖与其胰岛素水平之间的数量关系，拟用胰岛素含量预测血糖值，则采用（　　）

　　A. 相关分析　　　　　　　B. 回归分析　　　　　　　C. 方差分析

　　D. 区间估计　　　　　　　E. 假设检验

8. 用最小二乘法确定的线性回归方程的原则是各观察点（　　）

　　A. 与直线的纵向距离相等　　　　　　　　　B. 与直线的纵向距离的平方和最小

　　C. 与直线的垂直距离相等　　　　　　　　　D. 与直线的垂直距离的平方和最小

　　E. 与直线的垂直距离的总和最小

9. 一元线性回归方程回归系数的假设检验方法（　　）

　　A. 总体相关系数的检验代替　　B. t 检验　　　　　　C. 方差分析

　　D. χ^2 检验　　　　　　　E. 前三项皆可

10. 一组双变量正态分布资料，用最小二乘法建立回归方程：$y = a_1 + b_1 x$；$x = a_2 + b_2 y$，计算得到的相关系数为 r，则（　　）

　　A. $b_1 = b_2$　　　　　　　B. $|b_1| = |b_2|$　　　　　　C. $b_1 + b_2 = 0$

　　D. $r^2 = b_1 b_2$　　　　　　E. $b_1 b_2 = 1$

二、简答题

1. 简述简单线性回归分析的应用条件。

2. 简述简单线性回归的应用与注意事项。

（罗　丹）

书网融合……

微课　　　　　题库

第十二章　多重线性回归分析

PPT

前面我们学习了双变量相关与回归，探讨了一个因变量与一个自变量的回归关系。由于事物间的联系常是多方面的，一个因变量（Y）的变化可能受到其他多个自变量（X_i）的影响，如血压的高低可能与年龄、体重、饮食、职业、精神紧张、饮酒等多种因素有关。多重线性回归（multiple linear regression）就是研究一个连续型因变量与多个自变量间线性回归关系的统计分析方法，是简单线性回归分析的扩展。本章主要介绍多重线性回归模型的建立与评价、应用与注意事项以及 SPSS 统计软件实现方法等相关内容。

▷ 第一节　概　　述

一、多重线性回归模型

多重线性回归分析是一种重要的、经典的多因素分析方法，是简单线性回归方法的拓展，它是通过建立一个多重线性回归模型来定量的描述一个因变量 y 与多个自变量 x_1，x_2，x_3⋯之间的线性关系。其数据格式见表 12 – 1。

表 12 – 1　多重线性回归分析的数据格式

序号	x_1	x_2	⋯	x_m	y
1	x_{11}	x_{12}	⋯	x_{1m}	y_1
2	x_{21}	x_{22}	⋯	x_{2m}	y_2
3	x_{31}	x_{32}	⋯	x_{3m}	y_3
			⋯		
n	x_{n1}	x_{n2}	⋯	x_{nm}	y_n

多重线性回归模型的一般形式见公式 12 – 1。

$$\mu_y = \beta_0 + \beta_1 x_1 + \beta_2 x_2 + \cdots + \beta_m x_m \tag{12 – 1}$$

式中，μ_y 表示模型中自变量取值固定时相应因变量 y 的总体均数；m 为自变量个数；β_0 为常数项，表示所有自变量取值均为 0 时因变量 y 的平均水平；β_j 为自变量 x_j 的偏回归系数（partial regression coefficient），表示当方程中其他自变量保持不变时，自变量 x_j 每变化一个计量单位，因变量 y 的平均值变化 β_j 个单位。偏回归系数的符号可用于判断各自变量对因变量影响的方向。

相应地，由样本估计而得的多重线性回归方程为：

$$\hat{y} = b_0 + b_1 x_1 + b_2 x_2 + \cdots + b_m x_m \tag{12-2}$$

式中，$\hat{y}$ 为 $x_i = (x_1, x_2, \cdots, x_m)$ 时，因变量 y 的总体平均值的估计值；b_0 和 b_1，$b_2, \ldots, b_m$ 分别为公式 12-1 中 β_0 和 β_1，$\beta_2, \ldots, \beta_m$ 的估计值。

由于 m 个自变量都具有各自的计量单位及不同的变异程度，所以不能直接用普通偏回归系数的数值大小来比较方程中各个自变量对因变量 y 的影响大小。因此，先将原始观测数据进行标准化，即：

$$x_i' = \frac{x_i - \bar{x}_i}{S_i} \tag{12-3}$$

再用标准化的数据进行回归模型拟合，此时所获得的回归系数称为标准化偏回归系数（standardized partial regression coefficient）。标准化偏回归系数绝对值越大的自变量在数值上对因变量 y 的影响越大。标准化偏回归系数 b_j' 与普通偏回归系数 b_j 的关系式为：

$$b_j' = \frac{S_j}{S_y} b_j \tag{12-4}$$

式中，S_j 和 S_y 分别表示自变量 x_j 和因变量 y 的标准差。

二、应用条件

与简单线性回归相同，多重线性回归的前提条件同样需满足 LINE 条件（即线性、独立性、正态性和方差齐性）。线性指各自变量组合与因变量之间具有线性关系；独立性指样本中各个个体之间是相互独立的；正态性指给定各个自变量的取值时，因变量 y 的取值服从正态分布；方差齐性指自变量取值不同时，因变量的总体变异保持不变。可采用残差分析来对资料进行核查。

与简单线性回归分析相似，在多重线性回归分析中，可以计算残差 $e_i = y_i - \hat{y}_i$ 和标准化残差 $e_i' = \dfrac{e_i}{\sqrt{MS_{残差}}}$。一般以标准化残差为纵坐标，以 $\hat{y}_i$ 为横坐标作标准化残差图进行分析。残差分析可以用来验证资料是否满足多重线性回归的条件，并用于评价回归模型的拟合效果。

若标准化残差图中绝大多数散点围绕 0 参考线上下随机均匀分布，且在 2 倍标准差之间，可认为模型拟合效果较好，且资料满足正态性和等方差。一般认为在 ±3 倍标准差以外区域出现的点所对应的原始数据为离群点，在 ±2 倍标准差以外、±3 倍标准差以内区域出现的点所对应的原始数据可能为离群点。如果标准化残差图中散点的分布随着 $\hat{y}_i$、y_i 或某个自变量 x_j 的增大而扩散或收敛，说明不满足等方差性；如果散点的分布呈线性趋势，说明可能漏掉了另外的自变量；如果散点的分布呈一定的曲线变化，说明自变量和因变量间可能存在非线性关系。

如果通过残差分析发现资料不满足线性、正态性、方差齐性等假定，常用的处理方法如下。

（1）如果不满足线性条件，可以考虑修改模型，或者采用曲线拟合。

（2）如果正态性、方差齐性等假定不成立，一般考虑对数据进行变量变换，使之满足正态性和方差齐性的假定。常用的变换方式包括对数变换、平方根变换、倒数变换等。这些变换可以用于自变量，也可以用于因变量，或者同时用于两者。

（3）如果方差齐性的假定不成立，可以采用加权最小二乘法等来估计偏回归系数。具体原理参考其他专著。

第二节 多重线性回归模型的建立

一、参数估计

通常采用最小二乘法（least squared method）来估计多重线性回归的未知参数。其基本原理为：寻找一套适宜的偏回归系数（b_0 和 b_1，b_2，…，b_m）建立多条线性回归方程，令因变量的观测值 y 与估计值 $\hat{y}$ 之间的残差平方和最小。满足这个条件的偏回归系数 b_j 就是根据最小二乘法得到的偏回归系数 β_j 的估计值。虽然多重回归参数估计的原理和方法与简单回归分析相同，但是随着自变量个数的增加其计算量变得相当大，一般使用统计软件来完成。

例 12-1 某医院收集了 20 例儿童的血红蛋白（g/L）和四种微量元素（μmol/L）含量，试据此建立多重线性回归模型，数据见表 12-2。

表 12-2 20 例儿童的血红蛋白和四种微量元素的资料

编号	钙（x_1） （μmol/L）	镁（x_2） （μmol/L）	铁（x_3） （μmol/L）	铜（x_4） （μmol/L）	血红蛋白（y） （g/L）
1	21.49	16.13	80.32	0.16	135.0
2	12.58	13.57	83.65	0.26	130.0
3	13.65	14.58	76.18	0.19	137.5
4	18.61	16.86	84.09	0.19	140.0
5	16.15	11.32	81.72	0.16	142.5
6	14.67	14.74	70.84	0.09	127.5
7	10.90	15.13	80.32	0.16	125.0
8	13.70	12.54	78.78	0.28	122.5
9	21.38	10.57	70.60	0.18	120.0
10	14.56	13.25	72.60	0.20	117.5
11	12.46	11.67	73.35	0.19	102.5
12	13.78	11.45	68.75	0.13	100.0
13	12.56	12.33	61.38	0.15	97.5
14	16.32	10.23	58.47	0.13	95.0
15	15.43	15.16	69.86	0.16	92.5
16	13.59	11.86	59.46	0.14	90.0
17	10.86	14.57	48.32	0.19	87.5
18	16.78	15.63	50.78	0.21	85.0
19	13.46	17.25	52.89	0.16	82.5
20	17.68	14.58	56.45	0.18	80.0

采用 SPSS 统计软件包计算出回归模型的偏回归系数后代入方程，即得包含全部自变量的回归方程：

$$\hat{y} = -14.702 + 0.58x_1 + 0.415x_2 + 1.674x_3 - 26.17x_4$$

为确定回归模型及模型中的自变量是否具有统计学意义，须进一步进行假设检验，包括整体回归方程是否成立、回归系数的作用及意义、回归模型的拟合效果等。

二、假设检验

（一）回归模型的假设检验

与简单回归分析一样，计算出回归系数的样本估计值 b_0 和 b_1，b_2，$\cdots$，b_m 后，还需进一步检验多重线性回归方程是否有统计学意义，即 $H_0: \beta_1 = \beta_2 = \beta_{3} = \beta_4 = 0$ 是否可以被拒绝，通常采取方差分析来进行。其基本思想与简单线性回归相同，将因变量 y 的总变异分解成两部分，即回归变异和随机误差引起的变异，相应地，因变量的总离均差平方和（$SS_{总}$）分解为回归方程平方和（$SS_{回归}$）与残差平方和（$SS_{残差}$）两部分，总的自由度（$\nu_{总}$）也分解成回归自由度（$\nu_{回归}$）与残差自由度（$\nu_{残差}$）两部分。其中，$SS_{回归}$ 反映了回归模型中 m 个自变量对因变量 y 总变异的影响，即回归模型的贡献；$SS_{残差}$ 则反映了除 m 个自变量外，剩余的随机误差对因变量 y 总变异的影响。

$$SS_{总} = SS_{回归} + SS_{残差}$$

$$\nu_{总} = \nu_{回归} + \nu_{残差}，\nu_{总} = n-1，\nu_{回归} = m，\nu_{残差} = n-m-1$$

统计量 F 值的计算公式为：

$$F = \frac{SS_{回归}/m}{SS_{残差}/(n-m-1)} = MS_{回归}/MS_{残差} \tag{12-5}$$

表 12-3　多重线性回归整体模型假设检验的方差分析表

变异来源	自由度	SS	MS	F	P
回归	m	$SS_{回归}$	$SS_{回归}/m$	$MS_{回归}/MS_{残差}$	
残差	$n-m-1$	$SS_{残差}$	$SS_{残差}/(n-m-1)$		
总变异	$n-1$	$SS_{总}$			

根据例 12-1 的数据，该研究中多重线性回归模型是否成立的假设检验结果见表 12-4。

表 12-4　例 12-1 多重线性回归整体模型假设检验的方差分析表

变异来源	自由度	SS	MS	F	P
回归	4	7028.227	1757.057	6.689	0.000
残差	15	1579.273	105.285		
总变异	19	8607.500			

方差分析的结果为 $F = 16.689$，$P < 0.001$，按照 $\alpha = 0.05$，认为含有 4 个自变量的整体回归模型成立，即整体模型具有统计学意义。

（二）偏回归系数的假设检验

整体回归方程成立只能认为因变量 y 与各自变量间存在线性关系，不能说明模型中每一个自变量对因变量都会产生影响，因此，在整体回归模型有统计学意义的前提下，需对每一个自变量的偏回归系数进行假设检验，即该偏回归系数是否等于 0 来判断相应的自变量对回归是否确有贡献，可采用 t 检验法。

1. 建立检验假设，确定检验水准

$H_0: \beta_j = 0$

$H_1: \beta_j \neq 0$

$\alpha = 0.05$

2. 计算检验统计量

$$t_{b_j} = \frac{b_j}{S_{b_j}} \tag{12-6}$$

式中，b_j 为模型中第 j 个自变量的总体偏回归系数的点估计值，其中 S_{b_j} 为 b_j 的标准误。

3. 确定 P 值，做出统计推断　见表 12-5。

表 12-5　例 12-1 偏回归系数的 t 检验与标准化偏回归系数

变量	偏回归系数	标准化偏回归系数	标准误	t	P
常数项	-14.702	23.952		-0.614	0.549
钙（x_1）	0.58	0.802	0.082	0.724	0.48
镁（x_2）	0.415	1.124	0.041	0.369	0.717
铁（x_3）	1.674	0.216	0.899	7.735	0.000
铜（x_4）	-26.17	57.068	-0.053	-0.459	0.653

按照 $\alpha = 0.05$，自变量 x_3 的偏回归系数有统计学意义，x_1、x_2、x_4 的偏回归系数没有统计学意义。

◎ 第三节　多重线性回归模型拟合效果的评价

在多重线性回归整体模型成立的前提下，还需要对模型拟合效果进行评价，通常使用以下指标。

一、决定系数

决定系数（R^2）又称确定系数（coefficient of determination），指回归平方和在总平方和中所占百分比，该指标可反映线性回归模型能在多大程度上解释因变量 y 的变异性，其公式为：

$$R^2 = \frac{SS_{回归}}{SS_{总}} \tag{12-7}$$

其取值范围为 $0 \leq R^2 \leq 1$，R^2 越接近于 1，表示所选用的线性回归模型可以很好地拟合当前的样本数据。基于决定系数对回归方程进行拟合优度的假设检验等价于对回归方程的方差分析。

$$F = \frac{SS_{回归}/m}{SS_{残差}/(n-m-1)} = \frac{R^2/p}{(1-R^2)/(n-m-1)} \tag{12-8}$$

式中，m 为回归模型中自变量的个数，n 为样本含量。

决定系数的大小随着模型中自变量个数的增大而增大，即使在模型中增加了没有统计学意义的自变量，回归模型的决定系数也会增大。因此，决定系数只能用来评价自变量个数相同的回归模型的效果。

二、复相关系数

决定系数的算数平方根称为复相关系数（multiple correlation coefficient，R），是用来衡量因变量 y 与多个自变量间的线性相关程度，即观测值 y 与估计值 Y 之间的相关程度，其公式为：

$$R = \sqrt{\frac{SS_{回归}}{SS_{总}}} \tag{12-9}$$

它的取值范围为 $[0, 1]$，其值越接近于 1，说明变量间的线性相关关系越密切，模型拟合效果越好。复相关系数的大小同样与模型中自变量的个数有关，所以只能用来评价自变量个数相同的多重线性回归模型拟合效果的优劣。

三、调整决定系数

调整决定系数（$R_a{}^2$）又称校正决定系数（adjusted determination coefficient），在评价回归模型的拟合效果时，可消除模型中自变量个数的影响，当模型中增加的自变量没有统计学意义时，$R_a{}^2$ 减小，其公式为：

$$R_a^2 = 1 - \left(\frac{n-1}{n-m-1}\right)(1-R^2) = 1 - \left(\frac{n-1}{n-m-1}\right)\frac{SS_{残差}}{SS_{总}} = 1 - \frac{MS_{残差}}{MS_{总}} \qquad (12-10)$$

$MS_{残差}$ 为残差均方，n 为拟合多重线性回归模型时的样本量，m 为筛选自变量后模型中的自变量个数。一般情况下，$R_a{}^2$ 越大，说明回归模型的拟合效果越好。但是当 p/n 很小时，如小于 0.05 时，校正作用趋于消失。

在例 $12-1$ 中，模型拟合效果相关指标为：

$$R^2 = \frac{SS_{回归}}{SS_{总}} = \frac{7028.227}{8607.500} = 0.817$$

$$R = 0.904$$

$$R_a{}^2 = 0.768$$

表明，血红蛋白总变异的 81.7% 可由铁含量的变化来解释，血红蛋白与铁含量线性相关程度为 0.904，回归模型的拟合效果尚可，为 0.768。

⇗ 第四节　自变量的筛选

在进行回归分析时，通常会根据专业理论知识和经验收集与因变量 y 可能有关的多个自变量的信息，这些自变量实际上可能对因变量并无影响或影响甚微，若把它们都引入回归方程，不止工作量增大，还会使回归参数的估计和预测的精度降低。反之，若没有把对因变量有重要作用的自变量包含在模型中，回归的效果又不会好。因此，回归方程应尽可能包含对因变量有较大贡献的自变量，贡献不大或可有可无的自变量需排除在方程之外，即为自变量的筛选。自变量筛选的准则与方法较多，且不同的准则会导致不同的选择方法，同时产生不同的选择结果。

一、筛选准则

（一）残差平方和缩小或决定系数增大

筛选自变量时，当某一自变量被引入模型后 $SS_{残}$ 缩小很多，说明该自变量对因变量 y 的作用大，可被引入；反之，说明其对因变量 y 的作用很小，不应被引入。另一方面，当某一自变量从模型中剔除后 $SS_{残}$ 增加很多，说明该自变量对因变量 y 的作用大，不应剔除；反之，说明其对因变量 y 的作用很小而应被剔除。残差平方和与决定系数的关系式为：

$$R^2 = \frac{SS_{回归}}{SS_{总}} = 1 - \frac{SS_{残差}}{SS_{总}} \qquad (12-11)$$

因此，决定系数 R^2 增大与残差平方和 $SS_{残}$ 缩小完全等价。由于 $SS_{残差}$ 的大小总是随着回归模型所含自变量个数的增加而减少，所以，该准则只适合比较具有相同自变量个数的回归模型。

（二）残差均方缩小或调整决定系数增大

在回归模型中，由于自变量个数越多，残差平方和 $SS_{残差}$ 越小，决定系数 R^2 越大，增加的自变量可能对因变量的作用很小或没有作用，因此，仅以残差平方和减小或决定系数增大作为筛选自变量的准则不够合理。残差均方与残差平方的关系式为：

$$MS_{残} = \frac{SS_{残}}{n-m-1} \tag{12-12}$$

式中，$MS_{残差}$ 为残差均方，n 为拟合多重线性回归模型时的样本量，m 为筛选自变量后模型中的自变量个数。

在进行自变量的筛选时，若模型中增加的自变量所引起的残差平方和减小被自由度的减小抵消更多，则残差均方不会减小，甚至增大。或者可采用调整决定系数 R_a^2，公式为：

$$R_a^2 = 1 - \left(\frac{n-1}{n-m-1}\right)(1-R^2) = 1 - \left(\frac{n-1}{n-m-1}\right)\frac{SS_{残差}}{SS_{总}} = 1 - \frac{MS_{残差}}{MS_{总}} \tag{12-13}$$

残差均方减小与调整决定系数增大完全等价，而且该原则在使用时不受模型中自变量个数多少的影响。

（三）C_p 统计量

由 C. L. Mallows（1966）提出的 C_p 统计量定义为：

$$C_p = (n-p-1)\left(\frac{MS_{残p}}{\hat{\sigma}^2} - 1\right) + p + 1 \tag{12-14}$$

式中，p 为所选模型中的自变量个数；$MS_{残p}$ 为所选模型的残差均方；$\hat{\sigma}^2$ 为用全部变量时的残差均方；n 为样本含量。

如果含 p 个自变量的模型是合适的，则其残差均方 $MS_{残p}$ 接近 $\hat{\sigma}^2$，C_p 接近 $p+1$；相反，如果含 p 个自变量的模型不合适，$MS_{残p}$ 远大于 $\hat{\sigma}^2$，C_p 远大于 $p+1$。

二、筛选常用方法

（一）全局择优法

全局择优法又称所有可能自变量子集选择法（all possible subsets selection），是对所有自变量的不同组合建立回归方程，从中选出一个"最优"的回归方程，这样所选择的结果最优，但计算量极大，适合于自变量个数不太多的情况，以 $m < 10$ 为宜。

（二）前进法

前进法又称向前选择法（forward selection），是从仅含有常数项的模型开始，自变量从无到有，由少到多逐个引入回归模型，按偏回归平方和从大到小的顺序。其特点是按照自变量对因变量作用的大小逐个引入变量，直到模型外的自变量不能引入为止，但是随着后续变量的引入可能会使先进入模型的自变量变得无统计学意义。

（三）后退法

后退法又称向后选择法（backward selection）或向后剔除法，该法与前进法截然相反，是从包含所有 m 个自变量的全回归模型开始，然后按照偏回归平方和由大到小的顺序，对各自变量的偏回归系数逐个进行假设检验，若偏回归系数无统计学意义，则把该自变量从模型中剔除。其特点是按照自变量对因变量的作用大小逐个剔除变量，直到模型内所有自变量都具有统计学意义为止。该法的优点是考虑到自变量的组合作用，利用该法选择的自变量个数通常比前进法多；缺点是当自变量数目较多或某些自变量高度相关时，可能得不到正确的结果，而前进法则可以自动去掉高度相关的自变量。

（四）逐步回归法

逐步回归法又称逐步选择法（stepwise selection），是基于前进法和后退法进行双向筛选的一种方法，本质是前进法，在向前引入每一个新自变量之后，都重新检验前面已选入的自变量有无继续保留在方程中的价值。引入和剔除交替进行，直到既没有具有统计学意义的新变量可引入，也无失去其统计学意义的自变量可剔出方程为止。该法的优点是考虑了变量间的交互作用，一般筛选的变量比向前法多；缺点是某变量剔除出方程后将永远不会在方程中重新出现，但该变量可能在其他变量剔除后又对因变量有显著影响，而自变量高度相关时，可能得不出正确的结果。

在进行自变量的筛选时，对自变量的引入和剔除可设置相同或不同的检验水准。通常，α 值定得越小表示自变量筛选的标准越严格，被选入模型的自变量个数相对也较少；反之，α 值定得越大表示自变量筛选的标准越宽松，被选入模型的自变量个数也就相对较多。当自变量数量较少或进行探索性研究时，检验水准 α 可取 0.10 或 0.15；当自变量数量较多或进行验证性研究时，检验水准 α 可取 0.05 或 0.01 等。另外，引入自变量的检验水准 $\alpha_入$ 要小于或等于剔除自变量的检验水准 $\alpha_出$。

▷ 第五节　多重线性回归的应用与注意事项

一、多重线性回归的应用

（一）影响因素分析

各种疾病的发病、治疗或预后等可能与多种因素有关，在分析其影响因素时，若因变量为连续型定量变量，则可使用多重线性回归，如糖尿病患者的空腹血糖，高血压病患者的舒张压、收缩压等。其优点为：①能在众多可能的因素中判断哪些因素是真正影响因变量大小的因素；②能校正或平衡其他因素，反映某个影响因素的作用，并能显示其作用的大小与方向；③能比较各影响因素对因变量的相对作用大小；④能控制混杂因素等非处理因素对研究结果的影响。

（二）估计与预测

估计与预测是回归方程的重要应用之一。实际工作中某些指标难以测定，此时可将这些指标作为因变量，通过建立其与另一些较易测量指标的多重线性回归模型（通常为最优回归模型），利用较易测量的自变量来估计难测的因变量，如利用身高和体重估算人体表面积，利用胎儿的孕龄、头顶径、胸径和腹径预测新生儿体重等。与简单线性回归相似，多重线性回归亦可根据各自变量的取值，预测因变量 Y 总体均数的可信区间和个体值的预测区间。

（三）统计控制

统计控制一般是利用建立的最优多重线性回归模型进行逆估计，即在因变量 Y 指定数值或范围内来控制各自变量的取值。如临床中采用射频治疗仪治疗脑肿瘤，脑皮质的毁损半径与射频温度和照射时间存在线性回归关系，基于建立的多重线性回归方程，则可按照预先给定的脑皮质毁损半径，确定最佳控制射频温度和照射时间。

二、多重线性回归的注意事项

（一）多重共线性问题

多重共线性（multi-colinearity）是指在进行回归方程预测时，由于某些自变量之间高度相关，使得回归模型无法正确地判定这些自变量对因变量的真实预测能力，这种现象称为共线性。对回归方程的影响可能为：回归系数的抽样误差即标准误增大，使得有统计学意义的变量变得无意义；回归系数估计值大小发生改变，甚至使符号发生改变。采用逐步回归法筛选自变量可在一定程度上避免多重共线性问题。

（二）自变量间的交互作用

当一个回归模型中至少有 2 个自变量时，变量间即可能存在交互效应。若 x_1 对因变量平均水平的效应不依赖于 x_2 的水平，而且相应地 x_2 的效应也不依赖于 x_1 的水平时，则两个自变量之间无交互效应（interaction）或相加效应（additive effect）。多重线性回归模型的一般表达式为自变量之间无交互作用形式。若一个自变量的效应依赖于另一个自变量的水平，即一个自变量与因变量的关系随着另一个自变量取值的改变而改变，则称这两个自变量间存在交互作用。回归模型表示为：

$$\mu_y = \beta_0 + \beta_1 x_1 + \beta_2 x_2 + \beta_3 x_1 x_2$$

当 x_2 固定时，x_1 每增加一个单位，y 的平均改变量为 $\beta_1 + \beta_3 x_2$，同理，当 x_1 固定时，x_2 每增加一个单位，y 的平均改变量为 $\beta_2 + \beta_3 x_1$。因此，给定 x_2 水平时，x_1 的效应和给定 x_1 水平时 x_2 的效应依赖于另一个变量的水平。考察两个自变量是否存在交互作用的最直接方法就是在回归模型中引入可能存在交互作用的两个自变量的乘积项，有时称为 linear – by – linear 交互作用项，然后检验该乘积项是否有统计学意义。应注意，引入变量间交互作用时，各变量的主效应必须纳入模型中。

（三）样本含量

多重线性回归既可用于大样本研究，亦可用于小样本研究。但对于小样本资料，当回归模型中自变量个数 m 较多，样本量 n 相对于 m 并不很大时，建立的回归模型往往很不稳定，影响回归效果。因此，有学者认为进行多重线性回归时，样本量 n 至少应为自变量个数的 $5 \sim 10$ 倍。

（四）通径分析

多重回归分析的主要目的是解决用多个自变量对一个连续型因变量进行预测的问题。但是当自变量个数较多时，相互间的关系变得十分复杂，而且有些自变量并不是直接影响因变量，而是通过对其他自变量的作用间接影响因变量。处理这种具有较为复杂变量关系的统计学方法可以选择通径分析（pathway analysis）。

第六节　SPSS 软件实现方法 🄴 微课

以例 12 – 1 资料为例介绍多重线性回归分析 SPSS 统计软件实现方法。

（一）建立数据文件

定义变量 x_1，x_2，x_3，x_4，y 依次代表钙、镁、铁、铜、血红蛋白，录入数据 20 行 5 列，建立数据集 E1201. sav，如图 12 – 1 所示。

	x1	x2	x3	x4	y
1	21.49	16.13	80.32	.16	135.0
2	12.58	13.57	83.65	.26	130.0
3	13.65	14.58	76.18	.19	137.5
⋮	⋮	⋮	⋮	⋮	⋮
18	16.78	15.63	50.78	.21	85.0
19	13.46	17.25	52.89	.16	82.5
20	17.68	14.58	56.45	.18	80.0

图 12 – 1　E1201 数据集

（二）操作步骤

Analyze→ Regression→ Linear→ Linear Regression 窗口：血红蛋白（g/L）［y］→Dependent；钙（μmol/L）［x1］、镁（μmol/L）［x2］、铁（μmol/L）［x3］、铜（μmol/L）［x4］→Independent（s）；Method：Enter→ OK。

（三）主要结果

1. 整体回归模型的方差分析 如图 12－2 显示，整体回归模型的方差分析结果：$F = 16.689$，$P < 0.000$，按 $\alpha = 0.05$，拒绝 H_0，认为含有 4 个自变量的整体回归模型成立，即整体模型具有统计学意义。

ANOVAa

Model		Sum of Squares	df	Mean Square	F	Sig.
1	Regression	7028.227	4	1757.057	16.689	.000b
	Residual	1579.273	15	105.285		
	Total	8607.500	19			

a. Dependent Variable: 血红蛋白(g/L)

b. Predictors: (Constant), 铜（μmol/L），镁（μmol/L），钙（μmol/L），铁（μmol/L）

图 12－2 整体回归模型的方差分析

2. 模型拟合效果 如图 12－3 显示，决定系数 $R^2 = 0.904$，调整决定系数 $R_a^2 = 0.768$，复相关系数 $R = 0.817$，模型的拟合效果尚可。

Model Summary

Model	R	R Square	Adjusted R Square	Std. Error of the Estimate	Change Statistics				
					R Square Change	F Change	df1	df2	Sig. F Change
1	.904a	.817	.768	10.2608	.817	16.689	4	15	.000

a. Predictors: (Constant), 铜（μmol/L），镁（μmol/L），钙（μmol/L），铁（μmol/L）

图 12－3 回归模型的拟合效果

3. 回归参数估计与假设检验 如图 12－4 显示，建立包含全部自变量的多重线性回归方程为 $\hat{y} = -14.702 + 0.58x_1 + 0.415x_2 + 1.674x_3 - 26.17x_4$。按照 $\alpha = 0.05$ 水准，自变量 x_3 的偏回归系数有统计学意义，自变量 x_1、x_2、x_4 的偏回归系数无统计学意义，可进一步进行逐步回归分析。

Coefficientsa

Model		Unstandardized Coefficients		Standardized Coefficients	t	Sig.	Correlations		
		B	Std. Error	Beta			Zero-order	Partial	Part
1	(Constant)	-14.702	23.952		-.614	.549			
	钙（μmol/L）	.580	.802	.082	.724	.480	.224	.184	.080
	镁（μmol/L）	.415	1.124	.041	.369	.717	.013	.095	.041
	铁（μmol/L）	1.674	.216	.899	7.735	.000	.897	.894	.856
	铜（μmol/L）	-26.170	57.068	-.053	-.459	.653	.165	-.118	-.051

a. Dependent Variable: 血红蛋白(g/L)

图 12－4 回归参数的估计与假设检验

目标检测

答案解析

一、最佳选择题

1. 在多重线性回归分析中，衡量自变量 X 对应变量 Y 的作用大小的指标为（ ）

　　A. 偏回归系数 　　　　　　B. 标准偏回归系数 　　　　　　C. 回归均方

  D. 剩余均方　　　　　　　　　E. 回归系数平方和

2. 进行多重线性回归分析时的前提条件中不包括（　　）

  A. 应变量是服从正态分布的随机变量

  B. 残差 e 服从均数为 0、方差为 σ^2 的正态分布

  C. 自变量之间不存在多重共线性

  D. 自变量均服从正态分布

  E. 残差差 e_i 之间与 P 个自变量之间相互独立

3. 多重线性回归分析中，自变量的逐步选择法有（　　）

  A. 前进法　　　　　　　B. 后退法　　　　　　　C. 逐步回归法

  D. A、B、C 均可以　　　E. 以上都不是

4. 说明因变量 Y 与自变量 X 线性相关关系密切程度的指标为（　　）

  A. R　　　　　　　　　B. R^2　　　　　　　　C. F

  D. b_{ij}　　　　　　　　E. β

5. 多重线性回归分析中，若对某个自变量的值都乘以一个相同的常数 k，则（　　）

  A. 该偏回归系数不变　　　B. 该偏回归系数变为原来的 k 倍

  C. 所有偏回归系数均不变　D. 所有偏回归系数均发生改变

  E. 以上均不对

6. 逐步回归分析时，若增加自变量的个数，则（　　）

  A. $SS_{回归}$ 和 $SS_{残差}$ 均增大　　B. $SS_{回归}$ 和 $SS_{残差}$ 均减小　　C. $SS_{回归}$ 减小，$SS_{残差}$ 增大

  D. $SS_{回归}$ 增大，$SS_{残差}$ 减小　　E. 以上均错误

7. 多重线性回归分析中若考虑各因素的交互作用，最好选用（　　）

  A. 前进法　　　　　　　B. 后退法　　　　　　　C. 逐步法

  D. 以上均可以　　　　　E. 以上均不可以

8. 多重线性回归分析中，能直接说明自变量解释因变量变异百分比的指标为（　　）

  A. 偏回归系数　　　　　B. 偏相关系数　　　　　C. 确定系数

  D. 简单相关系数　　　　E. 复相关系数

9. 多重线性回归分析中，共线性是指（　　）

  A. Y 与各个自变量的回归系数相同

  B. Y 与各个自变量的截距都相同

  C. Y 与各个自变量间的相关系数较大

  D. Y 与各个自变量间偏回归系数较大

  E. 自变量间有较高的相关性

10. 关于离群点错误的叙述是（　　）

  A. 残差图可以考察离群点　B. 残差的绝对值大于 2 为离群点

  C. 离群点应按照规则删除　D. 若系过失离群点，应删除后建立新方程

  E. 若离群点确实存在，删除前后均应建立新方程

二、简答题

1. 多重线性回归模型的应用条件是什么？

2. 多重线性回归分析的用途有哪些？

3. 偏回归系数和标准化偏回归系数有什么不同？

4. 何为多重共线性？如何判断和处理多重共线性？

（高小娇）

书网融合……

微课　　　　　　　题库

第十三章 Logistic 回归分析

PPT

前面已经学习了线性回归分析，可用于分析连续型应变量与自变量之间的线性依存关系，要求因变量 Y 服从正态分布。但在实际工作中因变量为二分类或多分类反应变量时，如发病与不发病、死亡与生存等，这类变量不满足正态分布，多重线性回归模型便不再适用。此时可以采用 Logistic 回归分析（Logistic regression analysis）。Logistic 回归属于概率型非线性回归，它是研究分类因变量与多个影响因素之间关系的一种多变量分析方法。Logistic 回归模型参数具有明确的实际意义，现已成为处理分类型数据的常用方法。

第一节 概 述

Logistic 回归分析是一种广义的线性回归分析模型，在疾病发生的危险因素、疾病预测等领域应用较多。以肺癌的相关危险因素研究为例，因变量 Y 为肺癌发生与否，用概率 P（$Y=1$）来描述肺癌发生的概率，则概率 P 的取值范围为 $0 \leqslant P \leqslant 1$，而且 $P(Y=1)$ 与自变量（X_1, X_2, X_3, …, X_k）之间并非呈现线性关系，往往是 S 型曲线关系，显然无法满足线性回归模型的前提条件。为此，统计学家引入了 Logit 变换（Logit transformation）的方法成功解决了上述问题。

一、Logit 变换

以一个二分类因变量 Y 与一组自变量 X（即 X_1, X_2, X_3, …, X_k）的关系为例，当出现阳性结果时赋值 $Y=1$，否则赋值 $Y=0$。即出现阳性结果的概率为 $P(Y=1 \mid X)$ 或记为 P，出现阴性结果的概率为 $Q(Y=0 \mid X)$ 或记为 Q，根据概率原理有 $P+Q=1$。

此时对 $P(Y=1)$ 做以下变换：

$$\text{Logit}(P) = \ln \frac{P}{1-P} \tag{13-1}$$

其中当 P 从 $0 \to 1$ 时，Logit（P）从 $-\infty \to +\infty$，这个变化范围在模型数据处理上带来很大的方便，解决了上述面临的难题。另外从函数的变形可得如下等价的公式：

$$\text{Logit}(P) = \ln \frac{P}{1-P} = \beta^T X => P = \frac{e^{\beta^T X}}{1+e^{\beta^T X}} \tag{13-2}$$

Logistic 回归的主要问题是不能用普通的回归方式来分析模型，一方面离散变量的误差形式服从伯努利分布而非正态分布，即没有正态性假设前提；二是二值变量方差不是常数，有异方差性。不同于多元线性回归的最小二乘估计法则（残差平方和最小），Logistic 变换的非线性特征采用极大似然估计的方法寻求最佳的回归系数。因此评价模型拟合度的标准变为似然值而非离差平方和。

二、相关概念的界定

定义 1 称事件发生与不发生的概率比为优势比，又称比值比（odds ratio，OR），形式上表示为：

$$OR = \frac{p}{1-p} = e^{\beta_0 + \beta_1 x_1 + \cdots + \beta_k x_k} \tag{13-3}$$

定义 2 Logistic 回归模型是通过极大似然估计法得到的，故模型好坏的评价准则有似然值来表征，称 $-2\ln L(\beta)$ 为估计值 β 的拟合似然度，该值越小越好，如果模型完全拟合，则似然值 $L(\beta)$ 为 1，而拟合似然度达到最小，值为 0。其中 $\ln L(\beta)$ 表示 β 的对数似然函数值。

定义 3 记 $Var(\hat{\beta})$ 为估计值 $\hat{\beta}$ 的方差 - 协方差矩阵，$S(\hat{\beta}) = [Var(\hat{\beta})]1/2$ 为 $\hat{\beta}$ 的标准差矩阵，则称：

$$w_i = \left[\frac{\hat{\beta_i}}{S_{ii}}\right]^2, \ i = 1, 2, \cdots, k \tag{13-4}$$

为 $\hat{\beta i}$ 的 Wald 统计量，在大样本时，w_i 近似服从 $X^2(1)$ 分布，通过它实现对系数的显著性检验。

定义 4 假定方程中只有常数项 β_0，即各变量的系数均为 0，此时称：

$$\chi^2 = -2[\ln L(\hat{\beta_0}) - \ln L(\hat{\beta})] \tag{13-5}$$

为方程的显著性似然统计量，在大样本时，χ^2 近似服从 $\chi^2(k)$ 分布。

第二节 非条件 Logistic 回归分析

按研究设计的不同，Logistic 回归分为非条件 Logistic 回归（用于成组设计）和条件 Logistic 回归（用于配对或配伍设计）。其中，非条件 Logistic 回归又可分为二分类和多分类 Logistic 回归。本节以二分类非条件 Logistic 回归分析为例，介绍非条件 Logistic 回归分析的基本过程。

一、Logistic 回归模型

设有一个二值应变量 Y，取值为：

$$Y = \begin{cases} 1, & 出现阳性结果（发病、有效、死亡、复发等） \\ 0, & 出现阴性结果（未发病、无效、生存、未复发等） \end{cases}$$

另有 m 个影响 Y 取值的自变量 X_1，X_2，$\cdots$，X_m，观察到 n 例样本数据如表 13-1 所示。

表 13-1 Logistic 回归分析样本数据模式表

例号 i	X_1	X_2	$\cdots$	X_m	Y
1	X_{11}	X_{12}	$\cdots$	X_{1m}	1
2	X_{21}	X_{22}	$\cdots$	X_{2m}	0
3	X_{31}	X_{32}	$\cdots$	X_{3m}	1
$\cdots$	$\cdots$	$\cdots$	$\cdots$	$\cdots$	$\cdots$
n	X_{n1}	X_{n2}	$\cdots$	X_{nm}	0

记在这 m 个自变量作用下阳性结果发生的概率为 $P = P (Y = 1/X_1，X_2，\cdots，X_m)$，则 logistic 回归模型可表示为：

$$P = \frac{1}{1 + \exp[-(\beta_0 + \beta_1 X_1 + \beta_1 X_1 + \cdots + \beta_m X_m)]} \tag{13-6}$$

式中，β_0 称为常数项或截距，β_1，β_2，$\cdots$，β_m 称为模型的回归系数。若用 Z 表示 m 个自变量的线性组合 $Z = \beta_0 + \beta_1 X_1 + \beta_2 X_2 + \cdots，+ \beta_m X_m$，则 Z 与 P 之间关系的 Logistic 曲线如图 13-6 所示。从图中可以看出：当 Z 趋于 $+\infty$ 时，P 值渐近于 1；当 Z 趋于 $-\infty$ 时，P 值渐近于 0；P 值的变化在 0~1 范围之内，并且随 Z 值的增加或减少呈 S 形变化。

对式（13-6）作变换，Logistic 回归模型可以表示成如下线性形式：

$$\text{Logit}(P) = \ln\left(\frac{P}{1-P}\right) = \beta_0 + \beta_1 X_1 + \beta_1 X_1 + \cdots + \beta_m X_m \tag{13-7}$$

式（13-7）等号左端为阳性结果与阴性结果发生概率之比的自然对数，称为 P 的 Logit 变换，记为 Logit (P)。可以看出，虽然概率 P 的取值范围在 0~1 之间，logit (P) 却没有数值界限。

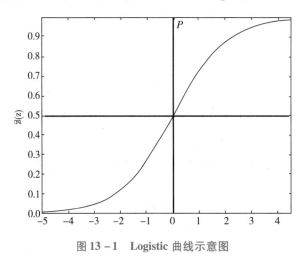

图 13-1　Logistic 曲线示意图

二、回归模型参数的意义

为便于理解，通常以流行病学研究为例来说明模型参数的意义。如果把 Logistic 模型中的 P 看作是在某一暴露状态下发病的概率，则 β_0 表示所有暴露剂量为 0 时发病与不发病概率之比的自然对数，反映了疾病的基准状态。回归系数 β_j $(j = 1，2，3，\cdots\cdots，m)$ 表示当因素 X_j 改变一个单位时 Logit (P) 的该变量，它与衡量危险因素作用大小的比值比（OR）有一个对应的关系。

设自变量 X_j 的两个不同取值为 $X_j = c_1$ 和 $X_j = c_0$，假定其他因素的水平相同，由流行病学的知识可知，两个不同暴露水平 $X_j = c_1$ 和 $X_j = c_0$ 下的比值比 OR_j 的自然对数为：

$$
\begin{aligned}
\ln OR_j &= \ln\left[\frac{P_1/(1-P_1)}{P_0/(1-P_0)}\right] = \text{Logit}(P_1) - \text{Logit}(P_0) \\
&= \left(\beta_0 + \beta_j c_1 + \sum_{t \neq j}^{m} \beta_t X_t\right) - \left(\beta_0 + \beta_j c_0 + \sum_{t \neq j}^{m} \beta_t X_t\right) \\
&= \beta_j(c_1 - c_0)
\end{aligned} \tag{13-8}
$$

取反对数后可得：

$$OR_j = \exp[\beta_j(c_1 - c_0)] \tag{13-9}$$

式（13－8）中 P_1 和 P_0 分别表示在 X_j 取值为 c_1 及 c_0 时的发病概率。在特殊情况下，如果 X_j 赋值为：

$$X_j = \begin{cases} 1, & 暴露 \\ 0, & 非暴露 \end{cases}$$

则暴露组与非暴露组发病的比值比为：

$$OR_j = \exp(\beta_j) \tag{13－10}$$

当 $\beta_j = 0$ 时，$OR_j = 1$，说明 X_j 对疾病发生不起作用；当 $\beta_j > 0$，$OR_j > 1$，说明 X_j 是一个危险因素；当 $\beta_j < 0$，$OR_j < 1$，说明 X_j 是一个保护因素。在具体研究中可结合 X_j 所代表的因素对其做出恰当的解释。

由于 OR_j 值与模型中的常数项 β_0 无关，在危险因素分析中通常把 β_0 看作无效参数。对于发病率较低的疾病如恶性肿瘤，比值比可以作为相对危险度（relative risk，RR）的近似估计，即：

$$OR = \frac{P_1/(1-P_1)}{P_0/(1-P_0)} \approx \frac{P_1}{P_0} = RR \tag{13－11}$$

由此可见，Logistic 回归模型参数有明确的实际意义，即得到某一因素的 Logistic 回归系数的估计之后，便可以估计出这一因素在不同水平下的比值比，甚至相对危险度。这是 Logistic 回归用于流行病学和临床数据分析的优势。

三、回归模型的参数估计

在 Logistic 回归模型中，回归系数的估计通常用最大似然法（maximum likelihood estimate，MLE）。其基本思想是先建立一个样本的似然函数，求似然函数达到最大值时的参数取值，即为参数的极大似然估计值。

样本似然函数可表示为：

$$L = \prod_{i=1}^{n} P_i^{Y_i} (1-P_i)^{1-Y_i} \tag{13－12}$$

式中，P_i 表示第 i 例观察对象在自变量的作用下阳性结果发生的概率，弱时机出现的是阳性结果，取 $Y_i = 1$，否则取 $Y_i = 0$。

为了求出当 L 值最大时的参数取值，通常取 L 的对数形式以简化计算，即：

$$\ln L = \sum_{i=1}^{n} \left[Y_i \ln P_i + (1-Y_i) \ln(1-P_i) \right] \tag{13－13}$$

然后用迭代方法使对数似然函数达到极大值，此时参数的取值 b_0，b_1，b_2，……，b_m 即为 β_0，β_1，β_2，……β_m 的最大似然估计值。上述求解过程需要利用统计软件完成。

由公式（13－10）可得，某因素两个不同水平（c_1，c_0）比值比的估计值为：

$$\widehat{OR_j} = \exp\left[b_j(c_1 - c_0) \right] \tag{13－14}$$

OR_j 的可信区间可以利用 b_j 的抽样分布来估计，在样本量含量较大的情况下，它近似服从正态分布。若 c_1 和 c_0 分别表示暴露和非暴露，则比数比 OR_j 的 $1-\alpha$ 可信区间可按下式计算：

$$\exp(b_j - z_{\alpha/2} S_{b_j}) < OR_j < \exp(b_j + z_{\alpha/2} S_{b_j}) \tag{13－15}$$

式中，S_{bj} 的值及可信区间可由统计软件给出。

【例 13－1】表 13－2 是一个研究吸烟（X_1）、饮酒（X_2）与食道癌（Y）关系的病例对照研究资料，试作二分类 Logistic 回归分析。

表 13 – 2　吸烟与食道癌关系的病例 – 对照调查资料

吸烟 X_1	饮酒 X_2	疾病状态 Y	观察例数 n
0	0	1	63
0	1	1	63
1	0	1	44
1	1	1	265
0	0	0	136
0	1	0	107
1	0	0	57
1	1	0	151

各变量赋值情况如下：

$$X_1 = \begin{cases} 1, & 吸烟 \\ 0, & 不吸烟 \end{cases}, \qquad X_2 = \begin{cases} 1, & 饮酒 \\ 0, & 不饮酒 \end{cases}, \qquad Y = \begin{cases} 1, & 病例 \\ 0, & 对照 \end{cases}$$

用 SPSS 统计软件 Logistic 回归过程可得到如下主要结果（表 13 – 3）。　📱 微课 1

表 13 – 3　例 13 – 1 Logistic 回归参数估计结果

因素 X	回归系数 b	标准误 S_b	Waldχ^2	P 值	OR 值	OR 值 95% 可信区间	
						下限	上限
常数项	−0.910	0.136	44.870	0.000	0.403	—	—
吸烟	0.886	0.150	34.862	0.000	2.424	1.807	3.253
饮酒	0.526	0.157	11.207	0.001	1.692	1.244	2.303

　　吸烟与饮酒的 Logistic 回归系数分别为 0.886 和 0.526，OR 值及其 95% 可信区间分别为 2.424（11.807 ~ 3.253）和 1.692（1.244 ~ 2.303）。

　　与线性回归分析相同，因为自变量的单位不同，不能用回归系数的估计值来判断哪一个自变量对应变量的结果影响最大，因此需要计算出标准化回归系数。在标准化回归系数的估计值中，绝对值最大的标准化回归系数对应的自变量作用最大。

四、回归模型的假设检验

　　Logistic 回归模型建立后，需要对拟合的回归模型进行假设检验，判断总体回归模型是否成立，从整体上来检验自变量对于结局的影响是否有统计学意义，此外还需要对模型中所有自变量的回归系数做假设检验，判断每一个自变量对模型是否有贡献。常用的方法有似然比检验（likelihood ratio test）、Wald 检验（Wald test）和计分检验（score test）等。

（一）整体回归模型的假设检验

　　对建立起的 Logistic 回归模型是否成立进行假设检验常用的方法为似然比检验（likelihood ratio tests，LRTs）。似然比检验的基本思想是比较在两种不同假设条件下的对数似然函数，看其差别大小。具体做法是先拟合一个不包含准备检验因素在内的 Logistic 模型，求出它的对数似然函数值 $\ln L_0$，然后把需要检验的因素加入模型中再进行拟合，得到一个新的对数似然函数值 $\ln L_1$。似然比统计量 G 的计算公式为：

$$G = 2(\ln L_1 - \ln L_0) \tag{13 – 16}$$

当样本含量较大时，假设前后两个模型分别包含 l 个自变量和 p 个自变量。在原假设下得到的 G 统计量服从自由度为 d（$d = p - l$）的 χ^2 分布。若 $G \geqslant \chi^2_{\alpha,d}$ 时，表示新加入的 d 个自变量对回归方程有统计学意义。如果只对一个回归系数检验，则 $d = 1$。

由例 13 - 1 可以算得：

$$\ln L(X_1) = -585.326, \quad \ln L(X_2) = -597.436, \quad \ln L(X_1, X_2) = -579.711$$

符号 $L(X_1)$ 和 $L(X_2)$ 分别表示模型中只含有 X_1 和 X_2 的最大似然函数值，而 $L(X_1, X_2)$ 则表示模型中同时含有 X_1 和 X_2 的最大似然函数值。

对于 $H_0: \beta_1 = 0$；$H_1: \beta_1 \neq 0$

$$G = 2[\ln L(X_1, X_2) - \ln L(X_2)] = [-579.711 - (-597.436)] = 35.45$$

查 χ^2 界值表得 $X^2_{0.5,1} = 3.84$，$G > 3.84$，故在 $\alpha = 0.05$ 检验水准上拒绝 H_0，接受 H_1，说明平衡了饮酒因素的影响后，食管癌与吸烟有显著性关系。

同理，对于 $H_0: \beta_2 = 0$；$H_1: \beta_2 \neq 0$

$$G = 2[\ln L(X_1, X_2) - \ln L(X_1)] = 2[-579.711 - (-585.326)] = 11.23$$

$G > 3.84$，拒绝 H_0，接受 H_1，说明平衡了吸烟因素的影响后，食管癌与饮酒有显著性关系。

（二）回归系数的假设检验

除对 Logistic 回归模型整体进行检验外，还需要对模型中每个自变量的回归系数进行检验。回归系数的假设检验为：$H_0: \beta_j = 0$，$H_1: \beta_j \neq 0$。常用的假设检验方法为 Wald 检验。Wald 检验只需将各参数的估计值 b_j 与 0 比较，而用其标准误 S_{b_j} 作为参照，计算统计量，即：

$$z = \frac{b_j}{S_{b_j}} \tag{13 - 17}$$

或

$$\chi^2 = \left(\frac{b_j}{S_{b_j}}\right)^2 \tag{13 - 18}$$

对于大样本资料，在零假设下 z 近似服从标准正态分布，而 χ^2 则近似服从自由度 $\nu = 1$ 的 χ^2 分布。

五、变量筛选

当对多个自变量建立 Logistic 回归模型时，并不是每一个自变量对模型都有贡献。通常希望所建立的模型将具有统计学意义的自变量都包含在内，而将没有统计学意义的自变量排除在外，即进行变量筛选。与多重线性回归相似，Logistic 回归的变量筛选的方法有向前选择、向后选择和逐步选择三种方法。

【例 13 - 2】某医院在研究某种药物治疗骨折效果时，收集 510 例病历资料，对每一患者采用相同的标准按照"好、差"做治疗评价。在评价时需要同时考虑骨折的类型、是否手术、是否服药和治疗时间 4 个因素对结果的影响。数据资料见表 13 - 4 和表 13 - 5，试作 Logistic 逐步回归分析。

表 13 - 4　骨折治疗效果的 4 个可能影响因素与编码说明

因素	变量名	编码说明
骨折类型	X_1	闭合 =0，开放 =1
治疗方法	X_2	非手术 =0，手术 =1
服药情况	X_3	未服药 =0，服药 =1
治疗周数	X_4	1 ~ =1，11 ~ =2，21 ~ =3
疗效评价	Y	差 =0，好 =1

表 13 – 5 骨折治疗效果评价研究资料

分层	X_1	X_2	X_3	X_4	阳性数	阴性数	观察例数
1	0	0	0	1	0	18	18
2	0	0	0	2	2	15	17
3	0	0	0	3	7	3	10
4	0	0	1	1	10	68	78
5	0	0	1	2	19	7	26
6	0	0	1	3	4	1	5
7	0	1	0	1	0	17	17
8	0	1	0	2	3	25	28
9	0	1	0	3	17	15	32
10	0	1	1	1	5	91	96
11	0	1	1	2	28	21	49
12	0	1	1	3	19	3	22
13	1	0	0	1	1	1	2
14	1	0	0	2	0	2	2
15	1	0	0	3	1	3	4
16	1	0	1	1	0	14	14
17	1	0	1	2	4	8	12
18	1	0	1	3	5	1	6
19	1	1	0	1	0	9	9
20	1	1	0	2	0	13	13
21	1	1	0	3	8	5	13
22	1	1	1	1	3	20	23
23	1	1	1	2	7	1	8
24	1	1	1	3	6	0	6

将治疗周数化为哑变量，见表 13 – 6。

表 13 – 6 治疗周数的哑变量赋值

水平	哑变量	
	X_{4-1}	X_{4-2}
1	0	0
2	1	0
3	0	1

用 SPSS 向前选择法筛选自变量（似然比检验），确定选入的检验水准为 $\alpha = 0.05$。经过两部筛选，最终进入方程的自变量有服药情况和治疗周数，结果如表 13 – 7 所示。这两个变量回归系数的 Wald 检验 P 值均有统计学意义，提示它们是骨折治疗效果的独立影响因素。在相同的治疗时间条件下，服药骨折患者获得好疗效的可能性比不服药骨折患者更大，其 OR 为 10.060；在相同的服药情况下，治疗周数在 21 周以上相对于 11 周以下的 OR 为 116.863。

表 13 - 7　例 13 - 2 的 logistic 回归模型自变量筛选结果

模型	因素 X	回归系数 b	标准误	Wald χ^2	P 值	OR 值	OR 值 95% 可信区间 下限	上限
第 1 步	常数项	-2.528	0.238	112.433	<0.001	0.080		
	治疗 11 周	2.149	0.289	55.267	<0.001	8.578	4.867	15.117
	治疗 21 周	3.299	0.323	104.602	<0.001	27.073	14.388	50.940
第 2 步	常数项	-4.647	0.422	121.502	<0.001	0.010		
	服药情况	2.309	0.355	42.174	<0.001	10.060	5.012	20.192
	治疗 11 周	2.684	0.310	74.842	<0.001	14.638	7.970	26.887
	治疗 21 周	4.761	0.444	114.981	<0.001	116.863	48.949	279.006

第三节　条件 Logistic 回归分析

条件 Logistic 回归（conditional Logistic regression）又称匹配 Logistic 回归（fit Logistic regression），适用于配对或配比研究资料。在流行病学的病例对照研究中，有时由于存在一种或多种混杂因素的影响而难以寻找某病的危险因素，为此需要采取匹配设计。将病例和对照按照年龄、性别等条件进行匹配，形成多个匹配组（每一匹配可视为一个层），以达到控制混杂因素的目的。若匹配组中包含一个病例与一个对照，称为 1∶1 匹配或配对；若匹配组中包含一个病例与 m 个对照，则称 1∶m 匹配；若匹配组中病例数与对照数的比例是不固定的，则称为 n∶m 匹配，n∶m 匹配设计增加了收集资料的灵活性。最常用的是每组中有一个病例和若干个对照，即 1∶m 配对研究（一般 $m \leqslant 4$）。由于匹配时，效应发生的概率 $P(Y=1 \mid$ 匹配中 1 人得病）是"病例和对照两者之一得病的条件下，病例得病的条件概率"，故称为条件 Logistic 回归。

一、条件 Logistic 回归模型

在医学研究的设计阶段，采用配对设计来控制混杂因素对研究结果的影响是常用的方法。如把病理和对照按照年龄、性别等条件进行匹配，形成多个匹配组。条件 Logistic 回归（conditional logistic regression）又称配对 Logistic 回归，是针对配对或分层资料的一种分析方法。在这类资料中，每一个病例配以条件相似的一个（1∶1）或几个（1∶M，通常 $M \leqslant 4$）对照，形成一个匹配组（层），称为 1∶1 配对或 1∶M 配对。条件 Logistic 回归与非条件 Logistic 回归的区别是参数估计是否用到了条件概率。

设有 n 个病例，每个病例配以条件相似的 M 个对照，共形成 n 个匹配组，数据格式如表 13 - 8 所示。Y = 1 为病例，组内编号为 0；Y = 0 为对照，组内编号为 1 - M；X_{itj} 表示第 i 个匹配组第 t（t = 0, 1, 2, ……, M）个观察对象的第 j 危险因素的观察值。

表 13 - 8　1∶M 条件 Logistic 回归数据的格式

匹配组号 i	组内编号 t	反应变量 Y	危险因素 X_1	X_2	...	X_m
1	0	1	X_{101}	X_{102}	...	X_{10m}
	1	0	X_{111}	X_{112}	...	X_{11m}
	2	0	X_{121}	X_{122}	...	X_{12m}
	...	...	...	...	...	...

续表

匹配组号	组内编号	反应变量	危险因素			
i	t	Y	X_1	X_2	$\cdots$	X_m
	M	0	X_{iM1}	X_{iM2}	$\cdots$	X_{iMm}
$\cdots$	$\cdots$	$\cdots$	$\cdots$	$\cdots$	$\cdots$	$\cdots$
n	0	1	X_{n01}	X_{n02}	$\cdots$	X_{n0m}
	1	0	X_{n11}	X_{n12}	$\cdots$	X_{n1m}
	2	0	X_{n21}	X_{n22}	$\cdots$	X_{n2m}
	$\cdots$	$\cdots$	$\cdots$	$\cdots$	$\cdots$	$\cdots$
	M	0	X_{nM1}	X_{nM2}	$\cdots$	X_{nMm}

* $t=0$ 为病例，其他为对照。

用 P_i 表示第 i 层在一组危险因素作用下发病的概率，条件 Logistic 模型可表示为：

$$P_i = \frac{1}{1 + \exp\left[-(\beta_{0i} + \beta_1 X_1 + \beta_2 X_2 + \cdots + \beta_m X_m)\right]}, \quad i = 1, 2, \cdots, n \tag{13-19}$$

β_{oi} 表示各层的效应，β_1，β_2，$\cdots$，β_m 为待估计的参数。与非条件 Logistic 回归模型不同之处在常数项上，不同匹配组的 β_{oi} 可以各不相同，但内在假定了每个危险因素的致病能力在不同匹配组中相同。

条件似然函数的构造：用 $X_{it} = (X_{it1}, X_{it2}, \cdots, X_{itm})$ 表示第 i 层内第 t 个观察对象危险因素的观察向量值，考虑第 i 个匹配组中的 $M+1$ 个观察对象有 1 名病例的条件下，恰好第一个观察对象属于病例组的条件概率为：

$$L_i = \frac{P(X_{i0} \mid Y=1) \prod\limits_{t=1}^{M} P(X_{it} \mid Y=0)}{\sum\limits_{t=0}^{M} \left[P(X_{it} \mid Y=1) \prod\limits_{t=0, t\neq t}^{M} P(X_{it} \mid Y=0) \right]} \tag{13-20}$$

它等于观察到的第一组危险因素属于病例而其他危险因素属于对照的概率与各种可能组合情况下的概率的比值。利用概率论中的条件概率公式有：

$$L_i = \frac{1}{1 + \sum\limits_{t=1}^{M} \exp\left[\sum\limits_{j=1}^{m} \beta_j (X_{itj} - X_{i0j}) \right]} \tag{13-21}$$

为了估计模型的参数，构造综合 n 个匹配组的条件似然函数为：

$$L_i = \sum\limits_{i=1}^{n} \frac{1}{1 + \sum\limits_{t=1}^{M} \exp\left[\sum\limits_{j=1}^{m} \beta_j (X_{itj} - X_{i0j}) \right]} \tag{13-22}$$

可以看出，条件 Logistic 回归分析只估计了表示危险因素作用的 β_j 值，表示匹配组效应的常数项 β_{0i} 则被自动地消去了。

对上述条件似然函数 L 取自然对数后，用非线性迭代法求出参数的估计值 $b_j(j = 1, 2, \cdots, m)$ 及其标准误 S_{bj}。回归系数的假设检验及分析方法与非条件 Logistic 回归完全相同。实际上，上述计算过程可以简化，直接由统计软件给出参数估计和假设检验的结果。

二、案例分析

【例 13-3】 为研究患子宫内膜癌的相关危险因素，某课题组采用 1∶1 匹配的病例对照研究，对退休居住在社区的妇女进行调查，匹配的条件：年龄相差不超过 1 岁、婚姻状况相同、居住在同一社区。因变量为 case（case =1 为子宫内膜癌患者，case =0 为对照），研究纳入的自变量包括：患者年龄，是否服用雌激素（est =1 代表服用，est =0 代表未服用），胆囊病史（gall =1 代表有，gall =0 代表没有）以及是否服用其他非雌激素药物（nonest =1 代表服用，nonest =0 代表未服用），资料如表 13 - 9 所示。试进行条件 Logistic 回归分析。

表 13 - 9 子宫内膜癌危险因素筛选 1∶1 病例对照研究

病例组						对照组					
ID	Case	age	est	gall	nonest	ID	Case	age	est	gall	nonest
1	1	74	1	0	1	1	0	75	0	0	0
2	1	67	1	0	1	2	0	67	0	0	1
3	1	76	1	0	1	3	0	76	1	0	1
4	1	74	1	0	0	4	0	70	1	1	1
5	1	69	1	1	1	5	0	69	1	0	1
6	1	70	1	0	1	6	0	71	0	0	0
7	1	65	1	1	1	7	0	65	0	0	0
8	1	68	1	1	1	8	0	68	0	0	1
9	1	61	0	0	1	9	0	61	0	0	1
10	1	64	1	0	1	10	0	65	0	0	0
11	1	68	1	1	1	11	0	69	1	1	0
12	1	74	1	0	1	12	0	74	1	0	0
13	1	67	1	1	1	13	0	68	1	0	1
14	1	62	1	1	1	14	0	62	0	1	0
15	1	71	1	1	1	15	0	71	1	0	1
16	1	83	1	0	1	16	0	82	0	0	0
17	1	70	0	0	1	17	0	70	0	0	1
18	1	74	1	0	1	18	0	75	0	0	0
19	1	70	1	0	1	19	0	70	0	0	0
20	1	66	1	0	1	20	0	66	1	0	1
21	1	77	1	0	1	21	0	77	1	1	1
22	1	66	1	0	1	22	0	67	0	0	1
23	1	71	1	0	0	23	0	72	0	0	0
24	1	80	1	0	1	24	0	79	0	0	0
25	1	64	1	0	1	25	0	64	1	0	1
26	1	63	1	0	1	26	0	63	1	0	1
27	1	72	0	1	1	27	0	72	0	0	1
28	1	57	1	0	1	28	0	57	1	0	1
29	1	74	0	1	1	29	0	74	0	0	1
30	1	62	1	0	1	30	0	62	1	0	1
31	1	73	1	0	1	31	0	72	1	0	1
32	1	71	1	0	1	32	0	71	1	0	1
33	1	64	0	0	1	33	0	65	1	0	1
34	1	63	1	0	1	34	0	64	0	0	1
35	1	79	1	1	1	35	0	78	1	1	1

续表

	病例组						对照组				
ID	Case	age	est	gall	nonest	ID	Case	age	est	gall	nonest
36	1	80	1	0	1	36	0	81	0	0	1
37	1	82	1	0	1	37	0	82	0	0	1
38	1	71	1	0	1	38	0	71	0	0	1
39	1	83	1	0	1	39	0	83	0	0	1
40	1	61	1	0	1	40	0	60	0	0	1
41	1	71	1	0	1	41	0	71	0	0	0
42	1	69	1	0	1	42	0	69	0	1	1
43	1	77	1	0	1	43	0	76	1	0	1
44	1	64	1	0	0	44	0	64	1	0	0
45	1	79	0	1	0	45	0	82	1	0	1
46	1	72	1	0	1	46	0	72	1	0	1
47	1	82	1	1	1	47	0	81	0	0	0
48	1	73	1	0	1	48	0	74	1	0	1
49	1	69	1	0	1	49	0	68	0	0	1
50	1	79	1	0	1	50	0	79	0	0	1
51	1	72	1	0	0	51	0	71	1	0	1
52	1	72	1	0	1	52	0	72	1	0	1
53	1	65	1	0	1	53	0	67	0	0	0
54	1	67	1	0	1	54	0	66	1	0	1
55	1	64	1	1	1	55	0	63	0	0	1
56	1	62	1	0	0	56	0	63	0	0	0
57	1	83	0	1	1	57	0	83	0	1	0
58	1	81	1	0	1	58	0	79	0	0	0
59	1	67	1	0	1	59	0	66	1	0	1
60	1	73	1	1	1	60	0	72	1	0	1
61	1	67	1	1	1	61	0	67	1	1	1
62	1	74	1	0	1	62	0	75	0	0	1
63	1	68	1	1	1	63	0	69	1	0	1

　　将所有自变量引入模型，由 SPSS 统计软件计算，例 13 - 3 输出的结果见表 13 - 10。可见，是否服用雌激素的回归系数为 2.698，Wald χ^2 为 10.712，$P = 0.001$，有统计学意义，OR 值为 14.851，说明服用雌激素的人患子宫内膜癌的风险是不服用人群的 14.851 倍；是否具有胆囊病史的回归系数为 1.836，Wald χ^2 为 4.122，$P = 0.042$，有统计学意义，OR 值为 6.270，说明具有胆囊病史的人患子宫内膜癌的风险是未患病人群的 6.270 倍。

表 13 - 10　进入方程中的自变量及其有关参数的估计与检验（Variables in Equation）

case	X	B	S. E.	Wald χ^2	df	Sig.	Exp （B）	95%CI for EXP （B）	
								Lower	Upper
1	nonest	0.256	.807	.100	1	.752	1.291	.265	6.279
	est	2.698	.824	10.712	1	.001	14.851	2.952	74.723
	age	0.277	.403	.473	1	.491	1.320	.599	2.908
	gall	1.836	.904	4.122	1	.042	6.270	1.066	36.893

◎ 第四节 Logistic 回归模型的应用与注意事项

一、Logistic 回归模型的应用

1. 流行病学危险因素的筛选 Logistic 回归模型常用于流行病学中对于疾病危险因素的探索。描述性流行病学中的横断面研究以及分析性流行病学研究中的病例对照研究与队列研究都可利用 logistic 回归模型对疾病相关病因进行评估，并验证疾病相关危险因素效应的大小。对于疾病危险因素的筛选，首先需在设计阶段就根据研究目的、专业背景拟定可能产生影响的自变量，按照 Logistic 回归模型的步骤，采取不同的方法筛选自变量，无统计学意义的自变量予以剔除，通过回归系数与 OR 值筛选出有统计学意义的影响因素。

2. 控制与调整混杂因素 在医学研究中，研究者在对其干预因素的效应进行评价时，常受到各种混杂因素的影响，例如年龄、性别、病情的轻重程度、病程的长短、各种行为危险因素等。对混杂因素的控制可以从两个阶段进行，首先是研究设计阶段，通过分层、匹配对研究对象的纳入与排除标准进行限定，从而达到控制混杂因素的目的；其次，对于研究设计阶段不易控制的混杂因素，可通过数据分析时，一些多因素分析方法加以校正与调整。当临床试验最终的效应指标为分类变量时，欲验证疗效评价指标是否和某因素或某些因素相关时可使用 Logistic 回归模型，且可对其他影响到疗效评价的混杂因素进行调整。

3. 预测与判别 Logistic 回归模型是一个概率模型，因此 Logistic 回归非常重要的作用之一就是预测与判别。非条件 Logistic 回归模型可用于对某种事件发生的概率进行预测。通过假设检验，确定回归模型中解释变量间的关系，并且保证建立的回归模型具有较好的拟合优度，当给出特定的自变量之后，便可通过建立的 Logistic 回归模型计算该事件发生的概率，并对结局作出概率性的判断。对于队列研究和横断面调查，在自然状态下进行随机抽样以及数据的收集，建立的回归模型有较好的拟合优度，能很好解释变量间的关联性，此时给定相应自变量的数值后，可以预测个体出现可能结局的概率，从而判别个体可能的疾病结局。但对于病例对照研究，通常不能根据 Logistic 回归模型预测概率；对于条件 Logistic 回归，因缺乏截距，模型不完整，只能帮助分析变量的效应而无法进行预测与判别。

二、Logistic 回归模型的注意事项

1. 个体的独立性 在建立 Logistic 回归模型时，要求研究对象间彼此独立，即个体间的独立性。在某些国家卫生管理的服务调查中，通常以家庭为单位进行整群抽样研究时，同一个家庭中的个体之间受遗传因素、环境因素、行为因素等影响而不独立。家庭成员的观测指标间存在着一定的内部相关性，对于这种个体存在聚集性特征的资料进行分析时，不能采用单水平的 Logistic 回归分析，而需考虑广义估计方程或多水平模型等更复杂的统计分析方法。

2. 变量的赋值 因变量为二分类时，通常将研究者关心的结局，阳性事件的发生赋值为 1，而对立结局的发生赋值为 0，模型分析的是研究者关心的结局的相关影响因素。如将二者倒置，对回归系数以及效应指标的解释都将改变方向。

自变量在 Logistic 回归模型中可以是定量变量，二分类变量，无序多分类变量或有序多分类变量。二分类变量赋值通常将暴露因素赋值为 1，非暴露因素赋值为 0，解释为相对于非暴露因素，暴露因素对于因变量的影响；无序多分类变量需要进行哑变量化，k 个分类变量将产生 $k-1$ 个哑变量，分别解释为在其他自变量固定的条件下，该自变量对于因变量的影响；自变量为有序多分类变量时，可按照分类

顺序的大小，赋值为 1，2，…，k，回归系数的解释为每增加一个等级得到的优势比的自然对数值；定量变量可以按原始数据纳入模型，也可根据专业将定量变量离散化，从而拟合入模型中。

3. 样本含量 Logistic 回归模型的所有统计推断都是建立在大样本基础之上的，因此要求有足够的样本含量。应用 Logistic 回归模型进行数据分析时，随着自变量个数的增加，自变量各水平间的交叉分类数将逐渐增多，每一分类下都要有一定的观测单位，才可获得稳定可靠的参数估计。因此，Logistic 回归分析所需样本含量一般较多重线性回归多，要求样本含量至少为自变量个数的 20 倍以上。

4. 有序 Logistic 回归的平行线假设检验 本章仅介绍了二分类 Logistic 回归以及条件 Logistic 回归。当因变量为有序多分类变量（例如包含了 n 个类别）时，需拟合有序 Logistic 回归分析，需要对所拟合的 $n-1$ 个方程对应的累积概率曲线的平行线进行检验，即检验各自变量在不同累积概率模型中的回归系数是否相同。SPSS 软件采用似然比检验判断不同累积概率曲线的平行性，如果似然比检验结果为 $P > 0.10$，说明平行性假设满足，可采用有序 Logistic 回归分析；如果平行性假设未满足，则需采用多分类 Logistic 回归模型。

▷ 第五节 SPSS 软件实现方法

一、非条件 Logistic 回归分析 微课 2

以例 13-2 资料为例介绍非条件二分类 Logistic 回归分析的 SPSS 统计软件实现方法。

1. 建立数据文件 如图 13-2 录入数据，因变量 Y（疗效），自变量包括：X_1（骨折类型）、X_2（治疗方法）、X_3（服药情况）、X_4（治疗周数），变量赋值见例 13-2。建立数据集 E1302.sav。

2. 操作步骤 Analyze→ Regression→ Binary Logistic→将因变量 Y 移到 Dependent 框内→将自变量 X_1、X_2、X_3、X_4 移到 Covariates 框内→Method 对话框，选 Forward：LR 法→点击 Categorical→将 X_4 变量送入右侧 Categorical Covariates 中→在 Reference Category 的右侧选择 First→点击 Change→点击 Continue。点击 Options→CI for exp 95%→Continue→OK。

	X1	X2	X3	X4	Y
1	0	0	0	1	0
2	0	0	0	1	0
3	0	0	0	1	0
⋮	⋮	⋮	⋮	⋮	⋮
508	1	1	1	3	1
509	1	1	1	3	1
510	1	1	1	3	1

图 13-2 E1302 数据集

3. 主要结果 本例分析过程中筛选变量的方式是 Forward：LR 法，因此 Variables in the Equation 表格中列出了最终筛选进入模型的变量和其参数。其中 Sig. 一列表示相应变量在模型中的 P 值，Exp（B）和 95% CI for EXP（B）表示相应变量的 OR 值和其 95% 可信区间（图 13-3）。

Variables in the Equation

		B	S.E.	Wald	df	Sig.	Exp(B)	95% C.I.for EXP(B) Lower	Upper
Step 1[a]	X4			106.893	2	.000			
	X4(1)	2.149	.289	55.267	1	.000	8.578	4.867	15.117
	X4(2)	3.299	.323	104.602	1	.000	27.073	14.388	50.940
	Constant	-2.528	.238	112.433	1	.000	.080		
Step 2[b]	X3	2.309	.355	42.174	1	.000	10.060	5.012	20.192
	X4			125.018	2	.000			
	X4(1)	2.684	.310	74.842	1	.000	14.638	7.970	26.887
	X4(2)	4.761	.444	114.981	1	.000	116.863	48.949	279.006
	Constant	-4.647	.422	121.502	1	.000	.010		

a. Variable(s) entered on step 1: X4.

b. Variable(s) entered on step 2: X3.

图 13-3 二分类 Logistic 回归分析的主要结果

二、条件 Logistic 回归分析 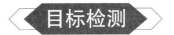 微课3

以例 13 - 3 资料为例介绍 1∶1 匹配的条件 Logistic 回归分析的 SPSS 统计软件实现方法。

1. 建立数据文件　定义变量，因变量 case1（子宫内膜癌患者）、case2（对照），自变量包括：age（年龄）、est（是否服用雌激素）、gall（胆囊病史）以及 nonest（是否服用其他非雌激素药物），录入数据并建立数据集 E1303. sav（图 13 - 4）。

id	case1	age1	est1	gall1	nonest1	case2	age2	est2	gall2	nonest2
1	1	74	1	0	1	0	75	0	0	0
2	1	67	1	0	1	0	67	0	0	1
3	1	76	1	0	1	0	76	1	0	1
⋮	⋮	⋮	⋮	⋮	⋮	⋮	⋮	⋮	⋮	⋮
61	1	67	1	1	1	0	67	1	1	1
62	1	74	1	0	1	0	75	0	0	1
63	1	68	1	1	1	0	69	1	0	1

图 13 - 4　E1303 数据集

2. 操作步骤

（1）求各变量差值　以因变量 case1、case2 为例，Transform→Compute Variable→Target Variable 输入差值名称 case→Numeric Expression 为 case1 - case2→OK。其余自变量皆以此方式求出各自差值，最后将生成 5 个差值新变量 case、age、est、gall、nonest，这 5 个新变量将引入后续配对 Logistic 回归过程。

（2）Logistic 回归步骤　Analyze →Regression →Multinomial Logistic… →case →Dependent →age，est，gall，nonest→Covariate（s）：→Model→Custom/Stepwise→取消 Include intercept in model→age，est，gall，nonest→Forced Entry Terms：→Continue→OK。

3. 主要结果　见图 13 - 5，所有纳入的自变量中最终有意义的自变量为 est（是否服用雌激素）的回归系数为 2.698，Wald χ^2 为 10.712，$P = 0.001$，有统计学意义，OR 值为 14.851，说明服用雌激素的人患子宫内膜癌的风险是不服用人群的 14.851 倍；gall（是否具有胆囊病史）的回归系数为 1.836，Wald χ^2 为 4.122，$P = 0.042$，有统计学意义，OR 值为 6.270，说明具有胆囊病史的人患子宫内膜癌的风险是未患该病人群的 6.270 倍。

Parameter Estimates

case		B	Std. Error	Wald	df	Sig.	Exp(B)	95% Confidence Interval for Exp(B) Lower Bound	Upper Bound
1.00	age	.277	.403	.473	1	.491	1.320	.599	2.908
	est	2.698	.824	10.712	1	.001	14.851	2.952	74.723
	gall	1.836	.904	4.122	1	.042	6.270	1.066	36.893
	nonest	.256	.807	.100	1	.752	1.291	.265	6.279

图 13 - 5　条件 Logistic 回归分析的主要结果

⟨ 目标检测 ⟩

答案解析

一、最佳选择题

1. Logistic 回归分析适用于因变量为（　　）

　　A. 二分类变量资料　　　　　　B. 连续型的计量资料　　　　　C. 正态分布资料

D. 正偏态分部资料　　　　E. 负偏态分布资料

2. Logistic 回归模型中自变量不可以直接使用的是（　　）

A. 二分类变量资料　　　　B. 无序多分类变量　　　　C. 两端无确定数值的变量

D. 连续型的计量资料　　　E. 有序多分类变量

3. 条件 Logistic 回归与非条件 Logistic 回归的主要差别是（　　）

A. 非条件 Logistic 回归没有任何假定条件

B. 回归系数的意义不同

C. 参数估计的似然函数不同

D. 假设检验使用的统计量不同

E. 条件 Logistic 回归要求应变量服从正态分布

4. 欲研究糖尿病与年龄、高血压和肥胖之间的关系，不可以采用的检验统计量是（　　）

A. Wald 检验统计量　　　B. 方差分析 F 检验统计量　　　C. 似然比检验统计量

D. 卡方检验统计量　　　　E. 计分检验统计量

5. Logistic 回归分析不适合应用的是（　　）

A. 是否发生疾病的预测　　　B. 慢性病的危险因素分析　　　C. 估计近似相对危险度

D. 多种药物的联合作用　　　E. 传染病的危险因素分析

6. Logistic 回归系数 β 的流行病学意义是（　　）

A. 比数比 OR 值　　　　B. 相对危险度 RR 值　　　　C. OR 值的自然对数值

D. RR 值的自然对数　　　E. 发病率 P 的该变量

7. 下列资料适合做 Logistic 回归分析的是（　　）

A. 身高与体重的关系

B. 传染病发病概率的估计

C. 不同剂量高血压药物的作用

D. 冠心病危险因素的筛选

E. 男性与女性肺癌发病率的比较

8. 在 500 名病例与 500 名对照的匹配病例对照研究中，有 400 名病例与 100 名对照有暴露史。根据此资料，可以计算出 OR 为（　　）

A. 4　　　　　　　　　　B. 10　　　　　　　　　　C. 20

D. 16　　　　　　　　　E. 18

9. Logistic 回归分析，判断自变量对因变量作用大小应采用的统计量是（　　）

A. Wald χ^2 值　　　　B. 似然比值　　　　C. t 值

D. 标准回归系数　　　　E. 回归系数

10. 一项研究食管癌与吸烟、饮酒危险因素关系的数据分析结果表明，吸烟与不吸烟的 $OR_1 = 2.42$，饮酒与不饮酒的 $OR_1 = 1.69$，则同时吸烟和饮酒两者皆无的 OR 值为（　　）

A. 4.09　　　　　　　　B. 2.42　　　　　　　　C. 1.69

D. 4.11　　　　　　　　E. 0.73

二、计算与分析

某研究者欲比较三种不同药物治疗某病的疗效，病情是疗效的一个影响因素，经研究得到数据如表 3 –11 所示，试用 Logistic 回归进行分析。

表 13 −11　三种药物治疗不同病情的某病疗效

药物	病情	有效	无效
甲药	轻	38	64
	重	10	82
乙药	轻	95	18
	重	50	35
丙药	轻	88	26
	重	43	37

（陈　峣）

书网融合······

微课 1

微课 2

微课 3

题库

第十四章 生存分析

◉ 学习目标

知识目标

1. 掌握 生存分析、生存时间、删失数据、完全数据、生存概率、死亡概率和生存率、中位生存期以及风险率等基本概念；生存函数估计的两种主要的非参数法；Cox 比例风险回归模型中风险比（HR）的意义。

2. 熟悉 删失数据产生的原因；log - rank 检验的基本思想。

3. 了解 寿命表法和 Kaplan - Meier 法生存曲线的特点；Cox 比例风险回归模型的基本结构、用途及注意事项。

能力目标 通过本章的学习，能够熟练应用 SPSS 统计软件对生存函数的估计和组间比较的 log - rank 检验以及 Cox 比例风险回归模型的正确分析，培养在实际工作中正确应用统计学方法解决问题的能力。

在医学研究中，对于一些急性病的疗效考核，一般可以用治愈率、病死率等指标或者是直接观察定量生理生化指标的改变。但是，当遇到观察某种暴露因素对结局事件的影响或评价某种药物或者某种治疗措施等干预措施治疗肿瘤以及其他慢性疾病的临床疗效时，其疗效不是短期内就能明确判断的，因此上述的指标（治愈率等）也就难以全面地反映干预措施的疗效。对于此类研究而言，需要对研究对象进行随访调查或临床观察，并记录各时点上特定结局事件的发生情况，由此得到的这类资料通常称为随访研究资料。

虽然已经学习了 Logistic 回归，并且 Logistic 回归可以作为解决结局为定性资料这类问题的有效方法，但是当面对随访资料时，Logistic 回归分析仅能考虑结局事件的出现与否，而无法考虑结局出现所经历的时间。因此，对于这类资料的分析，研究者除了要考虑结局发生与否，还需同时考虑发生该结局所经历的时间长短，即需要同时将结局是否出现以及出现所经历的时间结合起来进行的分析，这类分析称为生存分析（survival analysis），而此时的数据兼有时间和结局两种属性，称为生存数据（survival data）。生存分析源于古老的寿命表，最初主要是以死亡作为结局事件而得名，如今已经可以广泛用于自然科学和社会科学等诸多研究领域中，成为统计学的一个重要的分支。

⬙ 第一节 生存分析的基本概念

PPT

下面我们将借助例 14 - 1 来介绍生存分析中的基本概念。

【例 14 - 1】胃癌是一种预后较差的恶性肿瘤，为了解胃癌术后的预后情况，某医师从 2000 年 1 月 1 日起对普外科行胃癌手术的患者进行随访，随访截止时间为 2002 年 10 月 1 日，表 14 - 1 给出了其中 7 名患者的随访记录。

表 14 - 1　6 例胃癌患者随访记录

研究号	术后开始随访时间	终止随访时间	观察时间（天）	结局
(1)	(2)	(3)	(4)	(5)
1	2000 - 01 - 06	2000 - 03 - 01	55	失访
2	2000 - 01 - 12	2000 - 03 - 08	56	死于胃癌
3	2000 - 02 - 05	2000 - 06 - 15	131	死于车祸
4	2000 - 02 - 19	2002 - 10 - 01	955	存活
5	2000 - 03 - 07	2000 - 10 - 11	218	死于胃癌
6	2000 - 03 - 20	2002 - 01 - 24	675	死于胃癌
7	2000 - 03 - 25	2021 - 03 - 28	368	死于心肌梗死

一、终点事件

终点事件（terminal event）又称失效事件（failure event），是指根据研究目的确定发生某一特定现象或某种特点的事件。例 14 - 1 中，"死于胃癌"就是想要观察的特定事件，所以对本研究而言，"死于胃癌"即为终点事件或失效事件。终点事件是一个广义的概念，泛指标志某种处理措施失败或失效的特征事件，例如膀胱肿瘤患者手术后的死亡、急性白血病患者化疗后的复发、肾移植患者的肾衰竭、接受健康教育戒烟后的青少年复吸烟以及接受某种健康保险方式后的中途退保等，均可作为终点事件。

>>> **知识链接** ◦--

"失效"的概念

这里所说的"失效"，并不是说生存分析的事件都是负面的，例如麻醉之后患者苏醒的事件以及急性白血病患者化疗后的症状缓解等，苏醒以及症状缓解显然不是负面的事件。只是生存分析最早研究的都是生存/死亡，死亡都被认为是 failure，即失效，所以这个词就一直沿用了下来。

--•

二、生存时间

生存时间（survival time）又称失效时间（failure time），通常泛指在规定的观察期内，从规定的观察起点到某一特定终点事件出现所经历的时间长度，常用符号 t 表示。生存时间有三个要素，分别为观察起点、终点事件和时间度量单位。观察起点和终点事件可根据研究目的预先确定。观察起点的设置在不同类型的研究中也不相同：随机对照临床试验的观察起点通常是随机化入组的时间；观察性研究的观察起点可以是发病时间、第一次的确诊时间或接受正规治疗的时间等。终点事件可以是某种疾病的发生、某种处理（治疗）的反映、疾病的复发或死亡等。生存时间的度量单位可以是年、月、日以及小时等。三者都需要根据研究目的，在研究设计阶段进行明确定义，并且在整个研究过程中保持不变。如在例 14 - 1 中，研究者关心的是胃癌患者接受胃癌手术后的生存状况，因此观察起点即为接受胃癌手术的时间，终点事件则是患者死于胃癌，而观察起点和终点事件的时间间隔即为胃癌患者接受胃癌手术后的生存时间。

研究对象观察起点的设置有两种：第一种是所有观察对象在同一时间点接受治疗；第二种是观察对象在不同点接受治疗。在进行研究时可以根据实际情况选择其中一种形式，通常情况下，第二种方式更为常用。图 14 - 1 显示了研究对象两种不同纳入形式的示意图，其中符号"●"表示出现了终点事件，符号"◆"表示尚未出现终点事件。例 14 - 1 中研究对象的纳入形式显然属于后者。

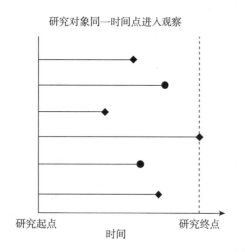
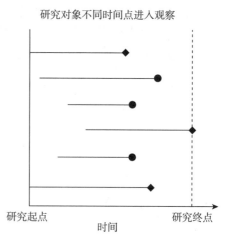

图 14 – 1　研究对象两种不同的纳入形式示意图

通过观察表 14 – 1 的结局状态可以看出，收集到的数据可以分为以下两类。

1. 完全数据（complete data）　随访研究中，在规定的观察期内，对某些观察对象如观察到了终点事件发生，从观察起点到终点事件发生所经历的时间，称为生存时间的完全数据。如表 14 – 1 中的 2 号、5 号和 6 号胃癌患者，结局均是死于胃癌，属于生存时间的完全数据，完全数据提供的是准确的生存时间。

2. 删失数据（censored data）　在规定的观察期内，对某些观察对象由于某种原因未能观察到终点事件发生，无法获取确切的生存时间，称为生存时间的删失数据。如表 14 – 1 中，1 号、3 号、4 号和 7 号患者均未在观察期内发生终点事件，属于生存时间的删失数据。

生存分析的一个重要的特征就是随访期间不是所有研究对象都会出现研究者所关心的结局，关于删失数据产生的原因大致有以下三种原因。①终止：研究结束时终点事件尚未发生。例如表 14 – 1 中的 4 号患者至随访结束时仍然存活。②失访：研究对象由于某种原因（如观察对象变更联系方式、未继续就诊或拒绝访问等）而失去联系，未能观察到终点事件发生。例如表 14 – 1 中的 1 号患者。③退出：研究对象由于其他原因（如车祸等）或其他疾病（心肌梗死等）造成死亡而终止观察。例如表14 – 1 中的 3 号患者和 7 号患者。对于删失数据，无论是何种原因导致，生存时间的计算均为观察起点至删失点（1 号患者为最后一次随访时间，3 号患者为死于车祸的时间，4 号患者为研究结束的时间，7 号患者为死于心肌梗死的时间）所经历的时间。删失数据常在生存时间的右上角标记" + "，表示真实的生存时间未知，只知道比从观察起点到删失点所经历的时间更长，即常见的右删失（right censoring）。需要注意的是，本章所有方法均假定删失对象具有非删失对象经历某感兴趣时间同样的风险，这种删失又称非信息性删失（uninformative censoring）；此外，由于生存时间资料通常不服从正态分布或者分布类型未知，本章仅介绍生存分析的非参数法和半参数法。

三、死亡概率与生存概率

1. 死亡概率（mortality probability）　表示某单位时段开始时存活的个体在该时段内死亡的可能性，记为 q。如果在该单位时段内无删失数据，则死亡概率的计算公式为：

$$q = \frac{该人群在某单位时段总死亡例数}{该人群在某单位时段的期初观察例数} \tag{14 – 1}$$

2. 生存概率（survival probability）　表示某单位时段开始时存活的个体，该时段结束时仍存活的可能性，记为 p。如果在该单位时段内无删失数据，则生存概率的计算公式为：

$$p = \frac{\text{该人群活过某单位时段的例数}}{\text{该人群在某单位时段的期初观察例数}} = 1 - q \qquad (14-2)$$

注意：如年内有删失，则死亡概率和生存概率计算公式中分母应采用校正人口数（该人群在某单位时段的期初观察例数 − 删失例数/2）。

四、生存率

生存率（survival rate）又称生存函数（survival function），指被观测对象经历 t 个单位时间后仍然存活的概率，用 $S(t)$ 表示，$0 \leq S(t) \leq 1$。假定 T 为被观测对象的实际存活时间，若没有删失数据，则生存率的计算公式为：

$$S(t) = P(T > t) = \frac{t \text{时刻仍存活的例数}}{\text{观察总例数}} \qquad (14-3)$$

若存在删失数据，上述计算公式已不再适用，须分段计算生存概率。假定观察对象在各个时间段的生存事件独立，应用概率乘法定理将分时段的生存概率相乘得到生存率，计算公式为：

$$S(t) = P(T > t_k) = p_1 \cdot p_2 \cdots p_k = S(t_{k-1}) \cdot p_k \qquad (14-4)$$

式中，$p_1 \cdot p_2 \cdots p_k$ 分别为 $(0, t_1]$，$(t_1, t_2]$，…，$(t_{k-1}, t_k]$ 时段的各分时段的生存概率，由此可以看出，生存率即为多个时段生存概率的累积，故生存率又称累积生存概率（cumulative probability of survival）。注意，要正确理解生存概率和生存率的关系：生存概率是单位时间内生存的可能性；生存率是某个时间段（由一个或多个单位时间组成的时间段）生存的可能性，即数个单位时间生存概率的累积结果。

五、风险率

风险率（hazard rate）又称风险函数（hazard function），如果终点事件为死亡，风险率表示 t 时刻存活的个体在 t 时刻的瞬时死亡风险，记为 $h(t)$，描述了某个体的瞬时死亡风险随时间变化的情况。

$$h(t) = \lim_{\Delta t \to 0} \frac{P(t \leq T < t + \Delta t \mid T \geq t)}{\Delta t} \qquad (14-5)$$

$h(t) = 0$ 意味着没有死亡风险，t 时刻 $S(t)$ 平坦；较大的 $h(t)$ 意味着 $S(t)$ 的快速下降，风险函数越大，生存函数下降得越快。这里需要强调的是，$h(t)$ 是速率而不是概率，其取值范围为 0 至 $+\infty$。生存分析模型通常以 $h(t)$ 的形式给出。

◈ 第二节　生存率的估计

PPT

一般而言，总体生存率往往是未知的，需要利用样本的资料估计总体的生存率。通常使用生存率估计的方法主要有以下两种：寿命表法和 Kaplan-Meier 法。前者适用于生存时间是按照区间分组的大样本资料，后者则适用于仅含个体生存时间的小样本或大样本资料。两种方法的思路相同，都是先求出各个时段的生存概率，然后根据概率乘法定理对生存率进行估计。接下来依次对这两种方法进行介绍。

一、寿命表法

某些随访研究中，并不知道个体确定的死亡时间或删失时间，例如肿瘤登记等大型监测系统，随访中某些个体死亡或删失发生在两次随访之间。寿命表法则是分析这类生存资料的经典方法。

【例 14 −2】 某研究者收集了 607 名乳腺癌患者手术后 10 年的随访结果，时间区间均为 1 年，整理结果见表 14 −2。试估计各年的生存率。

表 14 −2　寿命表法估计生存率的计算用表

序号	确诊后年数	期内死亡数	期内删失数	期初病例数	期初有效例数	死亡概率	生存概率	生存率	生存率标准误
i	$t_i \sim$	d_i	c_i	n'_i	n_i	$\hat{q}_i$	$\hat{p}_i$	$\hat{S}(t_i)$	$SE[\hat{S}(t_i)]$
(1)	(2)	(3)	(4)	(5)	(6)	(7)	(8)	(9)	(10)
1	0 ~	59	63	607	575.5	59/575.5 = 0.1025	0.8975	0.8975	0.0126
2	1 ~	69	71	485	449.5	69/449.5 = 0.1535	0.8465	0.8975 × 0.8465 = 0.7597	0.0186
3	2 ~	43	55	345	317.5	43/317.5 = 0.1354	0.8646	0.7597 × 0.8646 = 0.6569	0.0217
4	3 ~	30	38	247	228.0	30/228 = 0.1316	0.8684	0.6569 × 0.8684 = 0.5704	0.0239
5	4 ~	13	31	179	163.5	13/163.5 = 0.0795	0.9205	0.5704 × 0.9205 = 0.5251	0.0251
6	5 ~	7	26	135	122.0	7/122 = 0.0574	0.9426	0.5251 × 0.9426 = 0.4949	0.0261
7	6 ~	14	21	102	91.5	14/91.5 = 0.1530	0.8470	0.4949 × 0.8470 = 0.4192	0.0289
8	7 ~	4	11	67	61.5	4/61.5 = 0.0650	0.9350	0.4192 × 0.9350 = 0.3920	0.0301
9	8 ~	3	15	52	44.5	3/44.5 = 0.0674	0.9326	0.3920 × 0.9326 = 0.3655	0.0317
10	9 ~ 10	0	12	34	28.0	0/28 = 0.0000	1.0000	0.3655 × 1.0000 = 0.3655	0.0317

注：生存时间长于 10 年的患者有 22 例。

计算步骤如下。

1. 计算期初有效例数 n_i　假定删失可发生在各区间内任一时间，按删失者平均每人观察了该区间宽度的一半，则期初有效例数应为期初观察例数 n'_i 减去 $c_i/2$，即 $n_i = n'_i - c_i/2$。见表 14 −2 第（6）列。

2. 分别计算各时间区间的死亡概率和生存概率　结果见表 14 −2 第（7）、（8）列。

$$\hat{q}_i = \frac{d_i}{n_i} \quad \hat{p}_i = 1 - \hat{q}_i \tag{14-6}$$

3. 计算生存率 $\hat{S}(t_i)$　由于本例存在删失数据，因此生存率的计算应将各单位时间生存概率相乘得到。见表 14 −1 第（9）列。结果显示乳腺癌患者 1 年生存率为 89.75%，2 年生存率为 75.97%，余下结果以此类推。

以生存时间作为横坐标轴，生存率作为纵轴，连接各个时间点所对应的生存率得到的曲线图称为生存曲线（survival function）；以生存时间作为横轴，风险率作为纵轴，连接各个时间点所对应的生存率得到的曲线图称为风险曲线（hazard function）。例 14 −2 的生存曲线和风险曲线分别见图 14 −2 和 14 −3。由生存曲线可知，乳腺癌患者确诊后 4 年内生存率下降较快，4 年后下降较平缓（说明乳腺癌患者术后前 4 年的生存率下降较快），4 年后趋于平缓（说明乳腺癌患者术后 4 年内的死亡威胁较大）；由风险曲线可知，乳腺癌患者术后 1 年死亡风险最大，术后 2 年起死亡风险逐渐减低，6 年后死亡风险突然大幅升高，术后 7 年死亡风险基本降低到上升前的风险水平。

需要注意的是，不同的统计软件绘制出的生存曲线可能在形式上会有区别，如例 14 −2 所绘制的阶梯型生存曲线是通过 SPSS 软件绘制的，若通过其他统计软件（例如 SAS 等）使用寿命表法绘制所得为连续的折线型生存曲线，结果详见图 14 −4，其中 0 时间点的生存率为 1。该曲线为右连续，即寿命表法估计的是时间区间右端点的生存率。虽然两种类型曲线形式不同，但所反映的内容相同。

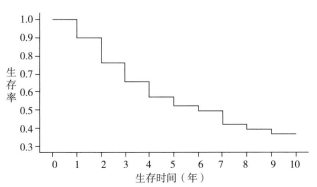

图 14 - 2 乳腺癌患者术后的生存曲线

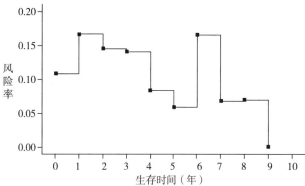

图 14 - 3 乳腺癌患者术后的风险曲线

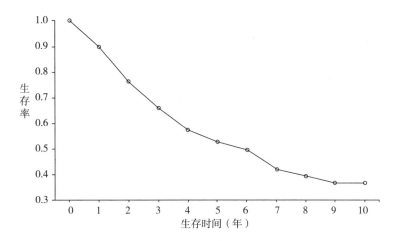

图 14 - 4 乳腺癌患者术后的折线型生存曲线

二、Kaplan – Meier 法

Kaplan – Meier 法是由 Edward L. Kaplan 和 Paul Meier 于 1958 年提出，简记为 K - M 法，又称乘积极限法，乘积的含义是指生存率等于生存概率的乘积，极限的含义是标准寿命表法中时间区间长度趋近于 0。该方法是利用 t_k 时刻之前各时点上生存概率的乘积来估计在 t_k 时刻的生存率，能够充分利用每条记录的信息，估计不同生存时间点的生存率，同时也不需要对被估计的资料分布作任何假设，因此该方法属于非参数估计方法。

【例 14 - 3】某医师收集了 20 例脑瘤患者经过甲、乙两种疗法治疗后的生存时间（周），试估计两种疗法的生存率。

甲疗法组：1　3　　3　7　10　15　15　　23　30

乙疗法组：5　7+　13　13　23　30　30+　38　42　42　45+

表 14 - 3　Kaplan – Meier 法计算生存率的计算用表

序号	时间（周）	死亡数	删失数	期初例数	死亡概率	生存概率	生存率	生存率标准误
i	$t_i \sim$	d_i	c_i	n_i	$\hat{q}_i$	$\hat{p}_i$	$\hat{S}(t_i)$	$SE[\hat{S}(t_i)]$
(1)	(2)	(3)	(4)	(5)	(6)	(7)	(8)	(9)
甲疗法组								
1	1	1	0	9	1/9 = 0.1111	0.8889	0.8889	0.1048
2	3	2	0	8	2/8 = 0.2500	0.7500	0.8889 × 0.7500 = 0.6667	0.1571

续表

序号	时间（周）	死亡数	删失数	期初例数	死亡概率	生存概率	生存率	生存率标准误
i	$t_i \sim$	d_i	c_i	n_i	$\hat{q}_i$	$\hat{p}_i$	$\hat{S}(t_i)$	$SE[\hat{S}(t_i)]$
(1)	(2)	(3)	(4)	(5)	(6)	(7)	(8)	(9)
3	7	1	0	6	1/6 = 0.1667	0.8333	$0.6667 \times 0.8333 = 0.5556$	0.1656
4	10	1	0	5	1/5 = 0.2000	0.8000	$0.5556 \times 0.8000 = 0.4445$	0.1656
5	15	2	0	4	2/4 = 0.5000	0.5000	$0.4445 \times 0.5000 = 0.2223$	0.1386
6	23	1	0	2	1/2 = 0.5000	0.5000	$0.2223 \times 0.5000 = 0.1112$	0.1048
7	30	1	0	1	1/1 = 1.0000	0.0000	$0.1112 \times 0.0000 = 0.0000$	0.0000
乙疗法组								
1	5	1	0	11	1/11 = 0.0909	0.9091	0.9091	0.0867
2	7 $^+$	0	1	10	0/10 = 0.0000	1.0000	$0.9091 \times 1.0000 = 0.9091$	0.0867
3	13	2	0	9	2/9 = 0.2222	0.7778	$0.9091 \times 0.7778 = 0.7071$	0.1429
4	23	1	0	7	1/7 = 0.1429	0.8571	$0.7071 \times 0.8571 = 0.6061$	0.1541
5	30	1	0	6	1/6 = 0.1667	0.8333	$0.6061 \times 0.8333 = 0.5051$	0.1581
6	30 $^+$	0	1	5	0/5 = 0.0000	1.0000	$0.5051 \times 1.0000 = 0.5051$	0.1581
7	38	1	0	4	1/4 = 0.2500	0.7500	$0.5051 \times 0.7500 = 0.3788$	0.1613
8	42	2	0	3	2/3 = 0.6667	0.3333	$0.3788 \times 0.3333 = 0.1263$	0.1163
9	45 $^+$	0	1	1	0/1 = 0.0000	1.0000	$0.1263 \times 1.0000 = 0.1263$	0.1163

计算步骤如下。

1. 将生存时间（t_i）按照从小到大的方式排列 如果要分组估计生存率，则生存时间按照不同分组由小到大排列。完全数据与删失数据相同者，要将删失数据排在完全数据之后。见表 14 – 3 第 （2）列。

2. 依次列出时间区间 $[t_i, t_{i+1})$ 上的死亡数 d_i 和删失数 c_i 见表 14 – 3 第 （3）、（4）列。

3. 计算期初例数 n_i 即每一时间点 t_i 之前观察到的生存例数，计算时应减去小于 t_i 的死亡数和删失数，$n_i = n_{i-1} - d_{i-1} - c_{i-1}$。见表 14 – 3 第 （5）列。

4. 计算死亡概率 $\hat{q}_i$ 和生存概率 $\hat{p}_i$ 见表 14 – 3 第 （6）、（7）列。

5. 计算生存率 $\hat{S}(t_i)$ 见表14 – 1 第 （8）列。结果显示甲疗法组脑瘤患者 1 周生存率为 88.89%，3 周生存率为 66.67%；乙疗法组脑瘤患者 5 周生存率为 90.91%，13 周生存率为 70.70%，余下结果以此类推。

Kaplan – Meier 法生存曲线为阶梯形曲线（但当样本量较大时，阶梯形就不明显了）。分析时应注意曲线的高度和下降坡度。两种疗法脑瘤患者的生存曲线见图 14 – 5。平缓的生存曲线表示较高的生存率或较长的生存期，陡峭的生存曲线表示较低的生存率或较短的生存期，可以看出相比于甲疗法组，乙疗法组的脑瘤患者具有较高的生存率或较长的生存期。两种疗法脑瘤患者的风险曲线见图 14 – 6，随着时间的延长两组脑瘤患者的死亡风险均逐渐增加，且甲疗法组的死亡风险更大。

中位生存期（median survival time）又称半数生存期，表示恰好有 50% 的个体尚存活的时间，常记为 T_{50}，即有 50% 的个体可以存活到比中位生存期更长的时间。中位生存期越长，表示疾病的预后越好；反之，中位生存期越短，预后越差。生存曲线的纵轴生存率为 50% 时所对应的横轴生存时间即为中位生存期。通过生存曲线可以直观地看出，甲疗法组和乙疗法组脑瘤患者的中位生存期约为 10 周和 38 周。若要获得更为精确的数值，可以利用线性内插法进行计算，其计算原理是首先找到与生存率 50% 相邻的上下两个生存率及其生存时间：①若相邻的上下两个生存率中不存在删失数据，则可以直接利用线性比例关系进行计算；②若相邻的上下两个生存率中存在删失数据，则在直接利用线性比例关系进行求解时还应注意对删失情况进行校正。

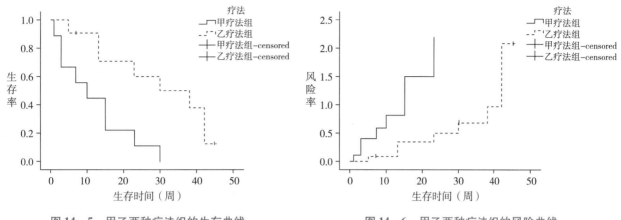

图 14 - 5 甲乙两种疗法组的生存曲线　　　图 14 - 6 甲乙两种疗法组的风险曲线

计算中位生存期时需要注意以下两点：①中位生存期通常不等于生存时间的中位数；②当删失数据的个数太多（如超过了一半），以致样本中超过中位生存期的生存时间均为删失数据，对应的生存曲线段为水平直线，则此时无法估计中位生存期。

三、生存率的区间估计

通过样本资料进行生存率的估计仍然存在抽样误差，通过前面的方法所计算出的生存率 $\widehat{S}(t_i)$ 是总体生存率的点估计值，还需要进一步据此估计其标准误和（$1 - \alpha$）可信区间，通常计算 95% 可信区间。无论是寿命表法还是 Kaplan - Meier 法均可以使用 Greenwood 提出的方法计算标准误：

$$SE\left[\widehat{S}(t_i)\right] = \widehat{S}(t_i)\sqrt{\sum_{t_j \leqslant t_i} \frac{d_j}{n_j(n_j - d_j)}} \qquad (14 - 7)$$

计算出样本各时点生存率及其标准误后，可以利用正态近似的原理估计某时点总体生存率的（$1 - \alpha$）可信区间，计算公式为：

$$\widehat{S}(t_i) \pm z_{\alpha/2} \times SE\left[\widehat{S}(t_i)\right] \qquad (14 - 8)$$

式中，$z_{\alpha/2}$ 取双侧 α 对应的 z 值，当 $\alpha = 0.05$ 时，$z_{0.05/2} = 1.96$。表 14 - 3 中甲疗法组 $\widehat{S}(t_3)$ 的标准误为：

$$SE\left[\widehat{S}(t_3)\right] = 0.5556 \times \sqrt{\frac{1}{9 \times (9 - 1)} + \frac{2}{8 \times (8 - 2)} + \frac{1}{6 \times (6 - 1)}} = 0.1656$$

其总体生存率的 95% 可信区间为 $0.5556 \pm 1.96 \times 0.1656 = (0.2310, 0.8802)$。

▷ 第三节　生存曲线的比较

PPT

通过第二节的学习，我们能够针对不同特点的资料使用相应的方法估计出样本资料的生存率、中位生存期并绘制出生存曲线，但这仅仅是对样本中个体的生存率随生存时间的变化过程的统计描述，有时候我们更关心的是不同样本所代表的总体的生存情况是否有差异。在例 14 - 3 中，仅凭生存曲线判断乙疗法组脑瘤患者的生存率高于甲疗法组似乎过于草率。由于抽样误差的客观存在，欲通过两样本生存曲线的差异去判断两总体生存曲线有无差异还需要进一步通过假设检验来回答。

两组或多组生存曲线的比较是生存分析的重要内容之一。若采用参数检验方法，虽然具有较高的检验效能，但对资料要求较高，许多情况下资料难以符合应用参数检验方法的要求；若采用两组或多组比较的 χ^2 检验，笼统地以最后结果（死亡与否）作为检验依据，而不考虑每个观察对象生存时间的长短，显然过于粗糙。基于此，目前最为常用的假设检验方法主要是非参数检验法（包括 log - rank 检验、Breslow 检验和 Tarone - Ware 检验），尤其是 log - rank 检验。该方法与普通的 χ^2 检验的不同之处在于能够充分利用生存时间（包括删失数据），还能够对两组或多组的生存曲线做整体的比较。本节将结合例 14 - 4 对 log - rank 检验法进行简要介绍。

一、log - rank 检验

log - rank 检验的基本思想为：当 H_0 成立（即假定拟比较的不同总体生存曲线无差别时）时，根据 t_i 时点的死亡率，可以计算出 t_i 时点上各组的理论死亡数；将所有时点各组的理论死亡数累加，便得到各组的理论死亡总数 T_g；将 T_g 和各组的实际死亡总数 A_g 作比较，就得到了 log - rank 检验的统计量：

$$\chi^2 = \sum_{g-1}^{k} \frac{(A_g - T_g)^2}{T_g}, \nu = k-1 \tag{14-9}$$

式中，k 表示组数。当 H_0 为真时，各组实际死亡总数与理论死亡总数应该比较接近，χ^2 值比较小，检验统计量 χ^2 近似服从自由度为 $\nu = k-1$ 的 χ^2 分布；若各组实际死亡总数和理论死亡总数相差相对比较大，χ^2 值相对较大。

【例 14 - 4】 例 14 - 3 某医师收集了 20 例脑瘤患者经过甲、乙两种疗法治疗后的生存时间（周），试比较两种疗法脑瘤患者的生存曲线是否有差别？

例 14 - 4 两条生存曲线的比较步骤如下。

1. 建立检验假设，确定检验水准

$H_0: \widehat{S}_1(t) = \widehat{S}_2(t)$，即两总体生存曲线相同

$H_1: \widehat{S}_1(t) \neq \widehat{S}_2(t)$，即两总体生存曲线不同

$\alpha = 0.05$

2. 计算检验统计量

（1）将两组数据统一按照生存时间由小到大排序，排序时删失数据的处理方法同第二节所学内容。

（2）分别计算两组在时间 t_i 上的期初例数 n_{gi}、死亡例数 d_{gi} 和删失例数 c_{gi}，以及两组合计的期初例数 n_i 和死亡例数 d_i。

（3）分别计算两组在各时点 t_i 的理论死亡数 T_{gi}。

$$T_{gi} = \frac{n_{gi}d_i}{n_i} \tag{14-10}$$

本节以第 1 周为例进行计算，甲疗法组的理论死亡数为 $T_{11} = 9 \times 1/20 = 0.4500$，乙疗法组的理论死亡数为 $T_{21} = 11 \times 1/20 = 0.5500$。结果见表 14 - 4。

表 14 - 4　理论死亡频数计算表（以第一个时间 1 周为例）

组别	死亡数	未死亡数	合计
甲疗法	1	8	9
乙疗法	0	11	11
合计	1	19	20

（4）计算各组的实际死亡总数 A_g 和理论死亡总数 T_g。经过计算可得，甲疗法组实际死亡总数 $A_1 = 9$，理论死亡总数 $T_1 = 4.45$；乙疗法组实际死亡总数 $A_2 = 8$，理论死亡总数 $T_2 = 12.55$。具体结果详见表 14 - 5。需要注意的是，在本例中 $A_1 + A_2 = T_1 + T_2 = 17$。可以据此对所计算的结果进行校对。

表 14 - 5　脑瘤患者两种疗法生存曲线的 **log - rank** 检验

序号	时间	甲疗法组				乙疗法组				合计	
i	t_i	n_{1i}	d_{1i}	c_{1i}	T_{1i}	n_{2i}	d_{2i}	c_{2i}	T_{2i}	n_i	d_i
(1)	(2)	(3)	(4)	(5)	(6)	(7)	(8)	(9)	(10)	(11)	(12)
1	1	9	1	0	0.4500	11	0	0	0.5500	20	1
2	3	8	2	0	0.8421	11	0	0	1.1579	19	2
3	5	6	0	0	0.3529	11	1	0	0.6471	17	1
4	7^+	6	1	0	0.3750	10	0	1	0.6250	16	1
5	10	5	1	0	0.3571	9	0	0	0.6429	14	1
6	13	4	0	0	0.6154	9	2	0	1.3846	13	2
7	15	4	2	0	0.7273	7	0	0	1.2727	11	2
8	23	2	1	0	0.4444	7	1	0	1.5556	9	2
9	30	1	1	0	0.2857	6	1	0	1.7143	7	2
10	30^+	0	0	0	0.0000	5	0	1	0.0000	5	0
11	38	0	0	0	0.0000	4	1	0	1.0000	4	1
12	42	0	0	0	0.0000	3	2	0	2.0000	3	2
13	45^+	0	0	0	0.0000	1	0	1	0.0000	1	0
合计	—	—	9	0	4.4500	—	8	3	12.5500	—	17

（5）根据公式（14 - 9）计算出检验统计量 χ^2 值及自由度 ν。

$$\chi^2 = \frac{(9 - 4.4500)^2}{4.4500} + \frac{(8 - 12.5500)^2}{12.5500} = 6.30, \quad \nu = 2 - 1 = 1$$

3. 确定 P 值，做出统计推断

查阅 χ^2 界值表可得，$\chi^2_{0.05,1} = 3.84 < 6.30$，即 $P < 0.05$，按照检验水准 $\alpha = 0.05$，拒绝 H_0，接受 H_1，差异有统计学意义，可以认为两条生存曲线不同，即甲疗法脑瘤患者的生存曲线低于乙疗法的脑瘤患者。

二、log - rank 检验的注意事项

（1）log - rank 检验不仅适用于两条生存曲线的整体比较，也适用于多条生存曲线的整体比较；不仅适用于 Kaplan - Meier 法，还适用于寿命表法。但需要注意的是，本书所介绍的为 log - rank 检验的近似法，计算过程较为简便，但与精确法相比，结果偏于保守。本例通过 SPSS 软件分析可得检验统计量 $\chi^2 = 7.63$（具体操作将在本节后续内容予以介绍）。精确法由于相对较为复杂，本书不作具体介绍。

（2）log - rank 检验是一种非参数检验方法，对资料的分布基本没有要求，但要求每组均含有终点事

件发生的观察对象资料，并且可以证明：log – rank 检验的检验效能仅与发生终点事件的人数有关。

（3）log – rank 检验主要适用于整条生存曲线的比较，当比较的两条生存曲线有差异时，只能说明整体上两组的生存率不同，并不能说明每个时间点两组的生存率均不同。而当我们希望探讨某个时间点的两组的生存率是否相同时，例如在例 14 – 4 中比较两组第 24 周生存率的差别时，可以基于两个率比较的正态近似法进行比较：

$$z = \frac{\widehat{S_1}(t_i) - \widehat{S_2}(t_i)}{\sqrt{\left[SE(\widehat{S_1}(t_i))\right]^2 + \left[SE(\widehat{S_2}(t_i))\right]^2}} \tag{14 – 11}$$

根据表 14 – 3 可以得出甲疗法组和乙疗法组 24 周的生存率分别为 0.1112 和 0.6061，标准误分别为 0.1048 和 0.1541，代入公式（14 – 11）得到：

$$z = \frac{0.1112 - 0.6061}{\sqrt{0.1048^2 + 0.1541^2}} = -2.66$$

$z_{0.05/2} = 1.96$，故可得 $P < 0.05$，两组间 24 周的生存率差异有统计学意义。

（4）log – rank 检验属于单因素分析方法，在使用时需要控制除比较因素外的其他因素在组间要均衡可比，若要对其他因素进行调整，则此时可以考虑采用 Cox 比例风险回归模型。

（5）进行 log – rank 检验时，一般要求各组生存曲线不能交叉，否则需采用分段分析或者采用其他多因素方法来进行分析。

（6）实际死亡数和相对死亡数之比称为相对死亡比（relative death ratio），$R = A/T$，则相对危险度（relative risk，RR）估计值为两组相对死亡比之比。

例 14 – 3 中，甲疗法和乙疗法患者相比：

$$\widehat{RR} = \frac{A_1/T_1}{A_2/T_2} = \frac{9/4.4500}{8/12.5500} = 3.17$$

即甲疗法组患者的死亡风险是乙疗法组患者死亡风险的 3.17 倍；反之，乙疗法组患者对甲疗法组患者的$\widehat{RR} = 0.32$，即乙疗法组患者的死亡风险是甲疗法组患者死亡风险的 32%。

第四节　Cox 比例风险回归模型

PPT

通过前面的学习，我们掌握了生存分析的基本概念和生存率的估计及比较方法，但是仅限于单个因素的分析。而在实际医学问题中，观察对象的生存时间往往受到多个因素的影响。例如，研究某肿瘤患者生存时间与治疗措施的关系，患者的生存时间不仅与治疗措施有关，还可能会受患者的年龄、性别、病情、病程、心理以及环境等因素的影响，在面对这类问题时，log – rank 检验就无能为力了，此时应考虑使用多因素分析方法。虽然我们已经学习了多重线性回归分析和 Logistic 回归分析，但对于多重线性回归分析而言，由于生存时间通常不服从正态分布（多为正偏态甚至完全不知其分布类型），且含有删失数据的特点，令多重线性回归"望而却步"；对于 Logistic 回归分析而言，虽然以生存结局为因变量，但是该分析仅仅考虑了结局出现与否，并未考虑出现该结局的时间长短，并且也不能充分利用删失数据所提供的不完全信息，因此 Logistic 回归分析也不是适宜的方法。

对于生存资料的多因素分析方法，目前最常用的当属 Cox 比例风险回归模型（Cox proportional hazards regression model），简称 Cox 回归。Cox 回归是由英国伦敦大学统计学家 D. R. Cox 于 1972 年提出的，它是一种半参数模型，可同时分析众多因素对生存时间的影响，并且能分析带有删失数据的生存资料；此外，其与基于参数模型的方法不同，它可以在不对生存时间的具体分布进行假设的情况下评价因子的效果，大大降低了生存分析的门槛，促进了对生存数据的研究。鉴于此，Cox 归模型的提出被誉为生存分析研究历史的里程碑。

一、概述

（一）模型结构

Cox 回归模型的表达式为：

$$h(t) = h_0(t) e^{\beta_1 X_1 + \beta_2 X_2 + \cdots + \beta_m X_m} \tag{14-12}$$

式中 X_1，X_2，$\cdots$，X_m 为自变量（也称为解释变量或协变量）；$h(t)$ 为具有自变量 X_1，X_2，$\cdots$，X_m 的个体在 t 时刻发生结局事件的风险率；$h_0(t)$ 为 t 的未知函数，反映了不具有任意一自变量的个体（即 X_1，X_2，$\cdots$，X_m 时）在 t 时刻发生结局事件的风险率，称为基准风险函数（baseline hazard function）；β_1，β_2，$\cdots$，β_m 为各自变量所对应的偏回归系数。

式（14-12）等号的右侧可以分为两部分：$h_0(t)$ 分布无明确的假定，一般也是无法估计的，这属于非参数部分；另一部分是参数部分，其参数可以通过样本的实际观测值来估计。由于该模型由参数和非参数两部分组成，因此称为半参数模型。式（14-12）可以转化为如下形式：

$$\ln\left[\frac{h(t)}{h_0(t)}\right] = \beta_1 X_1 + \beta_2 X_2 + \cdots + \beta_m X_m \tag{14-13}$$

因此 Cox 回归模型与一般的回归分析不同，协变量对生存时间的影响是通过风险函数和基准风险函数的比值来反映的，其中风险函数和基准风险函数均是未知的。通过样本资料对参数部分完成参数估计的情况下，可以对基准风险函数和风险函数作出估计，并可计算每一个时刻的生存率。

（二）模型假定

基于式（14-12）可知，任意两个体 a 和 b 的风险比（hazard ratio，HR；risk ratio，RR）为：

$$HR = \frac{h_a(t)}{h_b(t)} = \frac{h(t) e^{\beta_1 X_{a1} + \beta_2 X_{a2} + \cdots + \beta_m X_{am}}}{h_0(t) e^{\beta_1 X_{b1} + \beta_2 X_{b2} + \cdots + \beta_m X_{bm}}} \tag{14-14}$$

$$= e^{[\beta_1(X_{a1} - X_{b1}) + \beta_2(X_{a2} - X_{b2}) + \cdots + \beta_m(X_{am} - X_{bm})]}$$

可以看出，该比值 HR 与 $h_0(t)$ 无关，在时间 t 上为常数，即模型中自变量的效应不随时间的改变而发生改变，称为比例风险假定（assumption of proportional hazard），简称 PH 假定，比例风险回归模型也由此得名。

式（14-14）又可以表示为：

$$\ln HR = \ln h_a(t) - \ln h_b(t) = \beta_1(X_{a1} - X_{b1}) + \beta_2(X_{a2} - X_{b2}) + \cdots + \beta_m(X_{am} - X_{bm}) \tag{14-15}$$

可以看出，随着时间的推移，两个个体风险率的对数应严格平行。

（三）模型参数的解释

在式（14-15 中），等号左边的 $\ln HR$ 部分为风险比的自然对数，右边的 $\beta_1(X_{a1} - X_{b1}) + \beta_2(X_{a2} - X_{b2}) + \cdots + \beta_m(X_{am} - X_{bm})$ 为自变量的变化量与相应偏回归系数的线性组合。故而，$\beta_j(j = 1, 2, \cdots, m)$ 的实际意义是：在其他自变量不变的条件下，变量 X_j 每增加一个单位所引起的风险比 HR 的自然对数，即：

$$\ln HR_j = \beta_j, \quad HR_j = e^{\beta_j} \tag{14-16}$$

当 $\beta_j > 0$ 时，$HR_j > 1$，提示 X_j 增加时，终点事件发生风险率增加，即 X_j 为终点事件发生的危险因素；当 $\beta_j < 0$ 时，$HR_j < 1$，提示 X_j 增加时，终点事件发生风险率降低，即 X_j 为终点事件发生的保护因素；当 $\beta_j = 0$ 时，$HR_j = 1$，提示 X_j 增加时，终点事件发生风险率不变，即 X_j 与终点事件的发生无关。

（四）参数估计与假设检验

1. 参数估计 通常情况下，研究者只能通过样本数据拟合的 Cox 回归模型，通常表示为：

$$h(t) = h_0(t)e^{b_1X_1 + b_2X_2 + \cdots + b_mX_m} \tag{14-17}$$

Cox 回归模型中，偏回归系数 β_1，β_2，$\cdots$，β_m 的估计值 b_1，b_2，$\cdots$，b_m 需要借助偏似然理论，使用极大似然估计方法得到。该方法的优点是不需确定基准风险函数 $h_0(t)$ 的形式就能估计偏回归系数；另一特性是估计结果仅与生存时间的排序有关，而不是生存时间的数值大小，这就意味着对生存时间加一个常数、乘以一个非零常数或取对数，均不会改变 Cox 回归模型中偏回归系数的估计值。

即偏回归系数 β_1，β_2，$\cdots$，β_m 的估计值 b_1，b_2，$\cdots$，b_m，相应的标准差为 S_{b_1}，S_{b_2}，$\cdots$，S_{b_m}，β_j 的 95% 可信区间的估计公式为：

$$\beta_j : b_j \pm z_{0.05/2}S_{b_j} \tag{14-18}$$

HR_j 的 95% 可信区间的估计公式为：

$$HR_j : e^{b_j \pm z_{0.05/2}S_{b_j}} \tag{14-19}$$

若自变量的度量衡单位不同，可通过标准化偏回归系数比较各自变量的作用大小。

2. 假设检验 假设检验的方法类似于 Logistic 回归分析，也分为两个部分：一是对总模型的检验，常用的假设检验方法有似然比检验、Wald 检验和 score 检验，检验统计量均服从 χ^2 分布，自由度为待检验的参数个数；二是对单个自变量的假设检验，常采用 Wald 检验。

二、Cox 比例风险回归模型的应用实例

【例 14-5】为探讨某恶性肿瘤的预后，某研究者收集了 63 例患者的生存时间、生存结局及可能的影响因素，包括年龄、性别、组织学类型、治疗方式和淋巴结是否转移，相关因素及赋值情况见表14-6，资料的原始记录见表 14-7（详细资料见数据文件 E1403. sav）。试通过 Cox 比例风险回归模型进行该疾病生存情况影响因素的分析。

表 14-6　某恶性肿瘤的影响因素及赋值

变量	因素	分组及赋值
age	年龄	岁
sex	性别	0 = 女；1 = 男
type	组织学类型	0 = 低分化；1 = 高分化
treatment	治疗方式	0 = 传统疗法；1 = 新型疗法
transfer	淋巴结是否转移	0 = 否；1 = 是
status	生存结局	0 = 删失；1 = 死亡
time	生存时间	月

表 14-7　63 名恶性肿瘤患者的生存时间及影响因素

id	age	sex	type	treatment	transfer	time	status	PI	$\widehat{S}(t)$
(1)	(2)	(3)	(4)	(5)	(6)	(7)	(8)	(9)	(10)
1	54	0	0	1	1	52	0	-0.831	0.812
2	57	0	1	0	0	51	0	0	0.621
3	58	0	0	0	1	35	1	0.931	0.350
4	43	1	1	1	1	103	0	-0.831	0.799
5	48	0	1	0	0	7	1	0	0.892

续表

id	age	sex	type	treatment	transfer	time	status	PI	$\widehat{S}(t)$
(1)	(2)	(3)	(4)	(5)	(6)	(7)	(8)	(9)	(10)
6	40	0	1	0	0	60	0	0	0.621
7	44	0	1	0	0	58	0	0	0.621
8	36	0	0	0	1	29	1	0.931	0.377
9	39	1	1	1	0	70	0	-1.762	0.915
10	42	0	1	0	0	67	0	0	0.598
					……				
54	63	1	0	1	1	120	0	-0.831	0.778
55	55	0	1	1	0	12	1	-1.762	0.978
56	39	0	0	0	1	5	1	0.931	0.842
57	44	0	0	0	1	120	0	0.931	0.231
58	42	1	1	1	0	120	0	-1.762	0.906
59	74	0	0	0	1	7	1	0.931	0.748
60	61	0	1	0	1	40	1	0.931	0.298
61	45	1	0	1	1	108	0	-0.831	0.799
62	38	0	1	0	0	24	1	0	0.718
63	62	0	0	0	1	16	1	0.931	0.601

对表 14-7 的数据，取 $\alpha_{引入}=0.05$，$\alpha_{剔除}=0.10$，经过逐步引入-剔除法对自变量进行筛选，结果显示（表 14-8），治疗方式（treatment）和淋巴结是否转移（transfer）为该恶性肿瘤患者生存的影响因素。当淋巴结转移情况相同时，采用新型疗法治疗的患者死亡风险是采用传统疗法治疗患者的 0.172；当采用治疗方式相同时，淋巴结转移的患者死亡风险是未发生淋巴结转移患者的 2.538 倍。

表 14-8 63 例恶性肿瘤患者多变量 Cox 回归分析结果

变量	b	S_b	Wald χ^2	P 值	HR	HR 95% CI
treatment	-1.762	0.548	10.337	0.001	0.172	(0.059, 0.503)
transfer	0.931	0.445	4.389	0.036	2.538	(1.062, 6.066)

由 Cox 回归分析结果，得出风险函数的表达式为：

$$h(t)=h_0(t)e^{-1.762 \times treatment + 0.931 \times transfer} \qquad (14-20)$$

式中，表达式右边的线性组合取值越大，则风险函数 $h(t)$ 越大，预后越差。线性组合的取值被称为预后指数（prognostic index，PI）。

例 14-4 的预后指数为：

$$PI = -1.762 \times treatment + 0.931 \times transfer$$

例如，1 号患者 treatment=1，transfer=1，其预后指数 $PI = -1.762 \times 1 + 0.931 \times 1 = -0.831$；3 号患者 treatment=0，transfer=1，其预后指数 $PI = -1.762 \times 0 + 0.931 \times 1 = 0.931$。预后指数结果见表 14-7 第（9）列。按照预后指数的若干分位数将观察对象分为若干组（通常是 2~5 组），如低危组、中危组和高危组，对制定合理的治疗方案、正确指导患者的治疗以及提高生存率具有一定的指导意义。

具有自变量 X_1，X_2，$\cdots$，X_m 的个体在 t 时刻的生存率可由下式估计：

$$\widehat{S}(t) = \left[\widehat{S}_0(t)\right]^{e^{\Sigma b_j X_j}} \tag{14-21}$$

式中，$\widehat{S}_0(t)$ 为基准生存率，可以采用 Breslow 法估计：

$$\widehat{S}_0(t) = \prod_{t_{(i)} \leqslant t} \left[\exp \frac{-d_i}{\sum_{s \in R_i} \exp\left(\sum b_j X_j\right)} \right] \tag{14-22}$$

式中 $\prod$ 是连乘积符号，$t_{(i)}$ 为排序的生存时间（不含删失数据），d_i 为 $t_{(i)}$ 时刻的死亡数，R_i 为 $t_{(i)}$ 时刻前一瞬间的风险集。例 14-4 中某恶性肿瘤患者所对应生存时间的生存率见表 14-7 第（10）列。例如 1 号患者，接受了新型疗法治疗，同时淋巴结出现了转移，52 个月的生存率为 81.2%；3 号患者，使用了传统疗法，并且出现了淋巴结转移，35 个月的生存率为 35.0%。

三、Cox 比例风险回归模型的用途及注意事项

（一）Cox 比例风险回归模型的用途

1. 影响因素分析 Cox 回归随着自变量的增加会变得越来越复杂，确定与生存状况相关的变量，即自变量的筛选。筛选方法主要有向前引入法、向后剔除法和逐步引入-剔除法。根据不同的自变量个数或研究目的时，检验水准 α 的取值也可以进行必要的调整：①当自变量个数较少或研究目的为探索性研究时，检验水准 α 可取 0.10 或 0.15；②当自变量个数较多或研究目的为证实性研究时，检验水准 α 可取 0.05 或 0.01 等。此外，Cox 回归类似于多重线性回归以及 Logistic 回归分析，既可以筛选有统计学意义的自变量，又可以分析变量之间可能存在的交互作用。

2. 生存预测 Cox 回归模型在评估自变量（因素）和结局之间的关系以及这些关系的统计学意义时，HR 及 HR 的 95% 置信区间是这些关系效应大小的估计。当给出自变量的数值后，可以通过建立的 Cox 回归模型计算生存曲线，预测个体疾病的发生风险。

3. 校正混杂因素后的组间比较 若例 14-5 的分析目的是比较不同治疗方式的生存率是否有差别，首先考虑到的应是通过 log-rank 检验法，但该方法的前提条件是其他影响生存率的因素如淋巴结是否转移等在不同治疗方式的两组间应均衡，若这些因素不均衡，则可以考虑借助 Cox 回归模型校正这些因素的影响。例如通常在分析时将治疗方式（treatment）这一变量强制引入，在此基础上筛选因素年龄（age）、性别（sex）、组织学类型（type）和淋巴结是否转移（transfer），进一步根据 Cox 回归变量筛选结果分析治疗方式（treatment）与预后的关系。

（二）Cox 比例风险回归应用的注意事项

（1）Cox 模型的基本假定是比例风险假定（PH 假定）。只有在满足 PH 假定的前提下，基于 Cox 回归模型的相关分析结果才准确可靠。若要检查某自变量是否满足 PH 假定，最简单的方法便是通过 Kaplan-Meier 法绘制出按照该自变量分组的生存曲线，若生存曲线存在明显交叉，提示当前自变量不满足 PH 假定。在实际应用中，通常建议绘制按照该自变量分组的 $\ln\left[-\ln\widehat{S}(t)\right]$ 对生存时间 t 的曲线，曲线应大致平行或等距 $\{$由于本例风险假定等价于 $S_1(t) = \left[S_2(t)\right]^{RR}$，因此 $\ln\left[-\ln S_1(t)\right] - \ln\left[-\ln S_2(t)\right] = \ln(RR)\}$。图 14-7 和图 14-8 分别是某恶性肿瘤根据淋巴结是否转移的生存曲线和 $\ln\left[-\ln\widehat{S}(t)\right]$ 对生存时间 t 的曲线。图形法虽然具有一定的主观性，但是由于其简便、直观，因此在实际中十分常用。除了图形法以外，还可以利用构建时间依存协变量的方法实现，本章不做具体介绍。

（2）采用极大似然法估计 Cox 比例风险回归模型的参数需要足够的样本量，所需样本量的经验估算方法是至少相当于协变量个数的 10~15 倍阳性结局事件数。

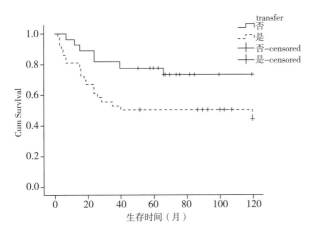

图 14-7　淋巴结是否转移的生存曲线

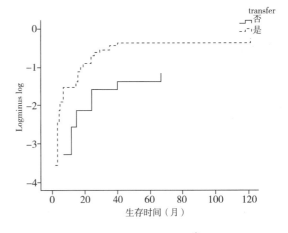

图 14-8　淋巴结是否转移 $\ln[-\ln \hat{S}(t)]$ 对 t 的曲线

PPT

第五节　SPSS 软件实现方法

一、生存率的估计及比较的 SPSS 软件实现方法

（一）寿命表法的 SPSS 软件实现方法　微课 1

以例 14-2 为例介绍寿命表法估计生存率的 SPSS 软件实现方法。

1. 建立数据文件　如图 14-9 录入数据，以 "time" "status"（0 = 删失数据，1 = 完全数据）和 "frequency" 作为变量名，建立数据集 E1401.sav。

	time	status	frequency
1	0	1	59
2	0	0	63
3	1	1	69
⋮	⋮	⋮	⋮
18	8	0	15
19	9	0	12
20	10	0	22

图 14-9　E1401 数据集

2. 分析步骤

（1）数据加权　Data→Weight Cases→在 Weight Cases 窗口中，选择 Weight cases by 单选框，将变量 "frequency" →Frequency Variable 对话框→OK。

（2）寿命表法估计生存率　Analyze→Survival→Life Tables→在 Life Tables 对话框中，将变量 "time" Time 框，数据时间为 0 ~ 10 年，间隔为 1 年，填入 Display Time Intervals 框，变量 "status" →Status 框→Define Event 选项→Life Tables：Define Event for Status Variable 对话框→Single value 框填 "1" →Continue→Options→Life Tables：Options 对话框→选中 Life tables（s）、Survival 和 Hazard→Continue→OK。

3. 主要结果

（1）寿命表法估计生存率的表格如图 14-10 所示，具体内容可参照表 14-2 对比学习。

Life Table[a]

Interval Start Time	Number Entering Interval	Number Withdrawing during Interval	Number Exposed to Risk	Number of Terminal Events	Proportion Terminating	Proportion Surviving	Cumulative Proportion Surviving at End of Interval	Std. Error of Cumulative Proportion Surviving at End of Interval	Probability Density	Std. Error of Probability Density	Hazard Rate	Std. Error of Hazard Rate
0	607	63	575.500	59	.10	.90	.90	.01	.103	.013	.11	.01
1	485	71	449.500	69	.15	.85	.76	.02	.138	.015	.17	.02
2	345	55	317.500	43	.14	.86	.66	.02	.103	.015	.15	.02
3	247	38	228.000	30	.13	.87	.57	.02	.086	.015	.14	.03
4	179	31	163.500	13	.08	.92	.53	.03	.045	.012	.08	.02
5	135	26	122.000	6	.06	.94	.49	.03	.030	.011	.06	.02
6	102	21	91.500	14	.15	.85	.42	.03	.076	.019	.17	.04
7	67	11	61.500	4	.07	.93	.39	.03	.027	.013	.07	.03
8	52	15	44.500	3	.07	.93	.37	.03	.026	.015	.07	.04
9	34	12	28.000	0	.00	1.00	.37	.03	.000	.000	.00	.00
10	22	22	11.000	0	.00	1.00	.37	.03	.000	.000	.00	.00

a. The median survival time is 5.83

图 14-10　寿命表法计算结果

（2）本章第二节所呈现的图 14 – 2 和图 14 – 3 即为通过 SPSS 软件操作后得出的生存曲线和风险曲线图。

（二）Kaplan – Meier 法 SPSS 软件实现方法 📱微课2

图 14 – 11 E1402 数据集

以例 14 – 3 为例介绍 Kaplan – Meier 法估计生存率及 log – rank 检验的 SPSS 软件实现方法。

1. 建立数据文件 如图 14 – 11 录入数据，以"group"（1 = 甲疗法组，2 = 乙疗法组）、"time"和"status"（0 = 删失数据，1 = 完全数据）作为变量名，建立数据集 E1402. sav。

2. 分析步骤 Kaplan – Meier 法估计生存率及 log – rank 检验：Analyze→Survival→Kaplan – Meier→在 Kaplan – Meier 对话框中，将变量"time"→Time 框，变量"status"→Status 框→Define Event 选项→Kaplan – Meier：Define Event for StatusVariable 对话框→Single value 框填"1"→Continue，变量"group"→Factor 框，→Options→选中 Survival table（s）、Mean and median survival、Survival 和 Hazard→Continue，→Compare Factor Levels→选中 Log rank→Continue→OK。

3. 主要结果

（1）Kaplan – Meier 法估计生存率如图 14 – 12 所示，具体内容可参照表 14 – 3 对比学习。

Survival Table

group		Time	Status	Cumulative Proportion Surviving at the Time Estimate	Std. Error	N of Cumulative Events	N of Remaining Cases
甲疗法组	1	1.000	死亡	.889	.105	1	8
	2	3.000	死亡	.	.	2	7
	3	3.000	死亡	.667	.157	3	6
	4	7.000	死亡	.556	.166	4	5
	5	10.000	死亡	.444	.166	5	4
	6	15.000	死亡	.	.	6	3
	7	15.000	死亡	.222	.139	7	2
	8	23.000	死亡	.111	.105	8	1
	9	30.000	死亡	.000	.000	9	0
乙疗法组	1	5.000	死亡	.909	.087	1	10
	2	7.000	删失	.	.	1	9
	3	13.000	死亡	.	.	2	8
	4	13.000	死亡	.707	.143	3	7
	5	23.000	死亡	.606	.154	4	6
	6	30.000	死亡	.505	.158	5	5
	7	30.000	删失	.	.	5	4
	8	38.000	死亡	.379	.161	6	3
	9	42.000	死亡	.	.	7	2
	10	42.000	死亡	.126	.116	8	1
	11	45.000	删失	.	.	8	0

图 14 – 12 Kaplan – Meier 法计算结果

（2）平均生存期与中位生存期结果见图 14 – 13。因生存时间一般不符合正态分布，通常采用的是中位生存期进行描述，甲疗法组的中位生存期为 10 周，乙疗法组的中位生存期为 38 周。

Means and Medians for Survival Time

group	Mean[a] Estimate	Std. Error	95% Confidence Interval Lower Bound	Upper Bound	Median Estimate	Std. Error	95% Confidence Interval Lower Bound	Upper Bound
甲疗法组	11.889	3.281	5.459	18.319	10.000	4.472	1.235	18.765
乙疗法组	29.520	4.352	20.989	38.051	38.000	10.645	17.135	58.865
Overall	21.347	3.367	14.747	27.947	15.000	5.341	4.532	25.468

a. Estimation is limited to the largest survival time if it is censored.

图 14 – 13 平均生存期与中位生存期

（3）图 14 - 5 和图 14 - 6 即为通过 SPSS 软件操作后得出的生存曲线和风险曲线图。而图 14 - 14 则是 log - rank 检验精确法的结果，可以看出 $\chi^2 = 7.63$，$P = 0.006$，可以认为甲疗法组的生存率低于乙疗法组。

Overall Comparisons

	Chi-Square	df	Sig.
Log Rank (Mantel-Cox)	7.628	1	.006

Test of equality of survival distributions for the different levels of group.

图 14 - 14　log - rank 检验结果

二、Cox 比例风险回归模型的 SPSS 软件实现方法 🇪 微课 3

以例 14 - 5 为例介绍 Cox 比例风险回归模型的 SPSS 软件实现方法。

（一）建立数据文件

如图 14 - 15 录入数据，以"age""sex"（0 = 女，1 = 男）、"type"（0 = 低分化，1 = 高分化）、"treatment"（0 = 传统疗法，1 = 新型疗法）、"transfer"（0 = 否，1 = 是）、"time"和"status"（0 = 删失数据，1 = 完全数据）作为变量名，建立数据集 E1403. sav。

id	age	sex	type	treatment	transfer	time	status
1	54	0	0	1	1	52	0
2	57	0	1	0	0	51	0
3	58	0	0	0	1	35	1
⋮	⋮	⋮	⋮	⋮	⋮	⋮	⋮
61	45	1	0	1	1	108	0
62	38	0	1	0	0	24	1
63	62	0	0	0	1	16	1

图 14 - 15　E1403 数据集

（二）分析步骤

1. 比例风险假定（PH 假定）检验　以"transfer"变量为例进行操作。Analyze→Survival→Cox Regression→在 Cox Regression 对话框中，将变量"time"→Time 框，变量"status"→Status 框→Define Event 选项→Cox Regression：Define Event for Status Variable 对话框→Single value 框填"1"→Continue，变量"transfer"→Strata 框，→Plots→Cox regression：Plots 对话框→选中 log minus log→Continue→OK，其余变量重复上述操作（生存曲线的绘制可参考上一节的 Kaplan - Meier 法，本节重点介绍 ln［ - ln $\hat{S}$ (t)］对 t 的曲线绘制操作），并且经过检验，各自变量均可以认为满足 pH 假定。需要注意的是，对于定量变量，可以将其转化为分类变量（例如本例的变量"age"，可以采用以中位年龄 45 岁作为界点分为 <45 岁和≥45 岁两组进行 PH 假定的检验，也可基于其他年龄作为界点进行分组）。

2. Cox 比例风险回归（此步骤操作前需要先要将上一步的操作过程重置）　Analyze→Survival→Cox Regression→在 Cox Regression 对话框中，将变量"time"→Time 框，变量"status"→Status 框→Define Event 选项→Cox Regression：Define Event for Status Variable 对话框→Single value 框填"1"→Continue，变量"age""sex""type""treatment"和"transfer"→Block 1 of 1 框→Methed 菜单→选中 Forward：LR（基于最大似然估计的向前逐步回归法）→Options→在 Cox Regression：Options 对话框中，→选中 CI for exp（B）95%→Continue→OK。

（三）主要结果

1. PH 假定 以变量"transfer"为例，图 14 - 16 结果显示，生存曲线之间无明显交叉；图 14 - 17 结果显示，$\ln[-\ln\hat{S}(t)]$ 对 t 的曲线大致等距或平行，具体是当前自变量满足 pH 假定。其余自变量读者可以根据此方法自行探讨。

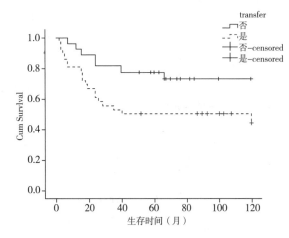
图 14 - 16 淋巴结是否转移的生存曲线

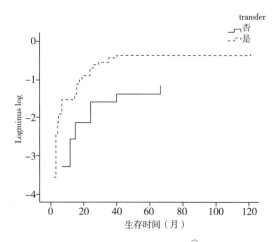
图 14 - 17 淋巴结是否转移 $\ln[-\ln\hat{S}(t)]$ 对 t 的曲线

2. Cox 比例风险回归模型 结果如图 14 - 18 显示，治疗方式（treatment）和淋巴结是否转移（transfer）为该恶性肿瘤患者生存的影响因素。当淋巴结转移情况相同时，采用新型疗法治疗的患者死亡风险是采用传统疗法治疗患者的 0.172（$HR = 0.172$，95% CI：0.059 ~ 0.503）；当采用治疗方式相同时，淋巴结转移的患者死亡风险是未发生淋巴结转移患者的 2.538 倍（$HR = 2.538$，95% CI：1.062 ~ 6.066）。

Variables in the Equation

		B	SE	Wald	df	Sig.	Exp(B)	95.0% CI for Exp(B) Lower	Upper
Step 1	treatment	-1.751	.546	10.265	1	.001	.174	.060	.507
Step 2	treatment	-1.762	.548	10.337	1	.001	.172	.059	.503
	transfer	.931	.445	4.389	1	.036	2.538	1.062	6.066

图 14 - 18 Cox 比例风险回归模型分析结果

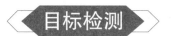

答案解析

一、最佳选择题

1. 生存分析的因变量为（　　）

　　A. 生存时间　　　　　　　B. 结局变量　　　　　　　C. 生存时间与结局变量

　　D. 删失值　　　　　　　　E. 正态分布变量

2. 某恶性肿瘤手术后患者的预后分析中，下列不属于删失情况的是（　　）

　　A. 死于该恶性肿瘤　　　　B. 死于心肌梗死　　　　　C. 失去联系

　　D. 观察期结束仍然存活　　E. 死于车祸

3. 欲探讨随访膀胱肿瘤患者术后的复发情况，这里的终点事件指的是（　　）

　　A. 术后其他并发症　　　　B. 术后复发　　　　　　　C. 术后死亡

    D. 术后缓解　　　　　　　　E. 术后痊愈

4. 下列关于生存曲线的描述，说法正确的是（　　）

    A. 曲线平缓，表示结局预后较好

    B. 此曲线是一条下降或上升的曲线

    C. 纵坐标为生存概率

    D. 横坐标的中点为中位生存期

    E. Kaplan – Meier 法绘制的生存曲线是折线型曲线

5. 某研究者收集了两种不同方法治疗某病的随访资料，现欲比较两种治疗方法的生存曲线是否有差别，可采用（　　）

    A. 线性回归　　　　　　B. χ^2 检验　　　　　　C. z 检验

    D. t 检验　　　　　　E. log – rank 检验

6. Cox 比例风险回归模型要求两个不同个体在不同时刻 t 的风险函数之比（　　）

    A. 随时间增加而增加

    B. 随时间增加而减少

    C. 不随时间改变而改变

    D. 开始时随时间增加而增加，后来随时间增加而减少

    E. 视具体情况而定

二、简答题

1. 简述生存时间资料的分类以及产生删失数据的主要原因。

2. Cox 回归和 Logistic 回归都可以作临床中的预后研究，两者的主要区别是什么？

三、计算题

在硼中子捕获疗法治疗难治性 F98 神经胶质瘤的动物实验中，以 BPA 作为捕获剂，3 种疗法下的生存时间（天）如下所示，试估计三组资料的生存率并比较三种疗法生存率的差别。

对照组	20、21、23、24、24、26、26、27、28、30
放疗组	26、28、29、29、30、30、31、31、32、35$^+$
放疗 + BPA 组	31、32、34、35、36、38、38、39、42$^+$、42$^+$

四、案例分析题

为了解影响大肠癌患者术后生存情况的因素，30 例手术后的大肠癌患者的生存时间、生存结局及可能的影响因素，包括年龄、性别、从确诊到手术的时间，相关因素及赋值情况和 Cox 比例风险回归分析（逐步法，$\alpha_入 = 0.05$，$\alpha_出 = 0.10$）结果分别见表 14 – 9 和表 14 – 10。试对此结果进行简要分析。

表 14 – 9　大肠癌患者术后生存情况的影响因素及赋值

变量	因素	分组及赋值
age	年龄	岁
sex	性别	0 = 女；1 = 男
dtime	确诊到进行手术的时间	月
time	生存时间	月
status	生存结局	0 = 删失，1 = 死亡

表 14 - 10 大肠癌患者术后生存情况多变量 Cox 回归分析结果

变量	b	S_b	Waldχ^2	P 值	HR	HR 95% CI
age	0.234	0.068	11.726	0.001	1.263	(1.105, 1.444)
dtime	0.445	0.099	20.139	<0.001	1.560	(1.285, 1.894)

(刘德臣)

书网融合……

微课 1

微课 2

微课 3

题库

第十五章　实验设计

学习目标

知识目标

1. 掌握　实验设计的基本原则和基本要素；临床试验的基本定义、基本原则、特点和意义。

2. 熟悉　常用的实验设计类型、优缺点及其统计分析方法。

3. 了解　各种设计类型、不同资料类型样本含量估计的方法。

能力目标　树立设计优先的理念，培养实验设计的科学严谨思维和应用技能，正确应用实验设计的方法，结合专业和兴趣提出科研问题、独立开展科学实验、独立解决实际问题的能力。能够熟练应用 SPSS 统计软件对多个实验组进行随机分组的技能。

良好的实验设计是顺利进行科学研究和数据统计分析的前提，也是获得预期结果的重要保证。实验设计（design of experiment）是根据研究目的，结合统计学要求制定适当的研究方案、技术路线和评价标准，对研究过程的总体规划和合理安排，是实验研究的关键，是统计学的重要组成部分。实验设计的好坏直接影响实验资料的有效性和准确性。在实验设计前，明确实验设计的基本要素、基本原则和常用的设计类型有利于减少误差，从而提高实验效率。

PPT

第一节　实验设计的基本要素

实验研究的目的是阐明某种或某些处理因素对研究对象产生的效应。研究对象（study subject）、处理因素（treatment）和实验效应（experimental effect）构成了实验设计的基本要素。例如：研究二甲双胍治疗 2 型糖尿病是否有疗效，其中 2 型糖尿病患者为研究对象，二甲双胍为处理因素，空腹血糖指标为实验效应。

一、研究对象

研究对象是实验中处理因素作用的客体和对象，可以是人、动物、微生物和寄生虫，也可以是标本、器官或分子。在实验设计中，要根据研究目的、内容、方法和指标，明确规定选择的研究对象，如动物实验的研究对象为动物、器官、细胞或血清等生物材料，临床试验的研究对象为确诊为某病的患者，现场试验的研究对象通常为正常人群。为保证研究对象的一致性，研究对象应满足以下条件：一是对处理因素有较高的敏感性和特异性，能较好地显示实验效应。例如，研究某药物对高血压的治疗效果，常选用 Ⅰ、Ⅱ 期高血压患者作为研究对象，因为 Ⅲ 期高血压患者对药物不够敏感；二是对处理因素有比较稳定的反应性，研究对象对处理因素的反应有较大的稳定性，减少误差；三是研究对象应有一定的数量，一般根据实验设计类型估算合适的样本含量。

研究对象应该严格根据实验研究目的所确定的纳入标准（inclusion criteria）和排除标准（exclusion criteria）进行选择。

二、处理因素

处理因素是根据不同的研究目的施加于受试对象的特定实验措施，是研究者希望通过实验研究能够科学地考察其作用大小的因素。处理因素可以是主观施加的外部干预措施，可以是生物的、化学的和物理的，如药物、护理措施；也可以是某种客观的自然条件，例如，研究不同季节对受试对象的影响；还可以是研究对象的某些特征，如年龄、肥胖等。

处理因素在数量上有多少之分，在程度上有强弱之分。当处理因素为单个时，称为单因素；处理因素为多个时，称为多因素。因素在程度上的强度不同称为水平（level）。根据处理因素的数量与水平的不同，可分为四类实验：单因素单水平实验、单因素多水平实验、多因素单水平实验、多因素多水平实验。一次实验的处理因素不宜太多，否则会使分组及研究对象的数量太多，整个实验难以控制。

与处理因素相对应并同时存在的是非处理因素，是指除了处理因素外，所有对研究结果产生影响的因素，非处理因素又称混杂因素（confounding factor）。例如，用某种药物治疗 2 型糖尿病，该药物是处理因素，但是年龄、性别、营养状况等都可能是非处理因素。非处理因素包含的范围非常广泛，既有实验条件或环境因素，又有受试对象本身内在的因素，例如，研究某药物对某病的治疗效果，某药物是处理因素，非处理因素包括气候、空气质量、休息、心理等。

为了研究结果的准确、可靠，确定处理因素时应当注意以下问题。

1. 确定研究中的主要处理因素　通常研究者根据研究目的确定处理因素，是实验中需要阐明的因素。我们不可能将所考虑的一切因素都放到一个或少数几个实验中进行分析，而是必须要抓住对结果影响较大的主要因素进行研究。

2. 分清处理因素和非处理因素　在实验研究中，除了处理因素外，还会存在一些对实验结果有影响的其他因素，主要指不能人为改变的，可能对实验结果有影响的因素，如实验动物的性别、体重或患者的年龄、病情轻重等。在确定处理因素的同时，还需根据专业知识和实验条件，找出重要的非处理因素，以便进行控制，消除其干扰作用。

3. 处理因素应当标准化　在实验过程中，处理因素应始终保持不变，不能中途改变。一般需要查阅文献或开展预实验等，明确处理因素的施加方法、强度、频率和持续时间等。如在临床试验中，药物的性质、成分、批号、剂型、剂量、使用方法等应完全相同，手术或其他操作的熟练程度都应当自始至终保持恒定，否则将会影响结果的稳定性。

三、实验效应

实验效应是指在处理因素作用下，研究对象的客观反应或结局，一般通过观察指标来体现。指标按其性质可以分为计数（含等级）指标和计量指标。例如，阴性、阳性，有效、无效等都是计数指标，血糖值、血压值等属于计量指标。如果指标选择不当，未能准确反映处理因素的作用，获得的研究结果就缺乏科学性。

选择合适的指标应主要考虑以下几点。

1. 客观性　观察指标有客观指标和主观指标之分，客观指标是借助精密设备或测量仪器来获得的结果，如转氨酶、血糖等，而主观指标是被观察者的主观感觉、记忆、陈述或观察者的主观判断结果，如头痛、愉快等。客观指标可排除人为因素的干扰，客观显示实验效应的性质和大小，具有较好的真实性和可靠性。而主观指标易受观察者暗示和被观察者心理因素的影响，具有随意性和偶然性，科学研究中应尽量少用。在中医药学研究中，主观性指标较多，应用时应注意其误差的控制。

2. 精确性　包括准确度和精密度两层含义。准确度指观察值与真值的接近程度，主要受系统误差的影响。精密度指相同条件下同一对象的同一指标进行重复观察时，观察值与其均数的接近程度，其差值受随机误差的影响。研究中应选择既准确又精密的观察指标来反映实验效应，在实际工作中，应根据研究目的来权衡两者的重要性。

3. 灵敏度（sensitivity）　是指某处理因素存在时所选的指标能反映出一定的效应，反映该指标检出真阳性的能力，灵敏度高的指标能将处理因素的效应更好地显示出来。在临床诊断试验中，用公认的诊断标准（金标准）被确定为患病的人群中（患病组），该人群中用该诊断试验诊断为"患病"的比例称为"灵敏度"。如表 15 – 1，灵敏度 $= \dfrac{a}{a+c}$。

4. 特异度（specificity）　是指某处理因素不存在时所选的指标不显示处理效应，反映该指标鉴别真阴性的能力，特异度高的指标易于揭示事物的本质特点，特异性强，不易受混杂因素的干扰。在临床诊断试验中，用公认的诊断标准（金标准）被确定为非患病的人群中（非患病组），该人群中用该诊断试验诊断为"非患病"的比例称为"特异度"。如表 15 – 1，特异度 $= \dfrac{b}{b+d}$。

表 15 – 1　诊断试验的评价指标

项目		黄金标准		合计
		有病	无病	
诊断试验	阳性	真阳性 a	假阳性 b	$a+b$
	阴性	假阴性 c	真阴性 d	$c+d$
合计		$a+c$	$b+d$	

▷ 第二节　实验设计的基本原则

PPT

在实验设计时，为更好地控制非处理因素对结果的影响，避免或减少非随机误差，必须遵循随机、对照和重复的基本原则。

一、随机原则

随机是采用随机的方式，使每个研究对象都不受研究者或研究对象主观因素的影响，机会均等地被抽取或分配到某一组，或有同等的机会被分配到试验组和对照组。随机是实验设计中保证各组非处理因素均衡的一个重要手段。随机化应贯穿于实验研究的全过程，在受试对象的抽样、分组以及实验实施过程中均应遵循随机原则。随机体现在以下四个方面。①随机抽样：根据研究目的所确定的总体中每个符合条件的研究对象都有被抽取的机会相等，尽量减少抽样误差，保证抽取的样本具有代表性，使实验结论具有普遍意义。②随机分配：根据研究设计类型，每个研究对象被机会相等地分配到各组，保证各组间非处理因素尽可能均衡，以提高组间的可比性，以便得出正确的实验结果。③随机安排实验：如果在同一个实验中存在多个处理因素或先后观察多种药物的作用，则每个受试对象先后接受处理的机会相等，使实验顺序的影响也达到均衡。④随机隐藏：将随机分配方案对实施分配者在分组期间进行隐藏的手段，在随机分配受试对象的过程中，受试对象和选择合格受试对象的研究人员均不能预先知道随后受试者的分配方案。

随机化的方法有多种，如抽签法、抓阄法和随机数法等。在实验设计中常通过随机数来实现随机化。获得随机数的常用方法有两种：随机数字表和计算机（或计算器）的伪随机数发生器。随机数字表（附表 15）常用于抽样研究及随机分组，表内数字互相独立，无论横行、纵列或斜向等各种顺序均是随机的。使用时可从任一个数字开始，可查取单行、单列，双行、双列，也可多行、多列，方向可向下或向上，亦可向左或向右。但起始数字代表的位数（如个位、十位、百位）和录用顺序应预先规定，不能在同一次录用中随意变更。目前普遍推荐的方法是使用计算机进行随机化。关于随机分组的具体操作在后面实验设计类型中详细介绍。

二、对照原则

对照即对比，在确定实验组的同时，必须设立可供相互对比的对照组。只有设立了对照才能更好地控制非处理因素对实验结果的影响，才能将处理因素的效应充分显露出来。对照的意义包括：①可以控制各种混杂因素；②鉴别处理因素和非处理因素效应的差异，合理消除或控制非处理因素对实验结果的影响；③可以消除或减少实验误差，提高研究结果的真实性和可靠性。设立对照的原则为：①各组样本含量相等；②各组间基线资料均衡可比。均衡是指在同一个实验中，对照组和实验组除了处理因素不同外，其他重要的、可控制的非处理因素应保持一致。在整个实验过程中，对照组和试验组应始终处于同时同地，即平行对照。尽量不要用以往研究的资料作为历史对照，也不要借用文献记载或其他研究的资料作为对照，因为这样的对照组与试验组不处于同一时期，两组的可比性会受到较大影响。常用的对照有以下几种类型。

1. 安慰剂对照（placebo control） 安慰剂是一种外观如剂型、大小、颜色、重量、气味及口味等都与试验药物一样，但不含有任何药理活性物质的伪药。受试对象不能区分安慰剂和实验药物。设置安慰剂对照的目的在于克服研究者、受试对象和参与评价人员等由于主观因素等对药物疗效的影响。安慰剂对照还可消除疾病自然进程的影响，分离出试验药物所引起的真正效应，从而直接度量试验药物和安慰剂之间的差异。安慰剂的使用须慎重，应以不损害健康为前提，适用于研究的疾病尚无有效药物治疗，或使用安慰剂后对该病病情、临床过程、预后无影响或不利影响小的情况，一般与盲法结合使用。对于急、重或器质性疾病的研究不宜使用安慰剂对照。

2. 空白对照（blank control） 即对照组不给予任何处理因素，一般应用在动物实验和实验室方法研究中，常用于评价测量方法的准确度，评价实验是否处于正常状态等。因为不给予对照组任何处理因素涉及伦理方面的问题，且实施过程中容易引起试验组与对照组在心理上的差异，从而影响结果的可靠性，所以较少使用。但空白对照可用于以下两种情况：一是由于处理手段非常特殊，安慰剂盲法试验无法执行，或者执行起来非常困难，如试验组为放射治疗或手术治疗等；二是试验药物的不良反应非常特殊，以至于无法使研究者处于盲态，这时使用安慰剂对照意义不大，不如采用空白对照。

3. 实验对照（experimental control） 对照组不施加处理因素，但施加某种与处理因素有关的实验因素。如研究膳食中强化铁预防缺铁性贫血的试验中，试验组儿童食用强化碘食盐的饭菜，对照组为普通食盐。这里食盐是与处理因素有关的实验因素，两组除是否强化碘外，其他条件一致，这样才能显示和分析食盐中中碘铁的作用。

4. 标准对照（standard control） 用现有标准方法、公认的、常规的方法作为对照。标准对照在临床试验中用得较多，因为很多情况下不给患者任何治疗是不道德的，对于急性病、危重病和有特殊治疗方法的疾病，为不延误患者的治疗，常采用公认的、疗效比较好且比较稳定的同类药物作标准对照。

5. 自身对照（self-control） 在同一受试对象的不同时间、对称部位、不同部位、不同器官或实验前后两阶段分别接受不同的实验因素，分别作为对照和实验，比较其差异。自身对照简单易行，使用广泛，可节省病例数，易于控制实验条件，适合一些不便于设立另设对照组的中医临床研究。严格地说，后者使用的不是同期对照，若实验前后某些环境因素或自身因素发生了改变，并且可能影响实验结果，这种对照就难以说明任何问题。因此，在实验中常需要另外设立一个平行的对照组，用试验组与对照组处理前后效应的差值来进行比较。

三、重复原则

重复是指在相同实验条件下进行多次实验或多次观察，以提高实验的可靠性和科学性；其主要作用在于控制和估计实验中的随机误差，使实验结果接近真值，样本指标更好地代表总体指标。重复包括要有足够的样本含量和实验结果的重现性两个方面。实验所需要重复的次数（样本含量）足够大，以避免实验结果的偶然或巧合性，尽可能表现其必然规律。保证实验的重现性和可重复性，从而提高实验的可靠性。重复实验是检验试验结果可靠性的唯一方法。

≫ 第三节 常用的实验设计方案

PPT

在实验研究中，实验设计类型主要根据研究目的、处理因素的多少、处理因素的水平数等条件，结合专业要求进行设计。若考察单个处理因素的效应，可选用完全随机设计、配对设计和随机区组设计；若考察多个处理因素的效应，可考虑交叉设计、析因设计、重复测量设计等。

一、完全随机设计

1. 概念 完全随机设计（completely randomized design）又称简单随机设计或成组设计，是采用完全随机分组的方法将同质的受试对象分配到不同的处理组，并观察其实验效应。完全随机设计只能分析一个处理因素的作用，处理因素可有两个或多个水平。例如：欲探讨一种药物对治疗 2 型糖尿病的疗效及安全性，实验方法是将 100 例 2 型糖尿病患者随机分为试验组（50 例）和对照组（50 例），两组除治疗药物不同外，其他基础治疗均相同，这样的设计即为单因素单水平的完全随机设计。在完全随机设计中，当试验组和对照组的样本量相等时，称为平衡设计；当试验组和对照组的样本量不等时，称为非平衡设计。

完全随机设计的具体操作步骤如下。①编号：将 n 个受试对象按一定顺序编号，如动物可按体重大小，患者可按就诊的顺序等。②取随机数：可从随机数字表、计算器或计算机获得。每个受试对象对应一个随机数，一般要求随机数要与 n 的位数相同。③确定组别：根据事先设定的规则（规则有很多种，视具体情况具体分析），按照受试对象对应的随机数确定受试对象被分配到哪一组。如果是分为两组，则可按随机数的奇偶来分组；如果是分为 k 组，则可按随机数除以 k 后的余数进行分组；如果是分为 k 组且要求各组的样本量相同，则可按随机数由小到大的顺序排列，然后平均分为 k 组。

【例 15 - 1】试将性别相同、体重相近的 15 只动物随机分到 A、B、C 三组。

先将动物按体重编号，再从随机数字表中任一行任一列开始，如第 2 行第 1 列开始，横向连续取 15 个两位数字。事先设定规则：将动物所得随机数除以 3，余数 0、1、2 分别对应于 A、B、C 三组（表 15 - 2）。

表 15 - 2 15 只动物完全随机分组结果

编号	1	2	3	4	5	6	7	8	9	10	11	12	13	14	15
随机数	19	36	27	59	46	13	79	93	37	55	39	77	32	77	9
除 3 的余数	1	0	0	2	1	1	1	0	1	1	0	2	2	2	0
分组	B	A	A	C	B	B	B	A	B	B	A	C	C	C	A

据此得到上表的分组结果：第2、3、8、11、15号共5只动物分到A组；第1、5、6、7、9、10号共6只动物分到B组；第4、12、13、14号共4只动物分到C组。从分组结果来看，该实验设计属于非平衡设计。

2. 统计分析方法　对于完全随机设计、满足正态分布且方差齐的两组计量资料，采用两独立样本比较的 t 检验，对于完全随机设计、满足正态分布且方差齐的多组（≥3组）计量资料，采用单因素方差分析以及 LSD、SNK 法多重比较；对于完全随机设计、不满足正态分布或方差齐的两组计量资料，采用两独立样本比较的 Wilcoxon 秩和检验，对于完全随机设计、不满足正态分布或方差齐的多组（≥3组）计量资料，采用 Kruskal Wallis H 检验；对于计数资料，采用 χ^2 检验。

3. 优缺点

（1）优点　①设计简单，易于实施，应用广泛；②统计分析方法容易进行，出现缺失数据时仍可进行统计分析；③各组例数可相等，也可不等，但以各组例数相等时检验效能最高。

（2）缺点　①只能分析一个因素的作用，效率相对较低；②没有考虑研究对象间的差异，因而要求观察对象要有较好的同质性；③小样本时，可能均衡性较差，误差较大。

二、配对设计

1. 概念　配对设计（paired designs）是将受试对象按某些特征或条件配成对子，再将每对中的两个受试对象随机分配到不同处理组。在动物实验中，常将窝别、性别、体重等作为配对因素；在临床试验中，常将病情、性别、年龄等作为配对因素，这些配对因素应为可能影响实施结果的主要混杂因素。

【例 15-2】将 10 对患者分别采取 A、B 两种治疗方案进行治疗，采取配对设计，每对中一个接受 A 治疗方案，另一个接受 B 治疗方案。

先将受试对象编号，第一对的第一位受试对象编号为 1（1），第二位受试对象编号为 1（2），……，再从随机数字表中任一行任一列开始，如第 20 行第 1 列开始，连续取 10 个随机数。事先设定规则：将所得随机数为单数所对应的一对受试对象按照 AB 的顺序接受治疗，双数所对应的一对受试对象按照 BA 的顺序接受治疗（表 15-3）。

表 15-3　10 对患者的配对设计结果

编号	1		2		3		4		5		6		7		8		9		10	
	(1)	(2)	(1)	(2)	(1)	(2)	(1)	(2)	(1)	(2)	(1)	(2)	(1)	(2)	(1)	(2)	(1)	(2)	(1)	(2)
随机数	38		84		43		59		98		98		77		87		68		7	
分组	BA		BA		AB		AB		BA		BA		AB		AB		BA		AB	

2. 设计的类型　在医学研究中，配对设计主要有以下4种类型。

（1）将两个条件相同或相近的受试对象配成对子，采用随机化方法将对子内的两个个体分到不同的处理组内，并接受两种不同的处理。如治疗高血压病的某国产新药的毒理学实验，将 40 只大白鼠按照窝别、体重相近配成对子，将每个对子中的大白鼠随机分配到两处理组，分别注射国产药和进口药。

（2）同一受试对象（人或标本）分别接受两种不同的干预措施，目的是推断两种干预措施有无差别。例如：研究一种复合性支架材料对山羊的下颌骨的修复作用，选 15 只山羊的左侧置入支架材料（A组），右侧空白对照（B组），此实验是以自身的两部位作为配对因子的自身对照设计。

（3）同一受试对象（人或动物）的不同部位的比较，目的是推断某种处理有无作用。

（4）自身前后配对，即同一受试对象，接受某种处理之前和接受该处理之后视为配对。若仅观察一组，则要求在处理因素施加前后，重要的非处理因素（如气候、饮食、心理状态等）要相同，但常难以做到，故存在一定缺陷，不提倡单独使用。

3. 统计分析方法 对于计量资料，如果差值服从正态分布，采用配对设计 t 检验；如果差值不服从正态分布，可采用 Wilcoxon 符号秩和检验。对于计数资料，可采用配对 χ^2 检验。

4. 优缺点

（1）优点 ①可以消除两个比较组的非处理因素对效应指标的影响作用；②可以缩小受试对象间的个体差异，增强处理组间的均衡性、实验效率较高；③可以节省样本例数。

（2）缺点 ①配对条件不易严格控制，有时配对失败或配对欠佳，从而损失部分研究信息，会降低效率；②配对的过程还可能将实验时间延长；③每个对子中如果有一个对象的数据缺失，会影响资料的分析结果。

三、随机区组设计

1. 概念 随机区组设计（randomized block design）又称配伍组设计，实际上是配对设计的扩展。具体做法是：先按影响实验结果的非处理因素（如动物的性别、体重，患者的病情、性别、年龄等非处理因素）将受试对象分为 n 个区组，再将每个区组中的 k 个受试对象随机分配到 k 处理组。设计时应遵循"区组间差别越大越好，区组内差别越小越好"的原则。例如：检验甲、乙、丙三种治疗高血压药物的疗效，将 30 名患者按体重从轻到重编号，年龄相近的 3 名患者配成一个区组，利用随机化法，使10 个区组内的 3 名患者分别接受三种药物处理。

随机区组设计的主要操作步骤如下。①编号：将受试对象按照主要混杂因素相近的原则分成若干个区组，为同一区组内的个体编号。②取随机数：可从随机数字表、计算器或计算机获得。每个受试对象对应一个随机数字，随机数字的位数一般要求与 n 位数相同。③确定组别：根据事先设定的规则，按照每个区组内受试对象获得的随机数字决定受试对象被分配到哪一组。一般来说，按照随机数字从小到大的顺序依次把受试对象分配到不同的处理组，各个区组的规则是一致的，但是各个区组独立进行分组。

2. 统计分析方法 如果计量资料各组数据服从正态分布且方差齐，采用随机区组设计方差分析，以及 LSD、SNK 法多重比较；如果计量资料各组数据不服从正态分布，采用随机区组设计多个样本的值和检验。

3. 优缺点

（1）优点 ①每个区组内的 k 个受试对象数目相等，有较好的同质性，处理组之间的均衡性较好，保证了组间的可比性，减少抽样误差，提高统计效能；②可以减少样本例数。

（2）缺点 ①由于配伍条件的限制，难以将研究对象配成区组，从而损失部分研究对象的信息；②区组内如果有一个对象的数据发生缺失，资料的分析结果影响较大。

【例 15-3】 为研究三种剂量的某药物对患者某种疾病的疗效，将 30 名患者的年龄作为区组因素，试作随机分配处理。

将 30 名患者按年龄由轻到重依次排序，依次每 3 只形成一个区组，并对每个区组内的小鼠进行编号。从随机数字表中任取两列，如第 1 行第 1 和第 2 行，得两位随机数字，按照横向依次取随机数填于表 15-4 中。事先规定的规则，每一区组中，将随机数字从小到大排序，序号 1、2、3 分别对应四种剂量 A、B、C。据此得到区组内随机化分配方案（表 15-4）。

表 15-4 小白鼠区组随机化分配结果

区组	随机数			随机数序号			随机分组结果		
	患者1	患者2	患者3	患者1	患者2	患者3	患者1	患者2	患者3
1	22	17	68	2	1	3	B	A	C

续表

区组	随机数			随机数序号			随机分组结果		
	患者1	患者2	患者3	患者1	患者2	患者3	患者1	患者2	患者3
2	65	81	68	1	3	2	A	C	B
3	95	23	92	3	1	2	C	A	B
…	…	…	…	…	…	…	…	…	…
10	27	59	46	1	3	2	A	C	B

四、交叉设计

1. 概念 交叉设计（cross-over design）是在成组或配对设计的基础上发展而成的三因素设计。采用随机化原则将受试对象分为两组，分为两个或多个阶段，各阶段分别实施不同的处理措施，以比较处理组间的差异有无统计学意义。受试对象所接受实验的先后顺序是事先设计好的，例如，设有两种处理 A 和 B，首先将受试对象随机分为两组，再按随机分配的方法决定一组受试对象在第 Ⅰ 阶段接受 A 处理，第 Ⅱ 阶段接受 B 处理，实验顺序为 AB；另一组受试对象在第 Ⅰ 阶段接受 B 处理，第 Ⅱ 阶段接受 A 处理，实验顺序为 BA。这里处理因素（A、B）和时间因素（阶段Ⅰ、Ⅱ）均为两个水平，所以称为 2×2 交叉设计，它是交叉设计中最为简单的形式。在这种模式中，每个受试对象都接受了 A、B 两种处理，并且 A、B 两种处理在不同的时间段（Ⅰ 和 Ⅱ）上都进行了实验，这样平衡了实验顺序的影响，而且还能够分别分析不同处理之间的差别及时间先后顺序的差别。例如，为观察口服给药和直肠给药对中、重度癌症性疼痛的止痛效果，将 50 例中、重度癌性疼痛的患者随机分为 A、B 两组，A 组先口服给药后直肠给药，B 组先直肠给药后口服给药，两种方法各实施 5 天，测定疼痛的相关指标。

2. 统计分析方法 定量资料服从正态分布和方差齐时，采用交叉设计方差分析。

3. 优缺点

（1）优点 ①能控制个体差异和时间因素对实验效应的影响，效率较高；②消除个体间及两个试验时期间的差异对试验效应的影响，进一步突出处理因素的效应；③各研究对象均接受了处理因素和对照（如试验药和对照药），均等地考虑了每一个患者的利益；④可以在每个研究对象上观察多个时期的两个处理的效应；⑤不仅有组间对照，还有自身前后对照，降低了两组的变异性，节省了样本例数。

（2）缺点 ①适用于某些病程相对较长的疾病治疗效果的研究；②如第一阶段研究对象的观察结果为该病治愈或死亡，则第二阶段的处理将无法施加；③如有患者退出试验，不仅造成数据的缺失，还会增加统计分析的难度；④如有失访，会造成该对象已有数据的完全浪费；⑤不能得到个体差异和试验期差异大小的信息；⑥不能得到因素之间交互作用的信息；⑦每个处理时间不能太长，因在同一受试对象上作了多种处理，处理和清洗阶段过长会导致整个试验周期过长，受试对象中断试验；⑧当受试对象的状态发生根本变化时，如死亡、治愈等，后一阶段的处理将无法进行。

交叉设计时应当注意：①为提高受试对象的依从性，应尽可能采用盲法，以避免偏倚；②此设计不宜用于具有自愈倾向或病程较短的疾病研究；③各处理间不能有相互影响，每种处理不能有前一种处理的影响，即处理的剩余效应。因此，两次处理之间应有适应的时间间隔——清洗阶段。

五、析因设计

1. 概念 析因设计（factorial design）是将两个或多个处理因素的各个水平进行组合，对各种可能的组合都进行实验，从而探讨各处理因素的主效应以及各处理因素间的交互作用。交互作用是指两个或多个处理因素间的效应互不独立，当某一因素取不同水平时，另一个或多个因素的效应相应地发生变化。

2. 设计方法

（1）确定处理组数　析因设计是通过各因素不同水平间的交叉组合进行分组的。因此，总的实验组数等于各因素水平数的乘积。最简单的析因设计为 2×2 析因设计。如观察 A、B 两个因素的效应，每个因素两个水平，即 A_1、A_2 和 B_1、B_2。共有 $2 \times 2 = 4$ 种处理方式，这样的设计简记为 2^2 或 2×2 析因设计（表 15−5）。当观察 k 个处理因素，每个因素均有 m 个水平时，共有 m^k 种组合，简记为 m^k 析因设计。

表 15−5　2×2 析因设计

A	B	
	B_1	B_2
A_1	$A_1 B_1$	$A_1 B_2$
A_2	$A_2 B_1$	$A_2 B_2$

（2）交互作用的类型　一般认为，两因素间的交互作用为一阶交互作用，三因素间交互作用为二阶交互作用，以此类推。比如实验研究中有 A、B、C 三种因素，每个因素各有两水平，其交互作用的类型为：①独立作用，A、B、C 是三个因素各自的独立作用；②一阶交互作用，$A \times B$、$A \times C$、$B \times C$ 是任意两个因素的共同作用；③$A \times B \times C$ 是三个因素的共同作用。

【例 15−4】为探讨"中药 + 西药"治疗某种疾病的治疗作用，采用 2×2 析因设计的随机对照试验。分为 4 组：A 组（中药组）；B 组（中药 + 西药组）；C 组（西药组）；D 组（安慰剂组），见表 15−6。

表 15−6　四组实验的疗效

B 因素	A 因素	
	用西药	不用西药
用中药	8.3	7.2
	8.6	7.5
	8.8	7.5
	8.0	7.8
不用中药	7.6	5.4
	7.4	5.7
	7.8	5.6
	7.3	5.8

实践中，大多数析因设计是等水平的，即每个因素的水平数相等，但也可以不等，如 3×5 析因设计表示一个因素有 3 个水平，另一个因素有 5 个水平。$2 \times 2 \times 3$ 析因设计表示一个因素有 2 个水平，另一个因素有 2 个水平，第三个因素有 3 个水平。

3. 统计分析方法　析因设计资料的方差分析。

4. 优缺点

（1）优点　①是一种全面、高效的实验设计方法。可以均衡地对各因素的不同水平全面进行组合，分组进行实验，以最小的实验次数探讨各因素不同水平的效应，同时可获得各因素间的交互作用，通过比较能寻求各因素各水平的最佳组合。②节约样本含量。析因设计对各组间的均衡性要求，可以节省样本含量的 1/2；如果用两种药物相互对比的设计，可以节省样本含量的 1/3。

（2）缺点 ①工作量较大，析因设计的处理数（各水平的组合数）等于各因素水平数的乘积，如三因素四水平的析因设计，其处理次数为 $4^3 = 64$ 次。其统计分析过程复杂，并且给众多交互作用难以解释。②实际工作中，如果含有较多因素和水平时一般不宜采用完全交叉分组的析因设计，而采用非全面交叉分组的正交设计，这样可大幅度地减少实验次数。

⊗ 第四节 样本含量估计

样本含量估计是指为确保研究结论在一定检验效能基础上的最小观察单位数。样本含量的大小应根据研究目的、研究设计的类型、研究资料的性质、接受的处理因素、研究对象的种类、研究阶段等因素决定，样本含量要适中，既不能太大也不能太小。样本例数太大，导致人力、物力和时间的浪费，可能引入更多的混杂因素，难以做好质量控制，对研究结果造成不良影响；样本例数偏少，检验效能偏低，导致易犯Ⅱ型错误。

在一个科研项目中，所需样本含量的大小与许多因素有关，涉及到统计研究设计的类型（调查设计、实验设计和临床试验设计），对结果精确度要求的高低和研究进度的快慢以及资料的性质和研究目的，应借助公式及算法和查表法。各种实验设计条件下样本含量的估计是一个比较复杂的问题，国内外统计工作者已作了大量卓有成效的探索和研究，提出了不同条件下样本含量的估计方法和估计公式。本章对他们的研究成果做了一个扼要的介绍，以便读者在科研工作中估计样本含量时参考。

一、样本含量估计的主要参数

在实验设计中，若观测的结果变量是计量资料，且拟对定量指标的平均值进行假设检验时，需要的几个主要参数如下。

1. 检验水准 α 即事先规定本次试验允许犯Ⅰ型（或假阳性）错误的概率 α，通常规定 $\alpha = 0.05$；同时还应明确是单侧检验还是双侧检验，α 定得越小，所需的样本含量越大。

2. 检验效能 $1 - \beta$ β 为允许犯Ⅱ型（或假阴性）错误的概率，即在特定的 α 水准下，若总体参数之间确实存在着差别，此时该次试验能发现此差别的概率，要求的检验效能越高，所需的样本含量就越大。实际上，检验效能由犯Ⅱ型错误的概率 β 的大小所决定。检验效能不宜低于 0.8，通常取 $1 - \beta$ 为 0.9。

3. 容许误差 δ 由于抽样误差的影响，用样本指标估计总体指标常有一定的误差，因而要确定一个样本和总体间或两个某统计量相差所容许的限度，如 $\delta = \mu_1 - \mu_2$，$\delta = \pi_1 - \pi_2$。δ 越小，所需样本含量越大。通常根据预实验、查阅文献和专业知识估计有意义的差值。

4. 总体变异度 σ σ 越大，所需样本含量越大。通常根据预实验、查阅文献和专业知识判断 σ 值。

二、常见研究设计的样本含量估计

1. 单组设计、配对设计或交叉设计定量资料统计分析时样本含量估计

$$n = \left[\frac{(t_{2\alpha} + t_{2\beta})S}{\delta} \right]^2 \qquad (15-1)$$

［说明］ 若是配对设计或交叉设计，则用 S_d（每对观察对象差值的标准差）取代式中的 S，n 为观察的对子数。

【例15-5】 用某药治疗糖尿病患者后，餐后 2 小时血糖平均下降 1.4mmol/L，其标准差为

2.2mmol/L。假定该药确能使餐后 2 小时血糖平均下降，$\alpha = 0.05$（单侧），$\beta = 0.10$，问需观察多少患者才能得出服药前后餐后 2 小时血糖平均下降之间的差别有统计学意义的结论？

本例为配对设计，因治疗后餐后 2 小时血糖平均下降，故宜选单侧检验。令 $S = S_d$，并将 $\delta = 1.4$mmol/L，$S_d = 2.2$mmol/L，$t_{2\alpha(\infty)} = t_{0.10(\infty)} = 1.645$，$t_{2\beta(\infty)} = t_{0.20(\infty)} = 1.282$ 代入式（15-1），得：

$$n = \left[\frac{(t_{2\alpha} + t_{2\beta})s}{\delta}\right]^2 = \left[\frac{(1.645 + 1.282) \times 2.2}{1.4}\right]^2 = 21.156 \approx 22$$

2. 成组设计定量资料统计分析时样本含量估计

$$n = 2\left[\frac{(t_{2\alpha} + t_{2\beta})s}{\delta}\right]^2 \tag{15-2}$$

【例 15-6】某项研究，观察某中药治疗某病患者，以血沉作为疗效指标，临床前该中药可使患者血沉平均下降 3.3mm/h，标准差为 1.94mm/h，西药可使患者血沉平均下降 4.9mm/h，标准差为 2.97mm/h，为了进一步观察该中药的疗效，拟申请一项课题，问估计需观察多少病例数？

将 $\delta = 4.9 - 3.3 = 1.6$mm/h，$s = 2.97$mm/h，$\alpha = 0.05$（双侧），$\beta = 0.10$，$t_{\alpha(\infty)} = t_{0.05(\infty)} = 1.960$，$t_{2\beta(\infty)} = t_{0.2(\infty)} = 1.282$ 代入式（15-2），得：

$$n = 2\left[\frac{(t_{2\alpha} + t_{2\beta})s}{\delta}\right]^2 = 2\left[\frac{(1.960 + 1.282) \times 2.97}{1.6}\right]^2 \approx 72$$

3. 单因素多水平设计定量资料统计分析时样本含量估计

$$n = \varphi^2 \left(\sum_{i=1}^{k} s_i^2/k\right) / \left(\sum_{i=1}^{k}(\bar{x}_i - \bar{x})^2/(k-1)\right) \tag{15-3}$$

式中，n 为各组样本所需的例数，且均为 n，$\bar{x}_i$ 和 s 分别为第 i 个样本的均数和标准差的初估值。$\bar{x}$ 为所有样本的均数，k 为组数。ψ 值查本书附录 ψ 值表获得，先以 α，β，$\nu_1 = k-1$，$\nu_2 = \infty$ 查得 ψ 值，代入式（15-3）中，求得 n，即为所求样本含量。

【例 15-7】某中医院小儿科医生拟进行一项研究，采用中医辨证加抗菌药物的中西医结合治疗方案、单纯中药双黄连粉针剂以及单纯抗菌药物的三种治疗方案治疗小儿肺炎，观察三种治疗方案对退热的效果，根据该医生以往的临床治疗观察中医辨证加抗菌药物治疗小儿肺炎的平均退热天数为（2.79 ± 0.26）天，经查阅文献，中药双黄连粉针剂的平均退热天数为（3.57 ± 0.74）天、单纯抗菌药物的平均退热天数为（4.26 ± 0.96）天，问该项临床研究估计需要观察多少病例数？

$$n = \varphi^2 \left(\sum_{i=1}^{k} s_i^2/k\right) / \left(\sum_{i=1}^{k}(\bar{x}_i - \bar{x})^2/(k-1)\right)$$

$$\bar{\chi} = (2.79 + 3.57 + 4.26)/3 = 3.54,$$

$$\sum s_i^2 = 0.26^2 + 0.74^2 + 0.96^2 = 1.54$$

$$\sum(\bar{x}_i - \bar{x})^2 = (2.79 - 3.54)^2 + (3.57 - 3.54)^2 + (4.26 - 3.54)^2 = 1.08$$

根据 $\nu_1 = 3 - 1 = 2$，$\nu_2 = \infty$，查表得：$\psi_{0.05,0.10,2,\infty} = 2.52$

$$n = (2.52)^2(1.54/3)/[1.08/(3-1)] = 6.04 \approx 7$$

每组需观察 7 例，累计 21 例。

4. 两样本观察频率比较时样本含量估计

$$n = \frac{\left[u_\alpha\sqrt{2p(1-p)} + u_{2\beta}\sqrt{p_1(1-p_1) + p_2(1-p_2)}\right]^2}{(p_1 - p_2)^2} \tag{15-4}$$

式中，p_1 和 p_2 分别为两样本频率的估计值，p 为两样本合并频率。

【例 15-8】拟研究两种抗菌药物（其中一种为对照药）对某感染性疾病的治疗效果，经预试验，试验药有效频率为80%，对照药有效频率为60%，今要做正式临床试验，问每组需要观察多少例患者（假设采用双侧试验）？

本例 $p_1 = 0.8$，$p_2 = 0.6$，取 $\alpha = 0.05$，$\beta = 0.10$，$p = (0.8 + 0.6)/2 = 0.7$，$u_{0.05} = -1.960$，$u_{0.20} = -1.282$，代入式（15-4）得：

$$n_1 = n_2 = \frac{\left[-1.960\sqrt{2 \times 0.7(1-0.7)} + (-1.282)\sqrt{0.8(1-0.8) + 0.6(1-0.6)}\right]^2}{(0.8 - 0.6)^2} = 108.27$$

故可认为每组需要观察109例患者。

5. 多个样本频率比较时样本含量估计

$$n = \frac{\lambda}{2\left(arcsin\sqrt{P_{max}} - arcsin\sqrt{P_{min}}\right)^2} \qquad (15-5)$$

式中，n 为每个样本所需观察例数，P_{max} 和 P_{min} 分别为最大频率和最小频率，当仅知最大频率和最小频率差值 p_d 时，则取 $P_{max} = 0.5 + P_d/2$，$P_{min} = 0.5 - P_d/2$，λ 是根据参数 $\alpha = 0.05$、β 及自由度 $\nu = k - 1$，查本书附录B λ 值表得，k 为组数。反正弦函数的计算结果及弧度表示，若用度数表示，需乘以 $\pi/180$，$\pi \approx 3.1415926$。

【例15-9】有3种驱肠道蠕虫寄生虫药，进行预试验，初估甲药经粪便检查，虫卵阴转频率为80%，乙药为85%，丙药为95%，问各药经正式临床试验需试验多少患者？

本例 $P_{max} = 0.95$，$P_{min} = 0.80$，以 $\alpha = 0.05$，$\beta = 0.10$，$\nu = k - 1 = 3 - 1 = 2$，查表得 $\lambda_{0.05,0.10,2} = 12.65$，代入式（15-5）得：

$$n = \frac{12.65}{2\left(arcsin\sqrt{0.95} - arcsin\sqrt{0.80}\right)^2} = 111.54 \approx 112$$

认为每种药物需观察112例肠道蠕虫寄生虫阳性的患者。

6. 配对设计四格表资料统计分析时样本含量估计　设配对四格表的格式为：

第2种检查：		+	−
第1种	+	a	b
检　查	−	c	d

令 $\pi_{+-} = \dfrac{b}{a+b}$，$\pi_{-+} = \dfrac{c}{a+c}$，$\pi_c = \dfrac{\pi_{+-} - \pi_{-+}}{2}$，则所需样本对子数为：

$$n = \left[\frac{u_\alpha\sqrt{2\pi_c} + u_{2\beta}\sqrt{\dfrac{2\pi_{-+}\pi_{+-}}{\pi_c}}}{\pi_{-+} - \pi_{+-}}\right] \qquad (15-6)$$

【例15-10】某菌种接种于甲、乙两种培养基的结果如下：甲阳性乙阴性的概率为 $\pi_{+-} = 0.04$，甲阴性乙阳性的概率为 $\pi_{-+} = 0.24$，设 $\alpha = 0.05$（双侧），$\beta = 0.10$，问应该用多少样本对子数？

将 $\pi_{+-} = 0.04$，$\pi_{-+} = 0.24$，$\pi_c = (0.04 + 0.24)/2 = 0.14$，$u_{0.05} = -1.960$，$u_{0.20} = -1.282$ 代入式（15-6），得：

$$n = \left[\frac{-1.960\sqrt{2 \times 0.14} + (-1.282)\sqrt{\dfrac{2 \times 0.24 \times 0.04}{0.14}}}{0.24 - 0.04}\right]^2 = 57.146$$

因此，需用58对。

7. 直线相关分析时样本含量统计

$$双侧：n = 4\left[\frac{u_\alpha + u_{2\beta}}{\ln\left(\dfrac{1+\rho}{1-\rho}\right)}\right]^2 + 3 \qquad (15-7)$$

【例 15 – 11】 估计总体相关系数 $\rho = 0.70$，规定 $\alpha = 0.05$（双侧），$\beta = 0.10$，问需要多少例?

将 $\rho = 0.70$，$u_{0.05} = -1.960$，$u_{0.20} = -1.282$ 代入（15 – 7），得:

$$n = 4\left[\frac{-1.960 + (-1.282)}{\ln\left(\frac{1 + 0.70}{1 - 0.70}\right)}\right]^2 + 3 = 16.973$$

取 $n = 17$，即需要 17 例。

◈ 第五节　临床试验设计

PPT

临床试验（clinical trial）是指任何在人体（患者或健康志愿者）中进行的干预因素的系统性试验研究，通过人为干预比较试验组和对照组的结果，证实或揭示干预措施对特定疾病诊断、防治的有效性和安全性的前瞻性研究。

一、临床试验的特点

1. 伦理性　临床试验必须遵循《赫尔辛基宣言》和国际医学科学组织委员会颁布的《人体生物医学研究国际道德指南》。保证使受试者最大限度受益和尽可能避免伤害，在试验过程中，尊重人格和保持公正。临床试验是为了探索某种新的处理方法是否安全、有效，对所有受试对象均按同一个试验方案进行治疗。一项临床试验必须经有关药品监督管理部门及所在单位伦理委员会的审查和批准，并征得受试对象或其亲属、监护人的知情同意。为了保证新药临床试验过程规范、结果科学可靠，保护受试者的权益和安全，世界卫生组织制定了药品临床试验质量管理规范（good clinical practice，GCP）。我国 GCP 规定参加临床试验的医疗机构应成立伦理委员会，所有受试者都应知情同意。

2. 复杂性　临床试验是以人作为受试对象，人具有生物性，也具有社会性，其主观因素、心理因素、精神状态会导致试验结果产生偏倚；另外受试对象的疾病类型、治疗经历、患者的特征和合并用药等一些难以控制的因素也会导致试验结果产生偏倚。研究者只能要求受试者按照试验方案要求配合医生完成试验，尽量提高依从性。上述因素都会不同程度地增加临床试验的复杂性。

3. 依从性　临床试验的受试对象都是自愿参加的，而且在试验的各个阶段有权随时退出试验。受试者在临床试验组不一定都能遵从试验要求和规定，可能出现违反试验方案的情况，影响依从性。

4. 多中心　临床试验一般需要多中心合作来完成，即由多位研究者按同一试验方案在不同国家、地区、医疗机构同时进行临床试验。新药的 Ⅱ、Ⅲ、Ⅳ 期临床试验都是多中心临床试验。多中心临床试验的优点是：①由多位研究者合作，多个医疗机构完成，提高试验设计的水平和结果解释的科学性；②试验规模大、受试者分布广，样本具有代表性；③可以在短期内收集到足够的受试者。一般要求试验方案相同，处理方法、检测方法、评价方法要标准化，各中心尽可能做到均衡可比。

二、临床试验设计的原则

临床试验设计与实验研究设计一样，也要遵照随机、对照、重复、均衡的原则。此外，由于临床试验的特殊性，还要遵循盲法原则。

盲法（blind method）是指研究者或受试者不知道试验对象分配所在组接受的是试验措施还是对照措施的试验方法。盲法用于克服可能来自研究者或受试对象的主观因素所导致的测量偏倚（bias）和主观偏见。但盲法实施通常存在一定程度的伦理道德问题，同时应注意其可行性。根据设盲程度的不同，盲法分为单盲（single blind）和双盲（double blind）。

1. 单盲（single blind） 是指受试对象处于盲态。可以避免来自受试者主观因素所致的偏倚，但仍然无法克服来自研究者方面的偏倚。

2. 双盲（double blind） 是指研究者和受试对象均处于盲态，目的在于减小来自两者主观因素所致的偏倚。双盲实施必须制定严格的操作规范，从产生随机数编制盲底、药物的随机分配、患者入组用药、研究者记录试验结果并作出疗效评价、监督员进行检查、数据管理直至统计分析都必须保持盲态。在这以前任何非规定情况所致的盲底泄露，称为破盲。

3. 双盲双模拟（double dummy） 在临床试验中，当两种处理（如药物的剂型、给药方法等）不能做到相同时，使试验保持双盲的一种技术。即为试验药与对照药各制备一种安慰剂，试验药的安慰剂与试验药外观相同，对照药的安慰剂与对照药外观相同。试验组的受试者服用试验药加对照组的安慰剂；对照组的受试者则服用对照药加试验药的安慰剂。因此，从整个用药情况来看，每个受试者所服用的药物、服用方法、每日次数、每次片数都是相同的，这就保证了双盲法的实施。

4. 开放性试验（open trial） 即非盲试验，研究者和受试对象都知道采用何种处理。事实上，临床试验中有很多是无法设盲的，例如探讨针灸疗法的疗效、手术组与非手术组的比较、不同护理方法间的比较、外用药与口服药的比较等。临床试验的终点如果是明确的硬性指标，如存活或死亡，则无法采用盲法。中药临床试验也可能因为药物制剂的颜色、气味等使盲法难以实施。

从偏倚来看，单盲较双盲偏倚大，非盲偏倚最大，因此，单盲或非盲试验也应尽可能按双盲实验来管理。同时，试验的实施者与试验效应的评价者最好不是同一人。

分组隐藏与盲法的区别和联系：分组隐藏与盲法在形式上都有保密的特点，但两者在实施阶段、目的方面不同。分组隐藏在随机分组时发挥作用，分组完成时结束；盲法则在分组结束时开始，贯穿于干预和观察过程中。分组隐藏的目的是避免选择性偏倚；实施盲法的目的是避免测量偏倚、霍桑效应、安慰剂效应等主观因素干扰。任何随机对照试验都必须适应分组隐藏，而且是进行盲法研究的前提，两者成为不可分割的两个环节；盲法不能用于所有的随机对照试验。

三、临床试验的设计类型

确定适合的设计类型需要根据研究目的、处理因素、专业要求等选择适合的设计方案。如评价单个因素的效应，且受试对象较易选择时，可采用完全随机平行对照或分层随机对照设计。若观察时间短、异体配对难以实现，且两组前后差值均数较大时，可选用同源配对设计。若要研究两个及以上因素且存在交互作用时，则可选用析因设计方法。交叉设计和序贯设计也是临床试验的常用方法。

1. 平行组设计（parallel group design） 又称完全随机设计，是指同期平行观察试验组和对照组的效应结局的设计。对照组可设置一个或多个，试验组也可设计多个剂量组，完全取决于试验方案。对照组可分为阳性对照或阴性对照。阳性对照一般采用按所选适应证的当前公认的有效药物，阴性对照一般采用安慰剂，但必须符合伦理学要求。试验药设一个或多个剂量组完全取决于试验的目的。平行组设计是最常用的临床试验设计类型。

2. 交叉设计（cross-over design） 是按事先设计好的试验次序，在试验的不同试验阶段，分别接受不同的药物，以比较各处理间的差异。交叉设计是将自身比较和组间比较设计思路综合应用的一种设计方法，既可以较好地控制个体间的差异，又能减少受试者人数。

最简单的交叉设计是 2×2 形式，即受试者在两个试验阶段分别接受对照药和试验药。至于受试者在哪个阶段接受哪种药物则随机确定。2×2 交叉设计的临床试验，需要经历四个试验过程：准备阶段、第一试验阶段、洗脱期和第二试验阶段。由于在两个试验阶段，受试者将接受不同的药物，为避免前一阶段药物对后一阶段药物的影响（延滞效应），交叉设计的临床试验必须安排足够长的洗脱期，或采取有效的洗脱手段,以消除延滞效应。因此,采用交叉设计时应考虑延滞效应对试验数据分析评价的影响。

2×2交叉设计难以区分延滞效应与时期 – 药物的交互作用。如需进一步分析和评价延滞效应,则可考虑采用2个处理多个阶段的交叉设计(例如:2×4的ABBA/BAAB交叉设计)。多种药物多个阶段的交叉设计也经常使用,例如:3×3交叉设计,即3种处理(A、B、C)、3个阶段、6种顺序(ABC/BCA/CAB/ACB/CBA/BAC)的交叉设计。

由于每个受试者接受了所有处理组的治疗,提供了多个处理的效应,因此交叉试验中应尽量避免受试者的失访。

3. 析因设计(factorial design) 是通过试验用药物剂量的不同交叉组合,对两个或多个试验用药物同时进行评价,不仅可以评价每个试验用药物各剂量间的差异,还可以评价各试验用药物间是否存在交互作用,或探索两种药物不同剂量的适当组合,常用于复方研究。析因设计时需考虑两种药物高剂量组合可能带来的毒副反应。如果试验的样本量是基于检验主效应的目的而计算的,关于交互作用的假设检验,其检验效能往往是不足的。

四、新药临床试验的分期

临床试验一般分为Ⅰ、Ⅱ、Ⅲ、Ⅳ期临床试验。

Ⅰ期临床试验:初步的临床药理学及人体安全性评价试验。观察人体对于新药的耐受程度和药物代谢过程,为制定给药方案提供依据。

Ⅱ期临床试验:盲法随机对照临床试验,是探索性试验研究。对新药有效性和安全性作出初步评价,推荐临床给药剂量,进一步验证提供方案。

Ⅲ期临床试验:扩大的多中心临床试验,是验证性试验研究。应遵循随机对照原则,进一步评价有效性和安全性。

Ⅳ期临床试验:新药上市后监测。在广泛使用条件下考察药效和不良反应。

Ⅰ、Ⅱ、Ⅲ期临床试验多以课题组完成,Ⅳ期临床试验不仅需要课题组完成,还为完善国家监管提供依据。

五、临床试验的统计分析数据集

临床试验由于受患者依从性、随访脱落等因素的影响,一般可分为全分析集、符合方案集、安全评价集。

1. 全数据集(full analysis set,FAS) 是指尽可能接近符合意向性治疗原则的理想受试者的数据集,该数据集一般把所有随机化的受试者以最小和合理的方法剔除获得的。意向性治疗原则是指将所有随机化的受试者作为所分到处理组的患者进行随访、评价和分析的过程,不考虑受试者的依从性。在选择全分析集进行统计分析时,对主要指标缺失值的估计可以采用最接近的一次观察值进行填补。

2. 符合方案集(per – protocol set,PPS) 是全分析集的一个子集,包括试验过程中按方案规定完成药物治疗、无重要方案偏离,完成所有评价内容的受试者。这些受试者依从性较好,至少接受2/3以上疗程的治疗,用药量为规定的80% ~120%,主要指标不缺失,基本没有违背试验方案。

3. 安全性评价集(safety set,SS) 是指所有随机化后至少接受一次治疗、有一次安全性评价指标记录的受试者组成的分析数据集。安全性评价集主要用于药物的安全性评价。常用指标包括生命体征、实验室检查指标、心电图检查和不良事件发生情况。

在评价药物有效性时,一般同时分析全分析集和符合方案集。如果两个数据集的分析结论不一致时，可以增强试验结果的可信度；如果两个数据集的分析结论不一致时，应以全分析集得出的结论为主，对两者差异进行讨论和解释。

六、临床试验疗效的统计分析

临床试验比较的类型常分为传统的差异性检验和区间检验，区间检验又分为优效性检验、等效性检验和非劣效性检验。差异性检验的无效假设为两组（或多组）总体参数间没有差别，而备择假设为两组（多组）总体参数间有差别。临床试验统计推断时需要设定优效、等效和非劣效的界值 Δ，即认为在一定范围内相等/等效的允许值，也叫等效临界值，一般认为应从专业角度反复论证并结合成本效益加以估计，说明不同比较类型的检验假设和推断结论。

1. 优效性试验（superiority trial） 目的是验证试验干预的效果优于对照干预的试验，如试验药是否优于标准对照药、试验药是否优于安慰剂、剂量间效应的比较。优效性试验包括统计优效和临床优效。统计优效是将试验组与对照组的差值与 0 相比；临床优效是将试验组与对照组的差值与界值（Δ）相比。根据临床经验，有学者提供了可参考界值，如血压变化值为 0.67kPa（5mmHg），胆固醇变化值为 0.52mmo/L（200mg/L），白细胞变化值为 $0.5 \times 10^9/L$ 等。

（1）统计优效的假设检验

H_0：A 药的疗效 – B 药的疗效 ≤ 0

H_1：A 药的疗效 – B 药的疗效 > 0

$\alpha = 0.025$（单侧）

结论：若 $P > 0.025$，按单侧 $\alpha = 0.025$ 的检验水准不能拒绝 H_0；若 $P \leq 0.025$，则接受 H_1，可下统计学意义上优效的结论。当优效性显示较弱时，可视为边缘优效性。

（2）临床优效的假设检验

H_0：A 药的疗效 – B 药的疗效 $\leq \Delta$

H_1：A 药的疗效 – B 药的疗效 $> \Delta$

$\alpha = 0.025$（单侧）

结论：若 $P > 0.025$，按单侧 $\alpha = 0.025$ 检验水准，不拒绝 H_0，即可判断 A 药非优于 B 药；若 $P \leq 0.025$，则接受 H_1，可认为 A 药优于 B 药。如果试验药显示出比安慰剂（对照）具有临床意义优效性，则可确认该试验药的有效性。

2. 等效性试验（equivalence trial） 目的是验证试验干预与对照之间效果相当，即差异不显著。如不同抗生素有效治疗之间的疗效比较，同一种药物的不同剂型、不同给药途径之间的疗效比较。

通常以临床认为可以接受的等效上下界值（$-\Delta <$ A 药的疗效 – B 药的疗效 $< \Delta$）之间来证实，该等效界限一般是有临床意义的具体数值，血压变化值为 0.40kPa（3mmHg），胆固醇变化值为 0.26mmo/L（100mg/L），白细胞变化值为 $0.2 \times 10^9/L$ 等。当难以确定时，也可以参照用平均数的 95% 到 105% 或平均数的 90% 到 110% 作为等效界限；也可酌取试验组 1/5 ~ 1/2 个标准差或对照组均数的 1/10 ~ 1/5；在生物利用度的等效性评价中，Δ 一般取标准参照品均数的 1/5；对于两组率而言，等效性检验取对照组样本的 1/10 左右，建议最大不应超过对照组样本率的 1/5。等效性检验包括两个步骤，分别为主要指标的非劣效性检验和主要指标的非优效性检验。

（1）主要指标的非劣效性检验 与等效界值的下限相比，原理及公式与非劣效检验相同。

H_0：A 药的疗效 – B 药的疗效 $\leq -\Delta$

H_1：A 药的疗效 – B 药的疗效 $> -\Delta$

$\alpha = 0.025$（单侧）

结论：若 $P > 0.025$，按单侧 $\alpha = 0.025$ 的检验水准，不拒绝 H_0，即判断 A 药不差于 B 药；若 $P \leq 0.025$，则接受 H_1，可认为 A 药不差于 B 药。

（2）主要指标的非优效性检验　与等效界值的上限相比，原理及公式如下。

H_0：A 药的疗效 $-$ B 药的疗效 $\geq \Delta$

H_1：A 药的疗效 $-$ B 药的疗效 $< \Delta$

$\alpha = 0.025$（单侧）

结论：若 $P > 0.025$，按 $\alpha = 0.025$ 的检验水准，不拒绝 H_0，即无法判断 A 药非优效于 B 药；若 $P \leq 0.025$，则接受 H_1，可认为 A 药等效于 B 药。

等效性试验假设检验需要在两个方向上同时进行两次单侧检验，在建立检验假设、计算检验统计量，以及估计样本含量等方面与传统的假设检验略有差别。传统假设检验的差别无统计学意义（$P > \alpha$）与等效性检验的等效（$P \leq \alpha$）是两个不同的概念。传统假设检验的差别无统计学意义，不一定是等效的，这可能是因为样本例数少、误差大或参数本身相近以致检验效能太低。相反，传统假设检验差别有统计学意义（$P \leq \alpha$），也有可能是等效的。

3. 非劣效性试验（non‑inferiority trial）　目的是推断对试验药的疗效在临床意义上非劣于对照药疗效的试验。如果研究允许 A 药疗效比 B 药疗效低一定范围，仍然认为两药疗效相当，即确定 Δ 表示临床意义上判断疗效不差所允许的最大差值，则如果治疗差异 $> -\Delta$，便是试验药非劣效于对照药。常称 Δ 为非劣效性试验的判断界值（margin）。

非劣效性试验的假设检验如下。

H_0：A 药的疗效 $-$ B 药的疗效 $\leq -\Delta$

H_1：A 药的疗效 $-$ B 药的疗效 $> -\Delta$

$\alpha = 0.025$（单侧）

结论：若 $P > 0.025$，按单侧 $\alpha = 0.025$ 的检验水准不能拒绝 H_0，即无法判断 A 药不差于 B 药；若 $P \leq 0.025$，则接受 H_1，可以认为 A 药不差于 B 药。非劣效性试验的假设检验为单侧检验，一般情况下其样本量是优效性试验的 4 倍以上。

注意：在等效性检验或非劣效性检验时，需预先确定等效界值（上限 $-\Delta$ 和下限 Δ）或非劣效界值（上限 $-\Delta$ 和下限 Δ），这个界值应不超过临床上能接受的最大差别范围，并且应当小于阳性对照药与安慰剂的优效性试验所观察到的差异。确定非劣效界值一般采用两步法：一是阳性对照扣去了安慰剂效应的绝对疗效的保守估计，一般借助荟萃分析法并考虑历史试验间的变异后确定；二是结合临床具体情况，在考虑保留阳性对照疗效的适当比例后，由统计专家和临床医学专家共同确定。在等效界值的确定中，可以用类似的方法确定下限和上限。从统计技术层面讲，等效性检验双侧置信区间等同于两个同时进行的单侧假设检验，而非劣效检验是单侧检验。非劣效/等效检验统计推断一般采用置信区间法。值得注意的是两组之间差别无统计学意义并不能得出两组等效或非劣的结论。

表 15 - 7　确认试验药物疗效的假设检验方法

试验类型	无效假设	被选假设	检验统计量
非劣效性试验	$H_0: T - C \leq -\Delta$	$H_1: T - C > -\Delta$	$t = (d + \delta)/s_d$
等效性试验	$H_{01}: T - C \leq -\Delta$	$H_{11}: T - C > -\Delta$	$t_1 = (d + \delta)/s_d$
	$H_{02}: T - C \leq -\Delta$	$H_{12}: T - C > -\Delta$	$t_1 = (d - \delta)/s_d$
统计优效性试验	$H_0: T - C \leq \Delta$	$H_1: T - C > \Delta$	$t = d/s_d$
临床优效性试验	$H_0: T - C \leq \Delta$	$H_1: T - C > \Delta$	$t = (d - \delta)/s_d$

注：试验药物的效应为 T，标准药物的效应为 C，界值优效性用 Δ，非劣效性用 $-\Delta$，等效性试验用 $-\Delta$ 和 Δ。

PPT

◎ 第六节 SPSS 软件实现方法

一、完全随机化分组 ⒠ 微课1

用 SPSS 软件产生随机数字并进行完全随机分组。试将 20 例患者随机分为两组，每组 10 例。

1. 建立数据文件 建立第一个变量 ID，输入患者编号 1～20。建立数据文件 E1501（图 15-1）。

2. 设定随机种子数 Transform→Random Number Generators …→Random Number Generators，√ Set Starting Point，⊙Fixed Value，Value：2000，→OK。

3. 产生随机数 Transform→Computer Variable … → Computer Variable，Target Variable（目标变量名）：Random，Function group：Random Numbers，Functions and Special：Rv. Uniform，点击向上箭头 Numeric Expression：Rv. Uniform（?,?）→ Rv. Uniform（1，100）→OK。

4. 对随机数编秩 Transform→ Rank case… → Rank case，Random→ Variable（a）框中，随后数据窗口产生一个秩变量 Ra。

	NO
1	1
2	2
3	3
⋮	⋮
19	19
20	20

图 15-1 E1501 数据集

5. 分组 按照变量 Ra 的取值进行分组，规定秩次 1～10 归入第一组，11～20 归入第二组。Transform → Recode into Different Variables … →Recode into Different Variables；

RRandom → Numeric Variable → Output；Output Variable，Name：group →Change；Old and New Values … →Recode into Different Variables：Old and New Values；⊙Range：上框输入 1，下框输入 10；Value：1；Add，Old →New：1 thru 10 →1；⊙Range：上框输入 11，下框输入 20；Value：2；Add；Old → New：11 thru 20 →2；Continue →OK。

随后数据窗口又产生一个分组变量 group，其取值为 1 和 2，分别代表第一组和第二组，结果见图 15-2。

	ID	a	Ra	group
1	1	92.59	19	2
2	2	18.57	4	1
3	3	65.21	14	2
4	4	79.93	17	2
5	5	21.31	5	1
6	6	55.92	11	2
7	7	95.88	20	2
8	8	38.96	8	1
9	9	59.22	12	2
10	10	14.18	3	1
11	11	64.08	13	2
12	12	74.36	15	2
13	13	79.07	16	2
14	14	37.55	7	1
15	15	5.72	2	1
16	16	39.40	9	1
17	17	23.13	6	1
18	18	86.07	18	2
19	19	53.44	10	1
20	20	2.49	1	1

图 15-2 完全随机设计分组结果

二、分层（或区组）随机化分组 📱微课2

用 SPSS 软件产生随机数字并进行配对（或配伍）设计随机分组。将 40 例受试对象按照一定条件配成 20 对，随机分入甲、乙两组。

1. 建立 SPSS 数据文件 建立 2 个变量：①ID，输入患者编号 1~40；②Block：输入对子号 1~20。建立数据文件 E1502（图 15-3）。

2. 设定随机种子数 Transform→Random Number Generators … →Random Number Generators，√ Set Starting Point，⊙Fixed Value，Value：2000，→OK。

随后在结果窗口出现"SET SEED = 2000"

3. 产生随机数 Transform→Computer Variable … → Computer Variable，Target Variable（目标变量名）：Random，Function group：Random Numbers，Functions and Special：Rv. Uniform，点击向上箭头 Numeric Expression：Rv. Uniform（?,?）→ Rv. Uniform（1，100）→OK。

	NO	Block
1	1	1
2	2	1
3	3	2
4	4	2
⋮	⋮	⋮
37	37	19
38	38	19
39	39	20
40	40	20

图 15-3 E1502 数据集

4. 对随机数编秩（按照 Block 编秩） Transform→ Rank case … → Rank case，Random→ Variable（a）框中；By：Block；→OK。随后数据窗口产生一个秩变量 Ra。

5. 分组 按照变量 Ra 的取值进行分组，"1"为甲处理组，"2"为乙处理组，结果见图 15-4。

	ID	block	a	Ra
1	1	1	92.59	2
2	2	1	18.57	1
3	3	2	65.21	1
4	4	2	79.93	2
5	5	3	21.31	1
6	6	3	55.92	2
7	7	4	95.88	2
8	8	4	38.96	1
9	9	5	59.22	2
10	10	5	14.18	1
11	11	6	64.08	1
12	12	6	74.36	2
13	13	7	79.07	2
14	14	7	37.55	1
15	15	8	5.72	1
16	16	8	39.40	2
17	17	9	23.13	1
18	18	9	86.07	2
19	19	10	53.44	2
20	20	10	2.49	1

图 15-4 配对设计分组结果

答案解析

目标检测

一、最佳选择题

1. 实验设计的三大原则是（　　）
   A. 随机、对照、重复　　　　B. 随机、均衡、重复　　　　C. 随机、对照、均衡
   D. 对照、重复、样本大小　　E. 随机、对照、重复

2. 实验性研究随机化分组的目的是（　　）
   A. 减少抽样误差　　　　　　B. 减少实验例数　　　　　　C. 提高检验效能
   D. 提高检验准确度　　　　　E. 保持各组的非处理因素均衡一致

3. 实验设计的基本要素不包括（　　）
   A. 研究对象　　　　　　　　B. 处理因素　　　　　　　　C. 实验效应
   D. 对照设计　　　　　　　　E. 以上选项均错误

4. 实验设计和调查设计的根本区别是（　　）
   A. 实验设计以动物为对象
   B. 实验设计可随机分组
   C. 实验设计可人为设置处理因素
   D. 调查设计以人为对象
   E. 调查设计可随机分组

5. 避免医生及患者对实验效应的主观偏性，可采用（　　）
   A. 随机化　　　　　　　　　B. 单盲　　　　　　　　　　C. 双盲
   D. 对照　　　　　　　　　　E. 多中心研究

6. 某医师研究丹参预防冠心病的作用，实验组用丹参，对照组用没有任何作用的糖丸。这属于（　　）
   A. 空白对照　　　　　　　　B. 实验对照　　　　　　　　C. 安慰剂对照
   D. 历史对照　　　　　　　　E. 标准对照

7. 为了解某疗法对急性肝功能衰竭的疗效，用20头健康良性幼猪建立急性肝功能衰竭模型，再将其随机分为两组，实验组给予该疗法治疗，对照组不加任何治疗。7天后观察两组幼猪的生存情况。该研究采用的是（　　）
   A. 历史对照　　　　　　　　B. 实验对照　　　　　　　　C. 安慰剂对照
   D. 空白对照　　　　　　　　E. 标准对照

8. 在临床试验设计选择对照时，最高效的对照形式为（　　）
   A. 历史对照　　　　　　　　B. 实验对照　　　　　　　　C. 标准对照
   D. 空白对照　　　　　　　　E. 安慰剂对照

9. 估计样本量时，在其他条件不变时，设定的Ⅱ型错误概率越小，则（　　）
   A. 所需的样本量越小　　　　B. 所需的样本量越大　　　　C. 不影响样本量大小
   D. 样本量的估计越准确　　　E. 样本量的估计越不准确

10. 临床试验需要在设计阶段确定主要指标的目的是（　　）
    A. 便于试验实施　　　　　　B. 减少测量的随机误差　　　C. 减少非处理因素的影响

　　D. 避免结果的任意性　　　E. 更好地提高检验效能

二、简答题

1. 实验设计应该遵循的基本原则是什么?

2. 实验设计基本要素包括哪些?

3. 何谓随机? 随机的目的是什么?

4. 实验设计为什么要设立对照? 设立对照要注意些什么?

5. 区组化的目的是什么?

6. 决定样本含量的依据有哪些?

7. 在临床试验中使用安慰剂的目的是什么?

（赵铁牛）

书网融合……

微课1　　　　　　　微课2　　　　　　　题库

第十六章　调查设计

PPT

学习目标

知识目标

1. **掌握**　调查研究的设计要点与步骤；常用抽样方法。
2. **熟悉**　调查问卷设计的原则、类型与结构；调查问卷的评价方法。
3. **了解**　调查研究样本量估计的方法。

能力目标　通过学习具备开展调查研究设计的基本技能，培养严谨的科学实践精神、设计优先的统计思维能力及实事求是的批判思维。

调查研究（survey research）是应用科学的方法和客观的态度有目的、有计划、有系统地搜集特定范围特定人群特定事件或者某种社会特征的资料，通过统计分析，发现存在问题、探索一定规律而采用的一种研究方法。与实验研究相比，调查研究具有不能施加干预措施、不能进行随机化分组的特点，多采用问卷作为调查工具，客观地观察记录某些现象的现状及其特征，通过分析搜集的数据资料，揭示这些现象发生的规律和影响因素。

调查研究按照调查涉及的时间划分，可分为回顾性调查、横断面调查和前瞻性调查；根据调查对象的范围，可分为普查、抽样调查和典型调查。本章主要以医学研究与实践中常用的抽样调查为主介绍调查研究设计的相关内容。

第一节　调查研究设计的要点与步骤

调查研究设计是统计研究设计的一个重要部分，是对调查研究工作全过程的总设想和安排，是调查研究工作的先导和依据，也是调查研究结果准确可靠的保证。目的是用尽可能少的人力、物力、财力和时间，获得具有科学意义且符合统计学要求的调查资料，得出合理的结论。

一、调查研究的设计要点

调查研究设计的基本程序就是根据研究目的，确定调查对象和观察单位，确定调查方法和样本含量；根据调查目的确定具体的观察指标及调查的项目，进而设计成调查表或问卷，然后确定资料收集方法和资料整理、分析计划，最后制定调查组织计划及调查质量控制措施。因此，调查研究设计的基本要点包括：调查目的、调查对象、观察单位、调查范围、调查方法、调查内容、收集资料的方法、调查表或问卷、调查的组织安排计划以及调查研究的质量控制措施。

二、调查研究设计的基本步骤

1. 确定调查目的和指标　明确通过调查研究解决哪些主要问题，从而确定收集哪些资料、调查哪些项目、计算哪些指标。调查目的最终体现在调查指标上，是选择调查指标的依据，调查指标是调查目的的具体体现。

2. 确定调查对象和观察单位 根据调查目的确定调查对象，即明确调查总体的同质范围。组成调查对象的每个"个体"即是观察单位，观察单位可以是一个人、一个家庭或一个单位。观察单位的确定非常重要，它决定了调查表的制定。

3. 估算样本含量 样本含量的估计就是在保证一定推断精度和检验效能的前提下，确定最少的观察单位数。在调查研究设计中，样本含量的估计是一个十分重要的问题。样本含量过少，所得指标不稳定，推断总体精度差，检验效能低；样本含量过多，不仅增加调查成本，还可能增大各种非抽样误差，也给调查的质量控制带来很多困难。

4. 确定调查方法 调查方法需要根据调查目的、调查对象范围以及具备的条件来确定。如果调查的目的主要是为了了解总体参数的特征，开展实施某项措施后的效果评价，常采用现况调查或横断面调查的方法；如果调查目的主要是研究事物之间的相互关系，则可采用病例对照研究或队列研究的方法。根据调查对象范围，采用普查、典型调查或抽样调查。

5. 确定调查方式 调查方式是指收集资料的方法，主要有直接观察法、直接访问法、间接访问法等。直接观察法是调查员对调查对象进行直接检查、测量或计数来取得资料，结果真实可靠，但需要花费较多的人力和财力。直接访问法是指调查员口头询问调查对象，并填写问卷的方法，此法应答率高，较少出现漏项或空缺，但需要对调查员进行统一的培训。间接访问法是通过电话、信件或网络等方式对调查对象进行间接调查，这种调查方式应答率较低，调查质量较差。

6. 确定调查项目和制定调查表 调查表（questionnaire）是由各个调查项目组成的调查研究的基本工具，调查项目是围绕调查目的和分析指标所设置的。调查表设计是调查设计中的主要内容，其设计好坏直接影响到调查是否成功。

7. 调查的组织和实施 调查研究的组织与实施工作主要包括组织领导、宣传、时间进度、调查员培训、经费预算、准备调查表等工作。同时还需要制定严密的质量控制措施，以保证调查工作质量。

8. 资料的整理分析计划 包括资料的核查、补缺、数据的录入、资料的分组、指标的计算和统计分析等。

第二节 常用抽样调查方法

随机抽样是保证所抽取的样本对总体有代表性的重要原则。若抽样过程保证总体中的每个观察单位都有同等的概率被抽到样本中，称为概率抽样，否则称为非概率抽样。常用的概率抽样方法有单纯随机抽样、系统抽样、分层抽样及整群抽样；常用的非概率抽样方法有偶遇抽样、判断抽样、配额抽样及雪球抽样等。

一、概率抽样方法

1. 单纯随机抽样（simple random sampling） 又称简单随机抽样，是最基本的概率抽样方法。将总体中的观测单位进行编号，再用随机数表或计算机随机程序等方法随机抽取部分观测单位组成样本。其优点是比较简单，但当总体较大、抽样数目比较多时费时费力，实际工作困难较大。

2. 系统抽样（systematic sampling） 又称机械抽样或等距抽样，是把总体观测单位按一定顺序分为 n 个部分，从第一个部分随机抽取第 k 位次的观测单位，再从每一部分中抽取相同位次的观测单位，由这些观测单位组成样本。优点是简单易行，抽样误差小于单纯随机抽样；缺点是当观测单位间存在某种趋势（如周期性变化）时，可能会产生偏倚。

3. 分层抽样（stratified sampling） 按总体人口学特征或影响观测值变异较大的某种特征（如年

龄、病情和病程等）分成若干层，再从各层随机抽取一定数量的观测单位组成样本。不同层可以采用不同的抽样方法、独立进行分析。分层抽样能消除分层属性造成的抽样误差、样本对总体的代表性较好、抽样方法的选择更加灵活，能了解到每一层的数据特征，适用于总体较大、调查指标在总体内部分布差异较大的情况。缺点是分层较多时，调查和分析较繁琐。

4. 整群抽样（cluster sampling） 是将总体中各单位归并成若干个互不交叉、互不重复的集合，称之为群；然后以群为抽样单位随机抽取样本，抽取到群内的所有个体都进行调查的一种抽样方式。在整群抽样中，抽样的基本单位不再是个体，而是由部分个体组成的群。优点是便于组织，节省经费，容易控制调查质量。缺点是抽样误差较大。

各种抽样方法的抽样误差规律是：整群抽样≥单纯随机抽样≥系统抽样≥分层抽样。

5. 多阶段抽样（multistage sampling） 上述四种方法可单独使用，也可分阶段联合使用。实际工作中，如果总体庞大、情况复杂、分布面广，很难通过一次抽样产生完整的样本，常将整个抽样过程分为若干阶段进行。不同阶段可以采用相同或不同的抽样方法，可把两种或几种抽样方法结合起来使用，如多阶段分层整群随机抽样。

二、非概率抽样方法

1. 偶遇抽样（accidental sampling） 又称便利抽样（convenience sampling），是指研究者根据现实情况，以自己方便的形式抽取偶然遇到的人作为调查对象，或者仅仅选择那些离得最近的、最容易找到的人作为调查对象。例如在车站或街头对来往行人进行调查等。

2. 判断抽样（judgmental sampling） 又称立意抽样（purposive sampling），是调查者根据研究目标和自己主观的分析来选择和确定调查对象的方法。例如要调查吸毒者的吸毒过程和原因，就必须对一定的吸毒者进行访谈。由于吸毒是极其隐蔽的行为，不知道其总体有多大，不可能采用随机抽样的方法，只能找到符合条件的就调查，在样本数量达到一定数量的时候进行分析。

3. 定额抽样（quota sampling） 又称配额抽样。进行定额抽样时，研究者要尽可能地依据那些有可能影响研究变量的各种因素来对总体分层，并找出具有各种不同特征的成员在总体中所占的比例。它是一种比偶遇抽样复杂一些的非概率抽样方法。

4. 雪球抽样（snowball sampling） 当无法了解总体情况时，可以从总体中的少数成员入手，对他们进行调查，向他们询问还知道哪些符合条件的人，再去找那些人并再询问他们知道的人，这种方法称为雪球抽样。如同滚雪球一样，可以找到越来越多具有相同性质的群体成员，直到达到所需的样本含量。

第三节 调查问卷设计与评价

问卷调查法是中医药研究中广泛采用的一种测量工具，如中医药对患者生存质量影响的评价（生存质量的评定量表）、中医药治疗病证疗效指标的评价（疗效评价量表）、证候的指标变化评定（证候量表），以及测量人们的意见、态度、看法等。调查问卷设计要依据调查目的、遵守问卷设计的原则与要求，其质量高低对调查结果的可靠性、有效性和适用性等具有决定性的作用。调查问卷编制完成后，为了保证问卷结果和预期目标的一致性，还需对调查问卷进行评价。

一、调查问卷设计

（一）基本原则

1. 目的性原则 问卷必须围绕调查目的和研究假设设计问题，目的决定问卷的内容和形式。

2. 反向性原则　即问卷的设计与研究步骤恰好相反，问卷中的问题是在考虑了最终想要得到的结果的基础上反推出来的。反向原则能够保证问卷中的每一个问题都不偏离研究者的目的，而且在问题提出时已充分考虑了问题的统计分析方法。

3. 简明性原则　被调查者尽可能在较短的时间内了解问卷所提出的问题、较容易地作出回答。

4. 实用性原则　用词必须得当，容易被理解。要求所用词句应简单清楚，具体而不抽象，尽量避免使用专业术语。

（二）主要类型

在调查研究中，根据研究目的、内容、对象和实施条件的不同，研究者可以采用不同类型的问卷进行调查研究。常见的问卷分类有以下两种方式。

1. 根据填写问卷的主体分类　填写问卷的主体主要有被调查者和调查人员两种，根据主体的不同可将问卷分为自填式问卷和访谈式问卷。

（1）**自填式问卷**　是将问卷交给被调查者自行填写，然后再返回给调查者的一种调查方式。一般要求有详细的填表说明，问题不宜太复杂。自填式问卷的主要优点是省时、省力、省钱，不受地域的限制；缺点是对被调查者的素质要求较高，不应答率较高，难以控制填写问卷的环境和真实性。

（2）**访谈式问卷**　直接面向调查者，由调查者将问题读给被调查者听，再由调查者根据被调查者的回答进行填写。填表说明可不列入调查表，由调查者掌握，调查的问题也可以较复杂。优点是便于控制访谈过程，应答率高、有效率高；缺点是比较费时、费力、费钱，对调查员的素质要求较高。

2. 根据问卷中问题的类型分类　可将问卷分成结构式、非结构式和半结构式问卷三类。

（1）**结构式问卷**　又称封闭式问卷，由封闭式问题组成，答案预先设置，被调查者只需要在其中选择符合自己实际情况的一个或多个选项即可。这类调查问卷比较常见，填写简单，适用于各阶层的调查对象。由于答案是固定的，收集到的数据也便于进行统计处理。但如果问题答案的设置不完整，这类问卷就无法收集到相关信息，可能会损失一定的信息。

（2）**非结构式问卷**　是指由开放式问题组成，不预先设定问题的答案，由被调查者根据自己的情况和想法自由发挥的一类问卷。这类问卷的优点是能收集到被调查者的各种真实的想法和信息；缺点是被调查者没有耐心填写此类问卷，问卷回收率和有效率低，且问卷收集到的信息五花八门、没有固定的格式，进行统计处理也非常困难。

（3）**半结构式问卷**　即结构式问卷与非结构式问卷的结合。在半结构式问卷中既有封闭式问题，也有开放式问题和混合式问题。这类调查问卷集合了结构式问卷与非结构式问卷的优点，使用范围较广。

（三）基本结构

调查问卷作为调查研究的一种测量工具，须具备统一性、稳定性和实用性的特点。调查问卷的基本结构一般包括封面信、指导语、问题及选项、编码和其他资料。

1. 封面信　也叫卷首语，是一封致被调查者的短信，一般应放在问卷的第一页或者第一页上部。通常封面信中需要说明的内容包括：①我是谁（who）；②要调查什么（what）；③为什么要调查（why）；④这次调查有什么用（role）；⑤调查的匿名和保密原则、致谢等。

2. 指导语　也叫填表说明，内容主要包括如何填写问卷，如何回答问题，填写的要求、方法及注意事项等。对于自填式问卷，指导语要比较详细、通俗，易于被调查者理解。

3. 问题及选项　是问卷的主体，包括分析项目和备查项目。分析项目是调查问卷的核心内容，问题条目要精心筛选。问卷中的问题及选项在形式上可分为开放式、封闭式和混合式三类。备查项目以备调查项目不全时核对和补缺，如调查对象的基本情况、联系方式等。

4. 编码 是对问题及选项赋予一个数字或字母代码，以便输入计算机进行处理和分析。编码工作既可以在设计问卷时进行，也可以在调查之后回收问卷时进行。在实际调查中，编码一般放在问卷每一页的最右边。

5. 其他资料 主要包括问卷编号、调查开始时间、调查结束时间以及调查员、审核员、录入员姓名等内容。这些资料是质控和分析问卷的重要依据。

（四）编制调查问卷的注意事项

1. 封面信要简单明了，能吸引调查对象 能否让被调查者参与调查、能否顺利回收问卷等，很大程度上都取决于封面信。

2. 问题设计中需要注意的问题 ①避免一题多问；②避免问题含糊不清；③抽样概念的提问要明确；④避免诱导性提问；⑤注意敏感性问题的提问方式，例如可采用释疑法、主题模糊性处理、假定法、随机化回答技术及随机化回答模型等方法。

3. 问题的排列顺序 应注意问题的逻辑顺序排列：①时间顺序问题，应按由近到远顺序排列；②应遵循由浅到深、由易到难的顺序排列；③应注意问题逻辑顺序；④先提问具体的问题，再提问抽象性的问题；⑤开放性问题应放在问卷后面。

4. 在答案设计中应注意的问题 ①避免问卷设计者与调查者对概念的理解不一致；②答案设计要符合实际情况；③选项之间不能相互重叠或相互包容；④选项要求准确，如年龄有虚岁、周岁等。

（五）调查问卷示例

某院校"关怀行动"组成员，对某社区"空巢"老人进行社会支持情况抽样调查。调查问卷设计了4个项目（维度）15个问题（条目），调查问卷设计见表16-1。

表16-1 社区"空巢"老人社会支持情况调查表

尊敬的老年朋友：为弘扬中华民族"老有所养"的美德，使"空巢"老人得到政府和社会更多的支持和帮助，我们向您进行此项目的调查。请填写真实情况，我们会对您填写的信息及内容保密。请在符合您情况的①②…等处以及您同意的答案格内划"√"。问题最后的过录框口由审核员填写。					
姓名：＿＿＿＿＿＿				编号□□□□□□	
社区地址：＿＿＿市＿＿＿区/市/县＿＿＿街道办事处/镇/乡＿＿＿＿＿社区					
一、一般情况					
1. 您的性别：① 男 ② 女					□
2. 您的年龄：＿＿＿＿岁					□□□
3. 您孩子不在您身旁有多长时间：＿＿＿年					□□
二、亲属支持情况					
4. 您的亲属能帮助您	① 无	② 偶尔	③ 很少	④ 经常	□
5. 您能与您的亲属交谈问题	① 无	② 偶尔	③ 很少	④ 经常	□
6. 您能得到亲属在感情上的支持	① 无	② 偶尔	③ 很少	④ 经常	□
7. 您的亲属乐意帮助您做出决定	① 无	② 偶尔	③ 很少	④ 经常	□
三、朋友支持情况					
8. 您的朋友能帮助您	① 无	② 偶尔	③ 很少	④ 经常	□
9. 您能与朋友谈论问题	① 无	② 偶尔	③ 很少	④ 经常	□
10. 您朋友能与您分享快乐与忧伤	① 无	② 偶尔	③ 很少	④ 经常	□
11. 当您出问题时，有朋友可依靠	① 无	② 偶尔	③ 很少	④ 经常	□

续表

四、社区支持情况					
12. 社区能帮助您	① 无	② 偶尔	③ 很少	④ 经常	□
13. 当您需要时社区就帮您解决	① 无	② 偶尔	③ 很少	④ 经常	□
14. 社区工作人员与您共享快乐与忧伤	① 无	② 偶尔	③ 很少	④ 经常	□
15. 社区工作人员关心您的情绪	① 无	② 偶尔	③ 很少	④ 经常	□
调查人核对：签字_____			日期_____		
督导员核对：签字_____			日期_____		

二、调查问卷的评价

调查问卷制定后，需要对其进行评价，以了解调查问卷是否能准确可靠地获得调查所需要的信息。通常从调查问卷的效度、信度和可接受性等方面进行评价。

（一）效度评价

效度（validity）主要评价调查问卷的有效性和正确性，即测量指标或观察结果在多大程度上反映了所测对象信息的客观真实性。效度越高，说明调查结果越能显示其所测对象的真正特征。常用的效度评价指标主要有以下四种。

1. 表面效度（face validity） 从表面上看，问卷的条目是否都是与研究者想要了解的问题有关。通常是由专家进行主观评价。

2. 内容效度（content validity） 评价问卷所涉及的内容能在多大程度上覆盖研究目的要求达到的各个方面和领域。内容效度与表面效度一样，通常也是由专家进行主观评价，判断问卷表达内容的完整性。

3. 结构效度（construct validity） 又称构思效度或特征效度（trait validity），说明调查表的结构是否符合理论构想和框架，即调查表是否真正测量了所提出的理论构思。一般可用相关分析、因子分析等方法评价结构效度。

4. 准则效度（criterion validity） 也叫标准关联效度（criterion – related validity），用来评价问卷测量结果与标准测量及准则间的接近程度。常用测量数据与效标之间的相关系数表示，相关系数被称为效度系数。

（二）信度评价

信度（reliability）主要评价问卷的精确性、稳定性和一致性，反映所得结果的可靠程度，通常用信度系数来评价。常用的信度评价指标有以下四种。

1. 内部一致性信度（internal consistency） 评价多个调查项目的和谐水平，即各变量间的平均相关性，最常用的指标为克朗巴赫 α 系数（Cronbach's alpha）。克朗巴赫 α 系数的值在 0 到 1 之间，一般认为 α 系数 ≥ 0.7 时，问卷的内部一致性信度较好。

2. 分半信度（split – half reliability） 将同一问卷的调查项目分成两半，如分前后两个部分、按问题编号的奇数和偶数分两个部分，评价两个部分得分的相关情况，常用的指标为 Spearman – Brown 系数。

3. 重测信度（test – retest reliability） 相同问卷前后两次测量同一批被访者的问卷得分的简单相关系数 r，一般要求达到 0.7 以上。

4. 调查员信度（inter – rater reliability） 两个或多个调查员采用相同的问题或问卷对调查对象进

行测量, 得分的相关情况, 常用的评价指标为组内相关系数 (interclass correlation coefficient)。

在对一份问卷进行评价时, 上述四种信度评估方法不一定要同时用到, 即使同时采用, 他们的结果也未必完全一致。

(三) 可接受性评价

可接受性 (acceptability) 是指被调查者对调查表的接受程度, 对调查的顺利开展和结果的真实性有重要影响。通常可通过调查问卷回收率、调查问卷合格率和填表所需平均时间等来评价。

三、调查研究的样本含量估计

在进行抽样调查研究设计时, 一项重要的内容就是要明确需要多大的样本量才能保证调查结果的真实性和可靠性。在估计样本含量时, 除了要考虑调查目的、研究设计类型、核心指标类型等因素外, 还要考虑患病率的高低、容许误差 (即对调查研究要求的精确性)、控制容许误差的概率 (即显著性水准 α, 一般取 $\alpha = 0.05$) 等相关指标的取值。然后根据已知条件或确定的条件代入样本含量估计公式计算而确定。由于抽样方法不同, 则计算样本含量的方法亦不同。以下介绍抽样调查估计总体均数和总体率的样本量估计方法。

1. 估计总体均数的样本量估计 确定 α 后, 令 δ 为期望估计误差的最小值, σ 为总体标准差, 其样本量的计算公式为:

$$n = (z_\alpha \sigma / \delta)^2 \tag{16-1}$$

【例 16-1】某医生拟用整群抽样方法了解本地区成年女性血色素的平均水平, 希望误差不超过 3g/L, 根据文献, 血色素的标准差约为 25g/L, 如 $\alpha = 0.05$ (双侧), 问至少需要调查多少人?

本例: $z_{0.05/2} = 1.96$, $\delta = 3$, $\sigma = 25$, 代入公式 16-1 得

$$n = (1.96 \times 25/3)^2 = 266.7 \approx 267$$

因此, 至少需要调查 267 人。

2. 估计总体率的样本量估计 确定 α 后, 令 δ 为期望估计误差的最小值, π 为总体率, 其样本量计算公式为:

$$n = z_\alpha^2 \pi (1 - \pi) / \delta^2 \tag{16-2}$$

【例 16-2】根据我国 18 岁及以上成人高血压患病率为 18.8%, 某医生欲了解本地 18 岁及以上人口的高血压患病率, 希望误差不超过 2%, 问至少需要调查多少人?

本例: $\alpha = 0.05$ (双侧), $z_{0.05/2} = 1.96$, $\delta = 0.02$, $\pi = 0.188$, 代入公式 16-2 得

$$n = 1.96^2 \times 0.188 \times (1 - 0.188) / 0.02^2 = 1466.1 \approx 1467 \text{ (人)}$$

因此, 至少需要调查 1467 人。

◈ 第四节　SPSS 软件实现方法 📱微课

【例 16-3】某研究者设计了一份有关肺癌患者术后生活质量的调查问卷, 问卷初步设计完成后进行 30 人的预调查, 且以 SF-36 生活质量量表作为标准, 研究对象同时进行生活质量问卷与 SF-36 生活质量量表的填写, 调查结果中 Q1~Q10 为调查问卷 10 个问题的得分, T1 为调查问卷的总分, T2 为 SF-36 生活质量量表的总分。试用此资料分析该问卷的信度和效度。

（一）建立数据文件

建立"Q1"～"Q10""T1""T2"十二个变量，录入全部数据，建立数据文件 E1601. sav（图16-1）。

	Q1	Q2	Q3	Q4	Q5	Q6	Q7	Q8	Q9	Q10	T1	T2
1	3	4	1	3	4	3	3	3	3	2	29	108
2	2	3	4	3	3	1	1	4	4	4	29	89
3	3	3	1	2	2	1	2	2	4	2	22	60
⋮	⋮	⋮	⋮	⋮	⋮	⋮	⋮	⋮	⋮	⋮	⋮	⋮
28	4	4	4	4	4	3	4	2	1	1	31	112
29	3	3	2	3	4	5	3	4	3	2	32	115
30	4	4	4	4	4	3	2	1	4	4	34	118

图 16-1 E1601 数据集

（二）信度分析

本例仅呈现内部一致性信度分析，分半信度、重测信度可以自我练习。

（1）单击主菜单 Analyze→Scale →Reliability analysis…并单击，打开 Reliability analysis 对话框。

（2）将变量 Q1～Q10 调入对话框右侧的"Items"框。单击对话框右上侧的"Statistics"按钮，勾选相应选项，点击"Continue"按钮，回到主对话框。

（3）在"Model"下拉列表里有五种信度系数可选择，分别为：①Alpha，即最常用的克朗巴赫 α 系数；②Split - half，分半信度；③Guttman，计算真实信度的 Guttman′s 下界，结果包含 6 个系数，分别记为 Lambda 1～Lambda 6，其中 Lambda 3 实际上就是克朗巴赫 α 系数，Lambda 4 为 Guttman 分半信度系数；④Parallel，平行；⑤Strict parallel，严格平行。本例选择"Alpha"进行分析。

（4）单击主对话框中的"OK"按钮，即可输出结果。本例克朗巴赫 α 系数为 0.680，内部一致性一般，问题条目还需进一步调整（图 16-2）。

（三）效度分析

本例仅呈现准则效度分析，结构效度可通过因子分析实现（请参考相关书籍）。

（1）单击主菜单 Analyze→Correlate →Bivariate…并单击，打开 Bivariate Correlations 对话框。

（2）将变量 T1、T2 调入对话框右侧的"Variables"框。在"Correlation Coefficients"中勾选"Pearson"选项，点击"OK"按钮，即可输出结果。

本例调查问卷的准则效度为 0.820，$P < 0.05$，说明该问卷具有较好的标准效度（图 16-3）。

Reliability Statistics

Cronbach's Alpha	Cronbach's Alpha Based on Standardized Items	N of Items
.680	.669	10

图 16-2 信度分析结果

Correlations

		T1	T2
T1	Pearson Correlation	1	.820**
	Sig. (2-tailed)		.000
	N	30	30
T2	Pearson Correlation	.820**	1
	Sig. (2-tailed)	.000	
	N	30	30

**. Correlation is significant at the 0.01 level (2-tailed).

图 16-3 效度分析结果

目标检测

答案解析

一、最佳选择题

1. 对调查表考评的三个主要方面是（ ）

　A. 信度、效度、特异度 　　　　　　　　　　B. 信度、效度、灵敏度

C. 信度、效度、可接受性　　　　　　D. 灵敏度、特异度、可接受性

E. 灵敏度、特异度、可靠性

2. 整群抽样的优点是（　　）

A. 易于理解，简便易行　　B. 减少抽样误差　　　　C. 节省经费，容易控制调查质量

D. 均数及标准误计算简便　　E. 抽样误差大

3. 下列情况适合使用抽样调查的是（　　）

A. 为发现某病的全部病例并提供治疗

B. 欲调查人群数量不大

C. 要了解各种疾病的常年发病情况

D. 欲知道某地一定时期内某病的患病情况

E. 为早期发现癌症患者以减少死亡率

4. 相对而言，下列抽样方法中抽样误差最大的是（　　）

A. 单纯随机抽样　　　　　　B. 系统抽样　　　　　　C. 整群抽样

D. 分层抽样　　　　　　　　E. 分层整群抽样

5. 下列抽样方法不属于随机抽样的是（　　）

A. 配额抽样　　　　　　　　B. 系统抽样　　　　　　C. 整群抽样

D. 分层抽样　　　　　　　　E. 多阶段抽样

6. 调查问卷设计是否合理，调查目的能否实现，关键在于（　　）内容的设计水平和质量

A. 封面信　　　　　　　　　B. 指导语　　　　　　　C. 主体问题

D. 编码　　　　　　　　　　E. 核查项目

7. 某调查问卷的问题："过去一周你单次超过 20 分钟的体育锻炼有____次？"属于（　　）问题

A. 公开式　　　　　　　　　B. 开放式　　　　　　　C. 保守式

D. 封闭式　　　　　　　　　E. 以上均错误

8. 效度是评价测量工具（　　）的重要指标

A. 可信性　　　　　　　　　B. 优劣性　　　　　　　C. 适用性

D. 普遍性　　　　　　　　　E. 有效性

9. 在常用的调查研究抽样中，抽样误差大小顺序为（　　）

A. 整群抽样≥单纯随机抽样≥分层抽样≥系统抽样

B. 分层抽样≥系统抽样≥单纯随机抽样≥整群抽样

C. 单纯随机抽样≥整群抽样≥系统抽样≥分层抽样

D. 整群抽样≥单纯随机抽样≥系统抽样≥分层抽样

E. 整群抽样≥分层抽样≥系统抽样≥单纯随机抽样

10. 实验设计和调查设计的根本区别是（　　）

A. 实验设计是以动物为研究对象

B. 调查设计是以人为研究对象

C. 实验设计可以随机分组

D. 调查设计不可以随机分组

E. 实验设计可以人为设置处理因素

二、问答题

1. 简述调查研究设计的要点与步骤。

2. 调查问卷设计的基本原则及其注意事项有哪些？

3. 概率抽样与非概率抽样都有哪些抽样方法？

4. 评价调查问卷信度和效度的方法有哪些？

（张胜利）

书网融合……

微课

题库

附　录

附录 A　统计用表

附表 1　标准正态分布曲线下左侧面积 $\phi(-z)$ 值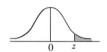

z	0.00	0.01	0.02	0.03	0.04	0.05	0.06	0.07	0.08	0.09
−3.0	0.0013	0.0013	0.0013	0.0012	0.0012	0.0011	0.0011	0.0011	0.0010	0.0010
−2.9	0.0019	0.0018	0.0018	0.0017	0.0016	0.0016	0.0015	0.0015	0.0014	0.0014
−2.8	0.0026	0.0025	0.0024	0.0023	0.0023	0.0022	0.0021	0.0021	0.0020	0.0019
−2.7	0.0035	0.0034	0.0033	0.0032	0.0031	0.0030	0.0029	0.0028	0.0027	0.0026
−2.6	0.0047	0.0045	0.0044	0.0043	0.0041	0.0040	0.0039	0.0038	0.0037	0.0036
−2.5	0.0062	0.0060	0.0059	0.0057	0.0055	0.0054	0.0052	0.0051	0.0049	0.0048
−2.4	0.0082	0.0080	0.0078	0.0075	0.0073	0.0071	0.0069	0.0068	0.0066	0.0064
−2.3	0.0107	0.0104	0.0102	0.0099	0.0096	0.0094	0.0091	0.0089	0.0087	0.0084
−2.2	0.0139	0.0136	0.0132	0.0129	0.0125	0.0122	0.0119	0.0116	0.0113	0.0110
−2.1	0.0179	0.0174	0.0170	0.0166	0.0162	0.0158	0.0154	0.0150	0.0146	0.0143
−2.0	0.0228	0.0222	0.0217	0.0212	0.0207	0.0202	0.0197	0.0192	0.0188	0.0183
−1.9	0.0287	0.0281	0.0274	0.0268	0.0262	0.0256	0.0250	0.0244	0.0239	0.0233
−1.8	0.0968	0.0351	0.0344	0.0336	0.0329	0.0322	0.0314	0.0307	0.0301	0.0294
−1.7	0.1151	0.0436	0.0427	0.0418	0.0409	0.0401	0.0392	0.0384	0.0375	0.0367
−1.6	0.1357	0.0537	0.0526	0.0516	0.0505	0.0495	0.0485	0.0475	0.0465	0.0455
−1.5	0.1587	0.0655	0.0643	0.0630	0.0618	0.0606	0.0594	0.0582	0.0571	0.0559
−1.4	0.0808	0.0793	0.0778	0.0764	0.0749	0.0735	0.0721	0.0708	0.0694	0.0681
−1.3	0.0968	0.0951	0.0934	0.0918	0.0901	0.0885	0.0869	0.0853	0.0838	0.0823
−1.2	0.1151	0.1131	0.1112	0.1093	0.1075	0.1056	0.1038	0.1020	0.1003	0.0985
−1.1	0.1357	0.1335	0.1314	0.1292	0.1271	0.1251	0.1230	0.1210	0.1190	0.1170
−1.0	0.1587	0.1562	0.1539	0.1515	0.1492	0.1469	0.1446	0.1423	0.1401	0.1379
−0.9	0.1841	0.1814	0.1788	0.1762	0.1736	0.1711	0.1685	0.1660	0.1635	0.1611
−0.8	0.2119	0.2090	0.2061	0.2033	0.2005	0.1977	0.1949	0.1922	0.1894	0.1867
−0.7	0.2420	0.2389	0.2358	0.2327	0.2296	0.2266	0.2236	0.2206	0.2177	0.2148
−0.6	0.2743	0.2709	0.2676	0.2643	0.2611	0.2578	0.2546	0.2514	0.2483	0.2451
−0.5	0.3085	0.3050	0.3015	0.2981	0.2946	0.2912	0.2877	0.2843	0.2810	0.2776
−0.4	0.3446	0.3409	0.3372	0.3336	0.3300	0.3264	0.3228	0.3192	0.3156	0.3121
−0.3	0.3821	0.3783	0.3745	0.3707	0.3669	0.3632	0.3594	0.3557	0.3520	0.3483
−0.2	0.4207	0.4168	0.4129	0.4090	0.4052	0.4013	0.3974	0.3936	0.3807	0.3859
−0.1	0.4602	0.4562	0.4522	0.4483	0.4443	0.4404	0.4364	0.4325	0.4286	0.4247
−0.0	0.5000	0.4960	0.4920	0.4880	0.4840	0.4801	0.4761	0.4721	0.4681	0.4641

注：$\varphi(Z) = 1 - \varphi(-Z)$。

⟫ 附表2 *t* 分布界值表

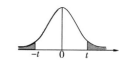

	概率，*P*									
v	单侧：0.25	0.20	0.10	0.05	0.025	0.01	0.005	0.0025	0.001	0.0005
	双侧：0.50	0.40	0.20	0.10	0.05	0.02	0.010	0.0050	0.002	0.001
1	1.000	1.376	3.078	6.314	12.706	31.821	63.657	127.321	318.309	636.619
2	0.816	1.061	1.886	2.920	4.303	6.965	9.925	14.089	22.327	31.599
3	0.765	0.978	1.638	2.353	3.182	4.540	5.841	7.453	10.215	12.924
4	0.741	0.941	1.533	2.132	2.776	3.747	4.604	5.597	7.173	8.610
5	0.727	0.920	1.476	2.015	2.570	3.365	4.032	4.773	5.893	6.868
6	0.718	0.906	1.440	1.943	2.447	3.143	3.707	4.317	5.208	5.959
7	0.711	0.896	1.415	1.895	2.365	2.998	3.499	4.029	4.785	5.408
8	0.706	0.889	1.397	1.859	2.306	2.896	3.355	3.833	4.501	5.041
9	0.703	0.883	1.383	1.833	2.262	2.821	3.250	3.690	4.297	4.781
10	0.700	0.879	1.372	1.812	2.228	2.764	3.169	3.581	4.144	4.587
11	0.697	0.876	1.363	1.796	2.201	2.718	3.106	3.496	4.025	4.437
12	0.695	0.873	1.356	1.782	2.179	2.681	3.055	3.428	3.930	4.318
13	0.694	0.870	1.350	1.771	2.160	2.650	3.012	3.372	3.852	4.221
14	0.692	0.868	1.345	1.761	2.145	2.624	2.977	3.326	3.787	4.140
15	0.691	0.866	1.341	1.753	2.131	2.602	2.947	3.286	3.733	4.073
16	0.690	0.865	1.337	1.746	2.120	2.583	2.921	3.252	3.686	4.015
17	0.689	0.863	1.333	1.740	2.110	2.567	2.898	3.222	3.646	3.965
18	0.688	0.862	1.330	1.734	2.101	2.552	2.878	3.197	3.610	3.922
19	0.688	0.861	1.328	1.729	2.093	2.539	2.861	3.174	3.579	3.883
20	0.687	0.860	1.325	1.725	2.086	2.528	2.845	3.153	3.552	3.849
21	0.686	0.859	1.323	1.721	2.080	2.518	2.831	3.135	3.527	3.819
22	0.686	0.858	1.321	1.717	2.074	2.508	2.819	3.119	3.505	3.792
23	0.685	0.858	1.319	1.714	2.069	2.500	2.807	3.104	3.485	3.768
24	0.685	0.857	1.318	1.711	2.064	2.492	2.797	3.091	3.467	3.745
25	0.684	0.856	1.316	1.708	2.060	2.485	2.787	3.078	3.450	3.725
26	0.684	0.856	1.315	1.706	2.056	2.479	2.779	3.067	3.435	3.707
27	0.684	0.855	1.314	1.703	2.052	2.473	2.771	3.056	3.421	3.690
28	0.683	0.855	1.313	1.701	2.048	2.467	2.763	3.047	3.408	3.674
29	0.683	0.854	1.311	1.699	2.045	2.462	2.756	3.038	3.396	3.659
30	0.683	0.854	1.310	1.697	2.042	2.457	2.750	3.030	3.385	3.646
31	0.683	0.853	1.309	1.696	2.040	2.453	2.744	3.022	3.375	3.633
32	0.682	0.853	1.309	1.694	2.037	2.449	2.738	3.015	3.365	3.622
33	0.682	0.853	1.308	1.692	2.035	2.445	2.733	3.008	3.356	3.611
34	0.682	0.852	1.307	1.691	2.032	2.441	2.728	3.002	3.348	3.601
35	0.682	0.852	1.306	1.690	2.030	2.438	2.724	2.996	3.340	3.591
36	0.681	0.852	1.306	1.688	2.028	2.434	2.719	2.990	3.332	3.582
37	0.681	0.851	1.305	1.687	2.026	2.431	2.715	2.985	3.325	3.574
38	0.681	0.851	1.304	1.686	2.024	2.429	2.712	2.980	3.319	3.565
39	0.681	0.851	1.304	1.685	2.023	2.426	2.708	2.976	3.313	3.558
40	0.681	0.851	1.303	1.684	2.021	2.423	2.704	2.971	3.307	3.551
50	0.679	0.849	1.299	1.676	2.009	2.403	2.678	2.937	3.261	3.496
60	0.679	0.848	1.296	1.671	2.000	2.390	2.660	2.915	3.232	3.460
70	0.678	0.847	1.294	1.667	1.994	2.381	2.648	2.899	3.211	3.435
80	0.678	0.846	1.292	1.664	1.990	2.374	2.639	2.887	3.195	3.416
90	0.677	0.846	1.291	1.662	1.987	2.368	2.632	2.878	3.183	3.402
100	0.677	0.845	1.290	1.660	1.984	2.364	2.626	2.871	3.174	3.390
200	0.676	0.843	1.286	1.653	1.972	2.345	2.601	2.839	3.131	3.340
∞	0.674	0.842	1.282	1.645	1.960	2.326	2.576	2.807	3.090	3.290

◈ 附表3 百分率的95%可信区间

阳性数	样本量，n											
x	10	15	20	25	30	40	50	60	70	80	90	100
0	0~31	0~22	0~17	0~14	0~12	0~9	0~7	0~6	0~6	0~5	0~4	0~4
1	0~45	0~32	0~25	0~20	0~12	0~13	0~11	0~9	0~8	0~7	0~6	0~5
2	3~56	2~41	1~32	1~26	1~22	1~17	1~14	1~11	0~10	1~9	0~8	0~7
3	7~65	4~48	3~38	3~31	2~27	2~21	2~17	1~14	1~12	1~11	1~10	1~8
4	12~74	8~55	6~44	5~36	4~31	3~24	2~19	2~16	2~14	2~13	1~11	1~10
5	19~81	12~62	9~49	7~41	6~35	4~27	3~22	3~18	3~16	2~14	2~13	2~11
6		16~68	12~54	9~45	8~39	6~30	5~24	4~20	3~18	3~16	3~14	2~12
7		21~73	15~59	12~49	10~42	8~33	6~26	5~23	4~20	4~17	1~15	3~14
8		27~79	19~64	15~54	12~46	9~35	7~29	6~25	5~21	5~19	4~17	4~15
9			23~69	18~58	15~49	11~38	9~31	7~26	6~23	5~20	5~18	4~16
10			27~73	21~61	17~53	13~41	10~34	8~29	7~25	6~22	6~20	5~18
11				24~65	20~56	15~44	11~36	10~30	8~26	7~23	6~21	6~19
12				28~69	23~59	17~47	13~38	11~32	9~28	8~25	7~22	6~20
13				31~72	26~63	19~49	15~41	12~34	10~30	9~26	8~23	7~21
14					28~66	21~52	16~43	13~36	11~31	10~27	9~25	8~22
15					31~69	23~54	18~45	15~38	13~33	11~29	10~26	9~23
16						25~57	20~47	16~40	14~34	12~30	11~27	10~24
17						27~59	21~49	18~41	15~36	13~32	12~28	10~25
18						29~62	23~51	19~43	16~37	14~33	12~30	11~27
19						32~64	25~53	20~45	17~39	15~34	13~31	12~28
20						34~66	26~55	22~47	18~41	16~36	14~32	13~29
21							28~57	23~49	20~42	17~37	15~33	13~30
22							30~59	25~50	21~43	18~39	16~35	14~31
23							32~61	26~52	22~45	19~40	17~36	15~32
24							34~63	28~53	23~46	20~41	18~37	16~33
25							36~65	29~55	25~48	21~43	19~38	17~34
26								31~57	26~49	23~44	20~39	18~35
27								32~58	27~51	24~45	21~40	19~37
28								34~60	29~52	25~46	22~42	20~38
29								35~62	30~54	26~48	23~43	20~39
30								37~63	31~55	27~49	24~44	21~40
31									33~57	28~5	25~45	22~41
32									34~58	29~51	26~46	23~42
33									35~59	31~53	27~47	24~43
34									36~61	32~54	28~48	25~44
35									38~62	33~55	29~50	26~45

续表

阳性数	样本量，n											
x	10	15	20	25	30	40	50	60	70	80	90	100
36										34~56	30~51	27~46
37										35~58	31~52	28~47
38										36~59	32~53	29~48
39										37~60	33~54	29~49
40										39~61	34~55	30~50
41											35~56	31~51
42											36~57	32~52
43											37~59	33~53
44											38~60	34~54
45											39~61	35~55
46												36~56
47												37~57
48												38~58
49												39~59
50												40~60

续表

◎ 附表4 F界值表（方差齐性检验用，双侧界值）

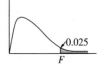

$$\alpha = 0.05$$

v_2	v_1															
	1	2	3	4	5	6	7	8	9	10	12	15	20	30	60	∞
1	648	800	864	900	922	937	948	957	963	969	977	985	993	1001	1010	1018
2	38.51	39.00	39.17	39.25	39.30	39.33	39.36	39.37	39.39	39.40	39.41	39.43	39.45	39.46	39.48	39.50
3	17.44	16.04	15.44	15.10	14.88	14.73	14.62	14.54	14.47	14.42	14.34	14.25	14.17	14.08	13.99	13.90
4	12.22	10.65	9.98	9.60	9.36	9.20	9.07	8.98	8.90	8.84	8.75	8.66	8.56	8.46	8.36	8.26
5	10.01	8.43	7.76	7.39	7.15	6.98	6.85	6.76	6.68	6.62	6.52	6.43	6.33	6.23	6.12	6.02
6	8.81	7.26	6.60	6.23	5.99	5.82	5.70	5.60	5.52	5.46	5.37	5.27	5.17	5.07	4.96	4.85
7	8.07	6.54	5.89	5.52	5.29	5.12	4.99	4.90	4.82	4.76	4.67	4.57	4.47	4.36	4.25	4.14
8	7.57	6.06	5.42	5.05	4.82	4.65	4.53	4.43	4.36	4.30	4.20	4.10	4.00	3.89	3.78	3.67
9	7.21	5.71	5.08	4.72	4.48	4.32	4.20	4.10	4.03	3.96	3.87	3.77	3.67	3.56	3.45	3.33
10	6.94	5.46	4.83	4.47	4.24	4.07	3.95	3.85	3.78	3.72	3.62	3.52	3.42	3.31	3.20	3.08
11	6.72	5.26	4.63	4.28	4.04	3.88	3.76	3.66	3.59	3.53	3.43	3.33	3.23	3.12	3.00	2.88
12	6.55	5.10	4.47	4.12	3.89	3.73	3.61	3.51	3.44	3.37	3.28	3.1S	3.07	2.96	2.85	2.73
13	6.41	4.97	4.35	4.00	3.77	3.60	3.48	3.39	3.31	3.25	3.15	3.05	2.95	2.84	2.72	2.60
14	6.30	4.86	4.24	3.89	3.66	3.50	3.38	3.29	3.21	3.15	3.05	2.95	2.84	2.73	2.61	2.49
15	6.20	4.77	4.15	3.80	3.58	3.41	3.29	3.20	3.12	3.06	2.96	2.86	2.76	2.64	2.52	2.40
16	6.12	4.69	4.08	3.73	3.50	3.34	3.22	3.12	3.05	2.99	2.89	2.79	2.68	2.57	2.45	2.32
17	6.04	4.62	4.01	3.66	3.44	3.28	3.16	3.06	2.98	2.92	2.82	2.72	2.62	2.50	2.38	2.25
18	5.98	4.56	3.95	3.61	3.38	3.22	3.10	3.01	2.93	2.87	2.77	2.67	2.56	2.44	2.32	2.19
19	5.92	4.51	3.90	3.56	3.33	3.17	3.05	2.96	2.88	2.82	2.72	2.62	2.51	2.39	2.27	2.13
20	5.87	4.46	3.86	3.51	3.29	3.13	3.01	2.91	2.84	2.77	2.68	2.57	2.46	2.35	2.22	2.09
21	5.83	4.42	3.82	3.48	3.25	3.09	2.97	2.87	2.80	2.73	2.64	2.53	2.42	2.31	2.18	2.04
22	5.79	4.38	3.78	3.44	3.22	3.05	2.93	2.84	2.76	2.70	2.60	2.50	2.39	2.27	2.14	2.00
23	5.75	4.35	3.75	3.41	3.18	3.02	2.90	2.81	2.73	2.67	2.57	2.47	2.36	2.24	2.11	1.97
24	5.72	4.32	3.72	3.38	3.15	2.99	2.87	2.78	2.70	2.64	2.54	2.44	2.33	2.21	2.08	1.94
25	5.69	4.29	3.69	3.35	3.13	2.97	2.85	2.75	2.68	2.61	2.51	2.41	2.30	2.18	2.05	1.91
26	5.66	4.27	3.67	3.33	3.10	2.94	2.82	2.73	2.65	2.59	2.49	2.39	2.28	2.16	2.03	1.88
27	5.63	4.24	3.65	3.31	3.08	2.92	2.80	2.71	2.63	2.57	2.47	2.36	2.25	2.13	2.00	1.85
28	5.61	4.22	3.63	3.29	3.06	2.90	2.78	2.69	2.61	2.55	2.45	2.34	2.23	2.11	1.98	1.83
29	5.59	4.20	3.61	3.27	3.04	2.88	2.76	2.67	2.59	2.53	2.43	2.32	2.21	2.09	1.96	1.81
30	5.57	4.18	3.59	3.25	3.03	2.87	2.75	2.65	2.57	2.51	2.41	2.31	2.20	2.07	1.94	1.79
40	5.42	4.05	3.46	3.13	2.90	2.74	2.62	2.53	2.45	2.39	2.29	2.18	2.07	1.94	1.80	1.64
60	5.29	3.93	3.34	3.01	2.79	2.63	2.51	2.41	2.33	2.27	2.17	2.06	1.94	1.82	1.67	1.48
120	5.15	3.80	3.23	2.89	2.67	2.52	2.39	2.30	2.22	2.16	2.05	1.94	1.82	1.69	1.53	1.31
∞	5.02	3.69	3.12	2.79	2.57	2.41	2.29	2.19	2.11	2.05	1.94	1.83	1.71	1.57	1.39	1.00

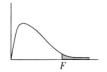

附表5 F界值表（方差分析用）

上行：$P=0.05$　　下行：$P=0.01F$

分母的自由度 v_2	分子的自由度，v_1											
	1	2	3	4	5	6	7	8	9	10	11	12
1	161	200	216	225	230	234	237	239	241	242	243	244
	4052	4999	5403	5625	5764	5859	5928	5981	6022	6056	6082	6106
2	18.51	19.00	19.16	19.25	19.30	19.33	19.36	19.37	19.38	19.39	19.40	19.41
	98.49	99.00	99.17	99.25	99.30	99.33	99.34	99.36	99.38	99.40	99.41	99.42
3	10.13	9.55	9.28	9.12	9.01	8.94	8.88	8.84	8.81	8.78	8.76	8.74
	34.12	30.82	29.46	28.71	28.24	27.91	27.67	27.49	27.34	27.23	27.13	27.05
4	7.71	6.94	6.59	6.39	6.26	6.16	6.09	6.04	6.00	5.96	5.93	5.91
	21.20	18.00	16.69	15.98	15.52	15.21	14.98	14.80	14.66	14.54	14.45	14.37
5	6.60	5.79	5.41	5.19	5.05	4.95	4.88	4.82	4.78	4.74	4.70	4.68
	16.26	13.27	12.06	11.39	10.97	10.67	10.45	10.27	10.15	10.05	9.96	9.89
6	5.99	5.14	4.76	4.53	4.39	4.28	4.21	4.15	4.10	4.06	4.03	4.00
	13.74	10.92	9.78	9.15	8.75	8.47	8.26	8.10	7.98	7.87	7.79	7.72
7	5.59	4.74	4.35	4.12	3.97	3.87	3.76	3.73	3.68	3.63	3.60	3.57
	12.25	9.55	8.45	7.85	7.46	7.19	7.00	6.84	6.71	6.62	6.54	6.47
8	5.32	4.46	4.07	3.84	3.69	3.58	3.50	3.44	3.39	3.34	3.31	3.28
	11.26	8.65	7.59	7.01	6.63	6.37	6.19	6.03	5.91	5.82	5.74	5.67
9	5.12	4.26	3.86	3.63	3.48	3.37	3.29	3.23	3.18	3.13	3.10	3.07
	10.56	8.02	6.99	6.42	6.06	5.80	5.62	5.47	5.35	5.26	5.18	5.11
10	4.96	4.10	3.71	3.48	3.33	3.22	3.14	3.97	3.02	2.97	2.94	2.91
	10.04	7.56	6.55	5.99	5.64	5.39	5.21	5.06	4.95	4.85	4.78	4.71
11	4.84	3.98	3.59	3.36	3.20	3.09	3.01	2.95	2.90	2.86	2.82	7.29
	9.65	7.20	6.22	5.67	5.32	5.07	4.88	4.74	4.63	4.54	4.46	4.40
12	4.75	3.88	3.49	3.26	3.11	3.00	2.92	2.85	2.80	2.76	2.72	2.69
	9.33	6.93	5.95	5.41	5.06	4.82	4.65	4.50	4.39	4.30	4.22	4.16
13	4.67	3.80	3.41	3.18	3.02	2.92	2.84	2.77	2.72	2.67	2.63	2.60
	9.07	6.70	5.74	5.20	4.86	4.62	4.44	4.30	4.19	4.10	4.02	3.96
14	4.60	3.74	3.34	3.11	2.96	2.85	2.77	2.70	2.65	2.60	2.56	2.53
	8.86	6.51	5.56	5.03	4.69	4.46	4.28	4.14	4.03	3.94	3.86	3.80
15	4.54	3.68	3.29	3.06	2.90	2.79	2.70	2.64	2.59	2.55	2.51	2.48
	8.68	6.36	5.42	4.89	4.56	4.32	4.14	4.00	3.89	3.80	3.73	3.67
16	4.49	3.63	3.24	3.01	2.85	2.74	2.66	2.59	2.54	2.49	2.45	2.42
	8.53	6.23	5.29	4.77	4.44	4.20	4.03	3.89	3.78	3.69	3.61	3.55
17	4.45	3.59	3.20	2.96	2.81	2.70	2.62	2.55	2.50	2.45	2.41	2.38
	8.40	6.11	5.18	4.67	4.34	4.10	3.93	3.79	3.68	3.59	3.52	3.45
18	4.42	3.55	3.16	2.93	2.77	2.66	2.58	2.51	2.46	2.41	2.37	2.34
	8.28	6.01	5.09	4.58	4.25	4.01	3.85	3.71	3.60	3.51	3.44	3.37
19	4.38	3.52	3.13	2.90	2.74	2.63	2.55	2.48	2.43	2.38	2.34	2.31
	8.18	5.93	5.01	4.50	4.17	3.94	3.77	3.63	3.52	3.43	3.36	3.30
20	4.35	3.49	3.10	2.87	2.71	2.60	2.52	2.45	2.40	2.35	2.31	2.28
	8.10	5.85	4.94	4.43	4.10	3.87	3.71	3.56	3.45	3.37	3.30	3.23
21	4.32	3.47	3.07	2.84	2.68	2.57	2.49	2.42	2.37	2.32	2.28	2.25
	8.02	5.78	4.87	4.37	4.04	3.81	3.65	3.51	3.40	3.31	3.24	3.17
22	4.30	3.44	3.05	2.82	2.66	2.55	2.47	2.40	2.35	2.30	2.26	2.23
	7.94	5.72	4.82	4.31	3.99	3.76	3.59	3.45	3.35	3.26	3.18	3.12
23	4.28	3.42	3.03	2.80	2.64	2.53	2.45	2.38	2.32	2.28	2.24	2.20
	7.88	5.66	4.76	4.26	3.94	3.71	3.54	3.41	3.30	3.21	3.14	3.07
24	4.26	3.40	3.01	2.78	2.62	2.51	2.43	2.36	2.30	2.26	2.22	2.18
	7.82	5.61	4.72	4.22	3.90	3.67	3.50	3.36	3.25	3.17	3.09	3.03
25	4.24	3.38	2.99	2.76	2.60	2.49	2.41	2.34	2.28	2.24	2.20	2.16
	7.77	5.57	4.68	4.18	3.86	3.63	3.46	3.32	3.21	3.13	3.05	2.99

◈ 附表 6 – 1　Dunnett – t 检验临界值表 （单侧）

（表中横行数字，上行：$P = 0.05$ 下行：$P = 0.01$）

误差的自由度（ν）	处理组数（不包括对照组）T								
	1	2	3	4	5	6	7	8	9
5	2.02	2.44	2.68	2.85	2.98	3.08	3.16	3.24	3.30
	3.37	3.90	4.21	4.43	4.60	4.73	4.85	4.94	5.03
6	1.94	2.34	2.56	2.71	2.83	2.92	3.00	3.07	3.12
	3.14	3.61	3.88	4.07	4.21	4.33	4.43	4.51	4.59
7	1.89	2.27	2.48	2.62	2.73	2.82	2.89	2.95	3.01
	3.00	3.42	3.66	3.83	3.96	4.07	4.15	4.23	4.30
8	1.86	2.22	2.42	2.55	2.66	2.74	2.81	2.87	2.92
	2.90	3.29	3.51	3.67	3.79	3.88	3.96	4.03	4.09
9	1.83	2.18	2.37	2.50	2.60	2.68	2.75	2.81	2.86
	2.82	3.19	3.40	3.55	3.66	3.75	3.82	3.89	3.94
10	1.81	2.15	2.34	2.47	2.56	2.64	2.70	2.76	2.81
	2.76	3.11	3.31	3.45	3.56	3.64	3.71	3.78	3.83
11	1.80	2.13	2.31	2.44	2.53	2.60	2.67	2.72	2.77
	2.72	3.06	3.25	3.38	3.48	3.56	3.63	3.69	3.74
12	1.78	2.11	2.29	2.41	2.50	2.58	2.64	2.69	2.74
	2.68	3.01	3.19	3.32	3.42	3.50	3.56	3.62	3.67
13	1.77	2.09	2.27	2.39	2.48	2.55	2.61	2.66	2.71
	2.65	2.97	3.15	3.27	3.37	3.44	3.51	3.56	3.61
14	1.76	2.08	2.25	2.37	2.46	2.53	2.59	2.64	2.69
	2.62	2.94	3.11	3.23	3.32	3.40	3.46	3.51	3.56
15	1.75	2.07	2.24	2.36	2.44	2.51	2.57	2.62	2.67
	2.60	2.91	3.08	3.20	3.29	3.36	3.42	3.47	3.52
16	1.75	2.06	2.23	2.34	2.43	2.50	2.56	2.61	2.65
	2.58	2.88	3.05	3.17	3.26	3.33	3.39	3.44	3.48
17	1.74	2.05	2.22	2.33	2.42	2.49	2.54	2.59	2.64
	2.57	2.86	3.03	3.14	3.23	3.30	3.36	3.41	3.45
18	1.73	2.04	2.21	2.32	2.41	2.48	2.53	2.58	2.62
	2.55	2.84	3.01	3.12	3.21	3.27	3.33	3.38	3.42
19	1.73	2.03	2.20	2.31	2.40	2.47	2.52	2.57	2.61
	2.54	2.83	2.99	3.10	3.18	3.25	3.31	3.36	3.40
20	1.72	2.03	2.19	2.30	2.39	2.46	2.51	2.56	2.60
	2.53	2.81	2.97	3.08	3.17	3.23	3.29	3.34	3.38
24	1.71	2.01	2.17	2.28	2.36	2.43	2.48	2.53	2.57
	2.49	2.77	2.92	3.03	3.11	3.17	3.22	3.27	3.31
30	1.70	1.99	2.15	2.25	2.33	2.40	2.45	2.50	2.54
	2.46	2.72	2.87	2.97	3.05	3.11	3.16	3.21	3.24
40	1.68	1.97	2.13	2.23	2.31	2.37	2.42	2.47	2.51
	2.42	2.68	2.82	2.92	2.99	3.05	3.10	3.14	3.18
60	1.67	1.95	2.10	2.21	2.28	2.35	2.39	2.44	2.48
	2.39	2.64	2.78	2.87	2.94	3.00	3.04	3.08	3.12
120	1.66	1.93	2.08	2.18	2.26	2.32	2.37	2.41	2.45
	2.36	2.60	2.73	2.82	2.89	2.94	2.99	3.03	3.06
∞	1.64	1.92	2.06	2.16	2.23	2.29	2.34	2.38	2.42
	2.33	2.56	2.68	2.77	2.84	2.89	2.93	2.97	3.00

⟫ 附表 6 – 2　Dunnett – t 检验临界值表　（双侧）

（表中横行数字，上行：$P = 0.05$ 下行：$P = 0.01$）

误差的自由度（ν）	处理组数（不包括对照组）T								
	1	2	3	4	5	6	7	8	9
5	2.57	3.03	3.39	3.66	3.88	4.06	4.22	4.36	4.49
	4.03	4.63	5.09	5.44	5.73	5.97	6.18	6.36	6.53
6	2.45	2.86	3.18	3.41	3.60	3.75	3.88	4.00	4.11
	3.71	4.22	4.60	4.88	5.11	5.30	5.47	5.61	5.74
7	2.36	2.75	3.04	3.24	3.41	3.54	3.66	3.76	3.86
	3.50	3.95	4.28	4.52	4.71	4.87	5.01	5.13	5.24
8	2.31	2.67	2.94	3.13	3.28	3.40	3.51	3.60	3.68
	3.36	3.77	4.06	4.27	4.44	4.58	4.70	4.81	4.90
9	2.26	2.61	2.86	3.04	3.18	3.29	3.39	3.48	3.55
	3.25	3.63	3.90	4.09	4.24	4.37	4.48	4.57	4.65
10	2.23	2.57	2.81	2.97	3.11	3.21	3.31	3.39	3.46
	3.17	3.53	2.78	3.95	4.10	4.21	4.31	4.40	4.47
11	2.20	2.53	2.76	2.92	3.05	3.15	3.24	3.31	3.38
	3.11	3.45	3.68	3.85	3.98	4.09	4.18	4.26	4.33
12	2.18	2.50	2.72	2.88	3.00	3.10	3.18	3.25	3.32
	3.05	3.39	3.61	3.76	3.89	3.99	4.08	4.15	4.22
13	2.16	2.48	2.69	2.84	2.96	3.06	3.14	3.21	3.27
	3.01	3.33	3.54	3.69	3.81	3.91	3.99	4.06	4.13
14	2.14	2.46	2.67	2.81	2.93	3.02	3.10	3.17	3.23
	2.98	3.29	3.49	3.64	3.75	3.84	3.92	3.99	4.05
15	2.19	2.44	2.64	2.79	2.90	2.99	3.07	3.13	3.19
	2.95	3.25	3.45	3.59	3.70	3.79	3.86	3.93	3.99
16	2.12	2.42	2.63	2.77	2.88	2.96	3.04	3.10	3.16
	2.92	3.22	3.41	3.55	3.65	3.74	3.82	3.88	3.93
17	2.11	2.41	2.61	2.75	2.85	2.94	3.01	3.08	3.13
	2.90	3.19	3.38	3.51	3.62	3.70	3.77	3.83	3.89
18	2.10	2.40	2.59	2.73	2.84	2.92	2.99	3.05	3.11
	2.88	3.17	3.35	3.48	3.58	3.67	3.74	3.80	3.85
19	2.09	2.39	2.58	2.72	2.82	2.90	2.97	3.04	3.69
	2.86	3.15	3.33	3.46	3.55	3.64	3.70	3.76	3.81
20	2.09	2.38	2.57	2.70	2.81	2.89	2.96	3.02	3.07
	2.85	3.13	3.31	3.43	3.53	3.61	3.67	3.73	3.78
24	2.06	2.35	2.53	2.66	2.76	2.84	2.91	2.96	3.01
	2.80	3.07	3.24	3.36	3.45	3.52	3.58	3.64	3.69
30	2.04	2.32	2.50	2.62	2.72	2.79	2.86	3.91	2.96
	2.75	3.01	3.17	3.28	3.37	3.44	3.50	3.55	3.59
40	2.02	2.29	2.47	2.58	2.67	2.75	2.81	2.86	2.90
	2.70	2.95	3.10	3.21	3.29	3.36	3.41	3.46	3.50
60	2.00	2.27	2.43	2.55	2.63	2.70	2.76	2.81	2.85
	2.66	2.90	3.04	3.14	3.22	3.28	3.33	3.38	3.42
120	1.98	2.24	2.40	2.51	2.59	2.66	2.71	2.76	2.80
	2.62	2.84	2.98	3.08	3.15	3.21	3.25	3.30	3.33
∞	1.96	2.21	2.37	2.47	2.55	2.62	2.67	2.71	2.75
	2.58	2.79	2.92	3.01	3.08	3.14	3.18	3.22	3.25

附表 7 χ^2 分布界值表

ν	α（右侧尾部面积）												
	0.995	0.990	0.975	0.950	0.900	0.750	0.500	0.250	0.100	0.050	0.025	0.010	0.005
1	—	—	—	—	0.02	0.10	0.45	1.32	2.71	3.84	5.02	6.63	7.88
2	0.01	0.02	0.05	0.10	0.21	0.58	1.39	2.77	4.61	5.99	7.38	9.21	10.60
3	0.07	0.11	0.22	0.35	0.58	1.21	2.37	4.11	6.25	7.81	9.35	11.34	12.84
4	0.21	0.30	0.48	0.71	1.06	1.92	3.36	5.39	7.78	9.49	11.14	13.28	14.86
5	0.41	0.55	0.83	1.15	1.61	2.67	4.35	6.63	9.24	11.07	12.83	15.09	16.75
6	0.68	0.87	1.24	1.64	2.20	3.45	5.35	7.84	10.64	12.59	14.45	16.81	18.55
7	0.99	1.24	1.69	2.17	2.83	4.25	6.35	9.04	12.02	14.07	16.01	18.48	20.28
8	1.34	1.65	2.18	2.73	3.49	5.07	7.34	10.22	13.36	15.51	17.53	20.09	21.95
9	1.73	2.09	2.70	3.33	4.17	5.90	8.34	11.39	14.68	16.92	19.02	21.67	23.59
10	2.16	2.56	3.25	3.94	4.87	6.74	9.34	12.55	15.99	18.31	20.48	23.21	25.19
11	2.60	3.05	3.82	4.57	5.58	7.58	10.34	13.70	17.28	19.68	21.92	24.72	26.76
12	3.07	3.57	4.40	5.23	6.30	8.44	11.34	14.85	18.55	21.03	23.34	26.22	28.30
13	3.57	4.11	5.01	5.89	7.04	9.30	12.34	15.98	19.81	22.36	24.74	27.69	29.82
14	4.07	4.66	5.63	6.57	7.79	10.17	13.34	17.12	21.06	23.68	26.12	29.14	31.32
15	4.60	5.23	6.26	7.26	8.55	11.04	14.34	18.25	22.31	25.00	27.49	30.58	32.80
16	5.14	5.81	6.91	7.96	9.31	11.91	15.34	19.37	23.54	26.30	28.85	32.00	34.27
17	5.70	6.41	7.56	8.67	10.09	12.79	16.34	20.49	24.77	27.59	30.19	33.41	35.72
18	6.26	7.01	8.23	9.39	10.86	13.68	17.34	21.60	25.99	28.87	31.53	34.81	37.16
19	6.84	7.63	8.91	10.12	11.65	14.56	18.34	22.72	27.20	30.14	32.85	36.19	38.58
20	7.43	8.26	9.59	10.85	12.44	15.45	19.34	23.83	28.41	31.41	34.17	37.57	40.00
21	8.03	8.90	10.28	11.59	13.24	16.34	20.34	24.93	29.62	32.67	35.48	38.93	41.40
22	8.64	9.54	10.98	12.34	14.04	17.24	21.34	26.04	30.81	33.92	36.78	40.29	42.80
23	9.26	10.20	11.69	13.09	14.85	18.14	22.34	27.14	32.01	35.17	38.08	41.64	44.18
24	9.89	10.86	12.40	13.85	15.66	19.04	23.34	28.24	33.20	36.42	39.36	42.98	45.56
25	10.52	11.52	13.12	14.61	16.47	19.94	24.34	29.34	34.38	37.65	40.65	44.31	46.93
26	11.16	12.20	13.84	15.38	17.29	20.84	25.34	30.43	35.56	38.89	41.92	45.64	48.29
27	11.81	12.88	14.57	16.15	18.11	21.75	26.34	31.53	36.74	40.11	43.19	46.96	49.64
28	12.46	13.56	15.31	16.93	18.94	22.66	27.34	32.62	37.92	41.34	44.46	48.28	50.99
29	13.12	14.26	16.05	17.71	19.77	23.57	28.34	33.71	39.09	42.56	45.72	49.59	52.34
30	13.79	14.95	16.79	18.49	20.60	24.48	29.34	34.80	40.26	43.77	46.98	50.89	53.67
40	20.71	22.16	24.43	26.51	29.05	33.66	39.34	45.62	51.81	55.76	59.34	63.69	66.77
50	27.99	29.71	32.36	34.76	37.69	42.94	49.33	56.33	63.17	67.50	71.42	76.15	79.49
60	35.53	37.48	40.48	43.19	46.46	52.29	59.33	66.98	74.40	79.08	83.30	88.38	91.95
70	43.28	45.44	48.76	51.74	55.33	61.70	69.33	77.58	85.53	90.53	95.02	100.43	104.21
80	51.17	53.54	57.15	60.39	64.28	71.14	79.33	88.13	96.58	101.88	106.63	112.33	116.32
90	59.20	61.75	65.65	69.13	73.29	80.62	89.33	98.65	107.57	113.15	118.14	124.12	128.30
100	67.33	70.06	74.22	77.93	82.36	90.13	99.33	109.14	118.50	124.34	129.56	135.81	140.17

附表 8　T 界值表（配对比较的符号秩和检验用）

n	单侧：0.05 双侧：0.10	0.025 0.05	0.01 0.02	0.005 0.010
5	0 ~ 15	——	——	——
6	2 ~ 19	0 ~ 21	——	——
7	3 ~ 25	2 ~ 26	0 ~ 28	——
8	5 ~ 31	3 ~ 33	1 ~ 35	0 ~ 36
9	8 ~ 37	5 ~ 40	3 ~ 42	1 ~ 44
10	10 ~ 45	8 ~ 47	5 ~ 50	3 ~ 52
11	13 ~ 53	10 ~ 56	7 ~ 59	5 ~ 61
12	17 ~ 61	13 ~ 65	9 ~ 69	7 ~ 71
13	21 ~ 70	17 ~ 74	12 ~ 79	9 ~ 82
14	25 ~ 80	21 ~ 84	15 ~ 90	12 ~ 93
15	30 ~ 90	25 ~ 95	19 ~ 101	15 ~ 105
16	35 ~ 101	29 ~ 107	23 ~ 113	19 ~ 117
17	41 ~ 112	34 ~ 119	27 ~ 126	23 ~ 130
18	47 ~ 124	40 ~ 131	32 ~ 139	27 ~ 144
19	53 ~ 137	46 ~ 144	37 ~ 153	32 ~ 158
20	60 ~ 150	52 ~ 158	43 ~ 167	37 ~ 173
21	67 ~ 164	58 ~ 173	49 ~ 182	42 ~ 189
22	75 ~ 178	65 ~ 188	55 ~ 198	48 ~ 205
23	83 ~ 193	73 ~ 203	62 ~ 214	54 ~ 222
24	91 ~ 209	81 ~ 219	69 ~ 231	61 ~ 239
25	100 ~ 225	89 ~ 236	76 ~ 249	68 ~ 257
26	110 ~ 241	98 ~ 253	84 ~ 267	75 ~ 276
27	119 ~ 259	107 ~ 271	92 ~ 286	83 ~ 295
28	130 ~ 276	116 ~ 290	101 ~ 305	91 ~ 315
29	140 ~ 295	126 ~ 309	110 ~ 325	100 ~ 335
30	151 ~ 314	137 ~ 328	120 ~ 345	109 ~ 356
31	163 ~ 333	147 ~ 349	130 ~ 366	118 ~ 378
32	175 ~ 353	159 ~ 369	140 ~ 388	128 ~ 400
33	187 ~ 374	170 ~ 391	151 - -410	138 ~ 423
34	200 ~ 395	182 ~ 413	162 - -433	148 ~ 447
35	213 ~ 417	195 ~ 435	173 ~ 457	159 ~ 471
36	227 ~ 439	208 ~ 458	185 ~ 481	171 ~ 495
37	241 ~ 462	221 ~ 482	198 ~ 505	182 ~ 521
38	256 ~ 485	235 ~ 506	211 ~ 530	194 ~ 547
39	271 ~ 509	249 ~ 531	224 ~ 556	207 ~ 573
40	286 ~ 534	264 ~ 556	238 ~ 582	220 ~ 600
41	302 ~ 559	279 ~ 582	252 ~ 609	233 ~ 628
42	319 ~ 584	294 ~ 60Q	266 ~ 637	247 ~ 656
43	336 ~ 610	310 ~ 636	281 ~ 665	261 ~ 685
44	353 ~ 637	327 ~ 663	296 ~ 694	276 ~ 714
45	371 ~ 664	343 ~ 692	312 ~ 723	291 ~ 744
46	389 ~ 692	361 ~ 720	328 ~ 753	307 ~ 774
47	407 ~ 721	378 ~ 750	345 ~ 783	322 ~ 806
48	426 ~ 750	396 ~ 780	362 ~ 814	339 ~ 837
49	446 ~ 779	415 ~ 810	379 ~ 846	355 ~ 870
50	466 ~ 809	434 ~ 841	397 ~ 878	373 ~ 902

附表 9 T 界值表（两样本比较的秩和检验用）

行	P (1)	P (2)
1	0. 050	0. 10
2	0. 025	0. 05
3	0. 010	0. 02
4	0. 005	0. 01

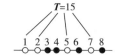

n_1 （较小 n）	$m \sim n_2$										
	0	1	2	3	4	5	6	7	8	9	10
2				3 ~ 13	3 ~ 15	3 ~ 17	4 ~ 18	4 ~ 20	4 ~ 22	4 ~ 24	5 ~ 25
							3 ~ 19	3 ~ 21	3 ~ 23	3 ~ 25	4 ~ 26
3	6 ~ 15	6 ~ 18	7 ~ 20	8 ~ 22	8 ~ 25	9 ~ 27	10 ~ 29	10 ~ 32	11 ~ 34	11 ~ 37	12 ~ 39
			6 ~ 21	7 ~ 23	7 ~ 26	8 ~ 28	8 ~ 31	9 ~ 33	9 ~ 36	10 ~ 38	10 ~ 41
				6 ~ 27	6 ~ 30	7 ~ 32	7 ~ 35	7 ~ 38	8 ~ 40	8 ~ 43
						6 ~ 33	6 ~ 36	6 ~ 39	7 ~ 41	7 ~ 44
4	11 ~ 25	12 ~ 28	13 ~ 31	14 ~ 34	15 ~ 37	16 ~ 40	17 ~ 43	18 ~ 46	19 ~ 49	20 ~ 52	21 ~ 55
	10 ~ 26	11 ~ 29	12 ~ 32	13 ~ 35	14 ~ 38	14 ~ 42	15 ~ 45	16 ~ 48	17 ~ 51	18 ~ 54	19 ~ 57
		10 ~ 30	11 ~ 33	11 ~ 37	12 ~ 40	13 ~ 43	13 ~ 47	14 ~ 50	15 ~ 53	15 ~ 57	16 ~ 60
			10 ~ 34	10 ~ 38	11 ~ 41	11 ~ 45	12 ~ 48	12 ~ 52	13 ~ 55	13 ~ 59	14 ~ 62
5	19 ~ 36	20 ~ 40	21 ~ 44	23 ~ 47	24 ~ 51	26 ~ 54	27 ~ 58	28 ~ 62	30 ~ 65	31 ~ 69	33 ~ 72
	47 ~ 38	18 ~ 42	20 ~ 45	21 ~ 49	22 ~ 53	23 ~ 57	24 ~ 61	26 ~ 64	27 ~ 68	28 ~ 72	29 ~ 76
	16 ~ 39	17 ~ 43	18 ~ 47	19 ~ 51	20 ~ 55	21 ~ 59	22 ~ 63	23 ~ 67	24 ~ 71	25 ~ 75	26 ~ 79
	15 ~ 40	16 ~ 44	16 ~ 49	17 ~ 53	18 ~ 57	19 ~ 61	20 ~ 65	21 ~ 69	22 ~ 73	22 ~ 78	23 ~ 82
6	28 ~ 50	29 ~ 55	31 ~ 59	33 ~ 63	35 ~ 67	37 ~ 71	38 ~ 76	40 ~ 80	42 ~ 84	44 ~ 88	46 ~ 92
	26 ~ 52	27 ~ 57	29 ~ 61	31 ~ 65	32 ~ 70	34 ~ 74	35 ~ 79	37 ~ 83	38 ~ 88	40 ~ 92	42 ~ 96
	24 ~ 54	25 ~ 59	27 ~ 63	28 ~ 68	29 ~ 73	30 ~ 78	32 ~ 82	33 ~ 87	34 ~ 92	36 ~ 96	37 ~ 101
	23 ~ 55	24 ~ 60	25 ~ 65	26 ~ 70	27 ~ 75	28 ~ 80	30 ~ 84	31 ~ 89	32 ~ 94	33 ~ 99	34 ~ 104
7	39 ~ 66	41 ~ 71	43 ~ 76	45 ~ 81	47 ~ 86	49 ~ 91	52 ~ 95	54 ~ 100	56 ~ 105	58 ~ 110	61 ~ 114
	36 ~ 69	38 ~ 74	40 ~ 79	42 ~ 84	44 ~ 89	46 ~ 94	48 ~ 99	50 ~ 104	52 ~ 109	54 ~ 114	56 ~ 119
	34 ~ 71	35 ~ 77	37 ~ 82	39 ~ 87	40 ~ 93	42 ~ 98	44 ~ 103	45 ~ 109	47 ~ 114	49 ~ 119	51 ~ 124
	32 ~ 73	34 ~ 78	35 ~ 84	37 ~ 89	38 ~ 95	40 ~ 100	41 ~ 106	43 ~ 111	44 ~ 117	45 ~ 122	47 ~ 128
8	51 ~ 58	54 ~ 90	56 ~ 96	59 ~ 101	62 ~ 106	64 ~ 110	67 ~ 117	69 ~ 123	72 ~ 128	75 ~ 133	77 ~ 139
	49 ~ 87	51 ~ 93	53 ~ 99	55 ~ 105	58 ~ 110	60 ~ 116	62 ~ 122	65 ~ 127	67 ~ 133	70 ~ 138	72 ~ 144
	45 ~ 91	47 ~ 97	49 ~ 103	51 ~ 109	53 ~ 115	56 ~ 120	58 ~ 126	60 ~ 132	62 ~ 138	64 ~ 144	66 ~ 150
	43 ~ 93	45 ~ 99	47 ~ 105	49 ~ 111	51 ~ 117	53 ~ 123	54 ~ 130	56 ~ 136	58 ~ 142	60 ~ 148	62 ~ 154
9	66 ~ 105	69 ~ 111	72 ~ 117	75 ~ 123	78 ~ 129	81 ~ 135	84 ~ 141	87 ~ 147	90 ~ 152	93 ~ 159	96 ~ 165
	62 ~ 109	65 ~ 115	68 ~ 121	71 ~ 127	73 ~ 134	76 ~ 140	79 ~ 146	82 ~ 152	84 ~ 159	87 ~ 165	90 ~ 171
	59 ~ 112	61 ~ 119	63 ~ 126	66 ~ 132	68 ~ 139	71 ~ 145	73 ~ 152	76 ~ 158	78 ~ 165	81 ~ 171	83 ~ 178
	56 ~ 115	58 ~ 122	61 ~ 128	63 ~ 135	65 ~ 142	67 ~ 149	69 ~ 156	72 ~ 162	74 ~ 169	76 ~ 176	78 ~ 183
10	82 ~ 128	86 ~ 134	89 ~ 141	92 ~ 148	96 ~ 154	99 ~ 161	103 ~ 167	106 ~ 174	110 ~ 180	113 ~ 187	117 ~ 193
	78 ~ 132	81 ~ 139	84 ~ 146	88 ~ 152	91 ~ 159	94 ~ 166	97 ~ 173	100 ~ 180	103 ~ 187	107 ~ 193	110 ~ 200
	74 ~ 136	77 ~ 143	79 ~ 151	82 ~ 158	85 ~ 165	88 ~ 172	91 ~ 179	93 ~ 187	96 ~ 194	99 ~ 201	102 ~ 208
	71 ~ 139	73 ~ 147	76 ~ 154	79 ~ 161	81 ~ 169	84 ~ 176	86 ~ 184	89 ~ 191	92 ~ 198	94 ~ 206	97 ~ 213
11	100 ~ 153	104 ~ 160	108 ~ 167	112 ~ 174	116 ~ 181	120 ~ 188	123 ~ 196	127 ~ 203	131 ~ 210	135 ~ 217	139 ~ 224
	96 ~ 157	99 ~ 165	103 ~ 172	106 ~ 180	110 ~ 187	113 ~ 195	117 ~ 202	121 ~ 209	124 ~ 217	128 ~ 224	132 ~ 231
	91 ~ 162	94 ~ 170	97 ~ 178	100 ~ 186	103 ~ 194	107 ~ 201	110 ~ 209	113 ~ 217	116 ~ 225	119 ~ 233	123 ~ 240
	87 ~ 166	90 ~ 174	93 ~ 182	96 ~ 190	99 ~ 198	102 ~ 206	105 ~ 214	108 ~ 222	111 ~ 230	114 ~ 138	116 ~ 247
12	120 ~ 180	125 ~ 178	129 ~ 195	133 ~ 203	138 ~ 210	142 ~ 218	146 ~ 226	150 ~ 234	155 ~ 241	159 ~ 249	163 ~ 257
	115 ~ 185	119 ~ 193	123 ~ 201	127 ~ 209	131 ~ 217	135 ~ 225	139 ~ 233	143 ~ 241	147 ~ 249	151 ~ 257	155 ~ 265
	109 ~ 191	113 ~ 199	116 ~ 208	120 ~ 216	124 ~ 224	127 ~ 233	131 ~ 241	134 ~ 250	138 ~ 258	142 ~ 266	145 ~ 275
	105 ~ 195	109 ~ 203	112 ~ 212	115 ~ 221	119 ~ 229	122 ~ 238	125 ~ 247	129 ~ 255	132 ~ 264	135 ~ 273	158 ~ 282

续表

n_1 （较小 n）	$m \sim n_2$										
	0	1	2	3	4	5	6	7	8	9	10
13	142~209	147~217	152~225	156~234	161~242	166~250	171~258	175~267	180~275	185~283	189~292
	136~215	141~223	145~232	150~240	154~249	158~258	163~266	167~275	172~283	176~292	181~300
	130~221	134~230	138~239	142~248	146~257	150~266	154~275	158~284	162~293	166~302	170~311
	125~226	129~235	133~244	136~254	140~263	144~272	148~281	151~291	154~301	158~310	162~319
14	166~240	171~249	176~258	182~266	187~275	192~284	197~293	202~302	207~311	212~320	218~328
	160~246	164~256	169~265	174~274	179~283	183~293	188~302	193~311	198~320	203~329	208~338
	152~254	156~264	161~273	165~283	170~292	174~302	178~312	183~321	187~331	192~340	196~350
	147~259	151~269	155~279	159~289	163~299	168~308	172~318	175~329	179~339	183~349	187~359
15	192~273	197~283	203~292	208~302	214~311	220~320	225~330	231~339	236~349	242~358	248~367
	184~281	190~290	195~300	200~310	205~320	210~330	216~339	221~349	226~359	232~368	237~378
	176~289	181~299	186~309	190~320	195~330	200~340	205~350	210~360	214~371	219~381	224~391
	171~294	175~305	180~315	184~326	189~336	193~347	197~358	201~369	206~379	210~390	215~400

⊗ 附表 10 *H* 界值表（三样本比较的秩和检验用）

n	n_1	n_2	n_3	P	
				0.05	0.01
7	3	2	2	4.71	—
	3	3	1	5.14	—
	3	3	2	5.36	—
8	4	2	2	5.33	—
	4	3	1	5.20	—
9	5	2	1	5.00	—
	3	3	3	5.60	7.20
	4	3	2	5.44	6.30
	4	4	1	4.97	6.67
	5	2	2	5.16	6.53
	5	3	1	4.96	——
	4	3	3	5.72	6.75
10	4	4	2	5.45	7.04
	5	3	2	5.25	6.82
	5	4	1	4.99	6.95
	4	4	3	5.60	7.14
11	5	3	3	5.65	7.08
	5	4	2	5.27	7.12
12	5	5	1	5.13	7.31
	4	4	4	5.69	7.65
	5	4	3	5.63	7.44
	5	5	2	5.34	7.27
13	5	4	4	5.62	7.76
	5	5	3	5.71	7.54
14	5	5	4	5.64	7.79
15	5	5	5	5.78	7.98

◇ 附表 11   *M* 界值表（随机区组比较的秩和检验用）

区组数 (*b*)	处理组数 (*k*)													
	2	3	4	5	6	7	8	9	10	11	12	13	14	15
2	—	—	20	38	64	96	138	192	258	336	429	538	664	808
3	—	18	37	64	104	158	225	311	416	542	691	865	1063	1292
4	—	26	52	89	144	217	311	429	574	747	950	1189	1460	1770
5	—	32	65	113	183	277	396	547	731	950	1210	1512	1859	2254
6	18	42	76	137	222	336	482	664	887	1155	1469	1831	2253	2738
7	24.5	50	92	167	272	412	591	815	1086	1410	1791	2233	2740	3316
8	32	50	105	190	310	471	676	931	1241	1612	2047	2552	3131	3790
9	24.5	56	118	214	349	529	760	1047	1396	1813	2302	2871	3523	4264
10	32	62	131	238	388	588	845	1164	1551	2014	2558	3189	3914	4737
11	40.5	66	144	261	427	647	929	1280	1706	2216	2814	3508	4305	5211
12	32	72	157	285	465	706	1013	1396	1862	2417	3070	3827	4697	5685
13	40.5	78	170	309	504	764	1098	1512	2017	2618	3326	4146	5088	6159
14	50	84	183	333	543	823	1182	1629	2172	2820	3581	4465	5479	6632
15	40.5	90	196	356	582	882	1267	1745	2327	3021	3837	4784	5871	7106

附表 12　q 界值表

上行：$P = 0.05$ 下行：$P = 0.01^q$

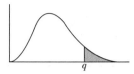

ν	组数，k								
	2	3	4	5	6	7	8	9	10
5	3.64	4.60	5.22	5.67	6.03	6.33	6.58	6.80	6.99
	5.70	6.98	7.80	8.42	8.91	9.32	9.67	9.97	10.24
6	3.46	4.34	4.90	5.30	5.63	5.90	6.12	6.32	6.49
	5.24	6.33	7.03	5.56	7.97	8.32	8.61	8.87	9.10
7	3.34	4.16	4.68	5.06	5.36	5.61	5.82	6.00	6.16
	4.95	5.92	6.54	7.01	7.37	7.68	7.94	8.17	8.37
8	3.26	4.04	4.53	4.89	5.17	5.40	5.60	5.77	5.92
	4.75	5.64	6.20	6.62	6.96	7.24	7.47	7.68	7.86
9	3.20	3.95	4.41	4.76	5.02	5.24	5.43	5.59	5.74
	4.60	5.43	5.96	6.35	6.66	6.91	7.13	7.33	7.49
10	3.15	3.88	4.33	4.65	4.91	5.12	5.30	5.46	5.60
	4.48	5.27	5.77	6.14	6.43	6.67	6.87	7.05	7.21
12	3.08	3.77	4.20	4.51	4.75	4.95	5.12	5.27	5.39
	4.32	5.05	5.50	5.84	6.10	6.32	6.51	6.67	6.81
14	3.03	3.70	4.11	4.41	4.64	4.83	4.99	5.13	5.25
	4.21	4.89	5.32	5.63	5.88	6.08	6.26	6.41	6.54
16	3.00	3.65	4.05	4.33	4.56	4.74	4.90	5.03	5.15
	4.13	4.79	5.19	5.49	5.72	5.92	6.08	6.22	6.35
18	2.97	3.61	4.00	4.28	4.49	4.67	4.82	4.96	5.07
	4.07	4.70	5.09	5.38	5.60	5.79	5.94	6.08	6.20
20	2.95	3.58	3.96	4.23	4.45	4.62	4.77	4.90	5.01
	4.02	4.64	5.02	5.29	5.51	5.69	5.84	5.97	6.09
30	2.89	3.49	3.85	4.10	4.30	4.46	4.60	4.72	4.82
	3.89	4.45	4.80	5.05	5.24	5.40	5.54	5.65	5.76
40	2.86	3.44	3.79	4.04	4.23	4.39	4.52	4.63	4.73
	3.82	4.37	4.70	4.93	5.11	5.26	5.39	5.50	5.60
60	2.83	3.40	3.74	3.98	4.16	4.31	4.44	4.55	4.65
	3.76	4.28	4.59	4.82	4.99	5.13	5.25	5.36	5.45
120	2.80	3.36	3.68	3.92	4.10	4.24	4.36	4.47	4.56
	3.70	4.20	4.50	4.71	4.87	5.01	5.12	5.21	5.30
∞	2.77	3.31	3.63	3.86	4.03	4.17	4.29	4.39	4.47
	3.64	4.12	4.40	4.60	4.76	4.88	4.99	5.08	5.16

附表 13　*r* 界值表

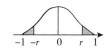

		概率，*P*								
v	单侧：	0.25	0.10	0.05	0.025	0.01	0.005	0.0025	0.001	0.000
	双侧：	0.50	0.20	0.10	0.05	0.02	0.01	0.005	0.002	0.001
1		0.707	0.951	0.988	0.997	1.000	1.000	1.000	1.000	1.000
2		0.500	0.800	0.900	0.950	0.980	0.990	0.995	0.998	0.999
3		0.404	0.687	0.805	0.878	0.934	0.959	0.974	0.986	0.991
4		0.347	0.608	0.729	0.811	0.882	0.917	0.942	0.963	0.974
5		0.309	0.551	0.669	0.755	0.833	0.875	0.906	0.935	0.951
6		0.281	0.507	0.621	0.707	0.789	0.834	0.870	0.905	0.925
7		0.260	0.472	0.582	0.666	0.750	0.798	0.836	0.875	0.898
8		0.242	0.443	0.549	0.632	0.715	0.765	0.805	0.847	0.872
9		0.228	0.419	0.521	0.602	0.685	0.735	0.776	0.820	0.847
10		0.216	0.398	0.497	0.576	0.658	0.708	0.750	0.795	0.823
11		0.206	0.380	0.476	0.553	0.634	0.684	0.726	0.772	0.801
12		0.197	0.365	0.457	0.532	0.612	0.661	0.703	0.750	0.780
13		0.189	0.351	0.441	0.514	0.592	0.641	0.683	0.730	0.760
14		0.182	0.338	0.426	0.497	0.574	0.623	0.664	0.711	0.742
15		0.176	0.327	0.412	0.482	0.558	0.606	0.647	0.694	0.725
16		0.170	0.317	0.400	0.468	0.542	0.590	0.631	0.678	0.708
17		0.165	0.308	0.389	0.456	0.529	0.575	0.616	0.662	0.693
18		0.160	0.299	0.378	0.444	0.515	0.561	0.602	0.648	0.679
19		0.156	0.291	0.369	0.433	0.503	0.549	0.589	0.635	0.665
20		0.152	0.284	0.360	0.423	0.492	0.537	0.576	0.622	0.652
21		0.148	0.277	0.352	0.413	0.482	0.526	0.565	0.610	0.640
22		0.145	0.271	0.344	0.404	0.472	0.515	0.554	0.599	0.629
23		0.141	0.265	0.337	0.396	0.462	0.505	0.543	0.588	0.618
24		0.138	0.260	0.330	0.388	0.453	0.496	0.534	0.578	0.607
25		0.136	0.255	0.323	0.381	0.445	0.487	0.524	0.568	0.597
26		0.133	0.250	0.317	0.374	0.437	0.479	0.515	0.559	0.588
27		0.131	0.245	0.311	0.367	0.430	0.471	0.507	0.550	0.579
28		0.128	0.241	0.306	0.361	0.423	0.463	0.499	0.541	0.570
29		0.126	0.237	0.301	0.355	0.416	0.456	0.491	0.533	0.562
30		0.124	0.233	0.296	0.349	0.409	0.449	0.484	0.526	0.554
31		0.122	0.229	0.291	0.344	0.403	0.442	0.477	0.518	0.546
32		0.120	0.225	0.287	0.339	0.397	0.436	0.470	0.511	0.539
33		0.118	0.222	0.283	0.334	0.392	0.430	0.464	0.504	0.532
34		0.116	0.219	0.279	0.329	0.386	0.424	0.458	0.498	0.525
35		0.115	0.216	0.275	0.325	0.381	0.418	0.452	0.492	0.519

续表

v	单侧： 双侧：	0.25 0.50	0.10 0.20	0.05 0.10	0.025 0.05	0.01 0.02	0.005 0.01	0.0025 0.005	0.001 0.002	0.000 0.001
					概率，P					
36		0.113	0.213	0.271	0.320	0.376	0.413	0.446	0.486	0.513
37		0.111	0.210	0.267	0.316	0.371	0.408	0.441	0.480	0.507
38		0.110	0.207	0.264	0.312	0.367	0.403	0.435	0.474	0.501
39		0.108	0.204	0.261	0.308	0.362	0.398	0.430	0.469	0.495
40		0.107	0.202	0.257	0.304	0.358	0.393	0.425	0.463	0.490
41		0.106	0.199	0.254	0.301	0.354	0.389	0.420	0.458	0.484
42		0.104	0.197	0.251	0.297	0.250	0.384	0.416	0.453	0.479
43		0.103	0.195	0.248	0.294	0.346	0.380	0.411	0.449	0.474
44		0.102	0.192	0.246	0.291	0.342	0.376	0.407	0.444	0.469
45		0.101	0.190	0.243	0.288	0.338	0.372	0.403	0.439	0.465
46		0.100	0.188	0.240	0.285	0.335	0.368	0.399	0.435	0.460
47		0.099	0.186	0.238	0.282	0.331	0.365	0.395	0.421	0.456
48		0.098	0.184	0.235	0.279	0.328	0.361	0.391	0.427	0.451
49		0.097	0.182	0.233	0.276	0.325	0.358	0.387	0.423	0.447
50		0.096	0.181	0.231	0.273	0.322	0.354	0.384	0.419	0.443

⬦ 附表 14 r_s 界值表

n	单侧：0.25 双侧：0.50	0.10 0.20	0.05 0.10	0.025 0.05	0.01 0.02	0.005 0.01	0.0025 0.005	0.001 0.002	0.0005 0.001
4	0.600	1.000	1.000						
5	0.500	0.800	0.900	1.000	1.000				
6	0.371	0.657	0.829	0.886	0.943	1.000	1.000		
7	0.321	0.571	0.714	0.786	0.893	0.929	0.964	1.000	1.000
8	0.310	0.524	0.643	0.738	0.833	0.881	0.905	0.952	0.976
9	0.267	0.483	0.600	0.700	0.783	0.833	0.867	0.917	0.933
10	0.248	0.455	0.564	0.648	0.745	0.794	0.830	0.879	0.903
11	0.236	0.427	0.536	0.618	0.709	0.755	0.800	0.845	0.873
12	0.217	0.406	0.503	0.587	0.678	0.727	0.769	0.818	0.846
13	0.209	0.385	0.484	0.560	0.648	0.703	0.747	0.791	0.824
14	0.200	0.367	0.464	0.538	0.626	0.679	0.723	0.771	0.802
15	0.189	0.354	0.446	0.521	0.604	0.654	0.700	0.750	0.779
16	0.182	0.341	0.429	0.503	0.582	0.635	0.679	0.729	0.762
17	0.176	0.328	0.414	0.485	0.566	0.615	0.662	0.713	0.748
18	0.170	0.317	0.401	0.472	0.550	0.600	0.643	0.695	0.728
19	0.165	0.309	0.391	0.460	0.535	0.584	0.628	0.677	0.712
20	0.161	0.299	0.380	0.447	0.520	0.570	0.612	0.662	0.696
21	0.156	0.292	0.370	0.435	0.508	0.556	0.599	0.648	0.681
22	0.152	0.284	0.361	0.425	0.496	0.544	0.586	0.634	0.667
23	0.148	0.278	0.353	0.415	0.486	0.532	0.573	0.622	0.654
24	0.144	0.271	0.344	0.406	0.476	0.521	0.562	0.610	0.642
25	0.142	0.265	0.337	0.398	0.466	0.511	0.551	0.598	0.630
26	0.138	0.259	0.331	0.390	0.457	0.501	0.541	0.587	0.619
27	0.136	0.255	0.324	0.382	0.448	0.491	0.531	0.577	0.608
28	0.133	0.250	0.317	0.375	0.440	0.483	0.522	0.567	0.598
29	0.130	0.245	0.312	0.368	0.433	0.475	0.513	0.558	0.589
30	0.128	0.240	0.306	0.362	0.425	0.467	0.504	0.549	0.580
31	0.126	0.236	0.301	0.356	0.418	0.459	0.496	0.541	0.571
32	0.124	0.232	0.296	0.350	0.412	0.452	0.489	0.533	0.563
33	0.121	0.229	0.291	0.345	0.405	0.446	0.482	0.525	0.554
34	0.120	0.225	0.287	0.340	0.399	0.439	0.475	0.517	0.547
35	0.118	0.222	0.283	0.335	0.394	0.433	0.468	0.510	0.539
36	0.116	0.219	0.279	0.330	0.388	0.427	0.462	0.504	0.533
37	0.114	0.216	0.275	0.325	0.382	0.421	0.456	0.497	0.526
38	0.113	0.212	0.271	0.321	0.378	0.415	0.450	0.491	0.519
39	0.111	0.210	0.267	0.317	0.373	0.410	0.444	0.485	0.513

概率，P

续表

n	单侧: 双侧:	概率，P								
	单侧:	0.25	0.10	0.05	0.025	0.01	0.005	0.0025	0.001	0.0005
	双侧:	0.50	0.20	0.10	0.05	0.02	0.01	0.005	0.002	0.001
40		0.110	0.207	0.264	0.313	0.368	0.405	0.439	0.479	0.507
41		0.108	0.204	0.261	0.309	0.364	0.400	0.433	0.473	0.501
42		0.107	0.202	0.257	0.305	0.359	0.395	0.428	0.468	0.495
43		0.105	0.199	0.254	0.301	0.355	0.391	0.426	0.463	0.490
44		0.104	0.197	0.251	0.298	0.351	0.386	0.409	0.458	0.484
45		0.103	0.194	0.248	0.294	0.347	0.382	0.414	0.453	0.479
46		0.102	0.192	0.246	0.291	0.343	0.378	0.410	0.448	0.474
47		0.101	0.190	0.243	0.288	0.340	0.374	0.405	0.443	0.469
48		0.100	0.188	0.240	0.285	0.336	0.370	0.401	0.439	0.465
49		0.098	0.186	0.238	0.282	0.333	0.366	0.397	0.434	0.460
50		0.097	0.184	0.235	0.279	0.329	0.363	0.393	0.430	0.456

附表 15　随机数字表

	1~10					11~20					21~30					31~40					41~50				
1	22	17	68	65	81	68	95	23	92	35	87	02	22	57	51	61	09	43	95	06	58	24	82	03	47
2	19	36	27	59	46	13	79	93	37	55	39	77	32	77	09	85	52	05	30	62	47	83	51	62	74
3	16	77	23	02	77	09	61	87	25	21	28	06	24	25	93	16	71	13	59	78	23	05	47	47	25
4	78	43	76	71	61	20	44	90	32	64	97	67	63	99	61	46	38	03	93	22	69	81	21	99	21
5	03	28	28	26	08	73	37	32	04	05	69	30	16	09	05	88	69	58	28	99	35	07	44	75	47
6	93	22	53	64	39	07	10	63	76	35	87	03	04	79	88	08	13	13	85	51	55	34	57	72	69
7	78	76	58	54	74	92	38	70	96	92	52	06	79	79	45	82	63	18	27	44	69	66	92	19	09
8	23	68	35	26	00	99	53	93	61	28	52	70	05	48	34	56	65	05	61	86	90	92	10	70	80
9	15	39	25	70	99	93	86	52	77	65	15	33	59	05	28	22	87	26	07	47	86	96	98	29	06
10	58	71	96	30	24	18	46	23	34	27	85	13	99	24	44	49	18	09	79	49	74	16	32	23	02
11	57	35	27	33	72	24	53	63	94	09	41	10	76	47	91	44	04	95	49	66	39	60	04	59	81
12	48	50	86	54	48	22	06	34	72	52	82	21	15	65	20	33	29	94	71	11	15	91	29	12	03
13	61	96	48	95	03	07	16	39	33	66	98	56	10	56	79	77	21	30	27	12	90	49	22	23	62
14	36	93	89	41	26	29	70	83	63	51	99	74	20	52	36	87	09	41	15	09	98	60	16	03	03
15	18	87	00	42	31	57	90	12	02	07	23	47	37	17	31	54	08	01	88	63	39	41	88	92	10
16	88	56	53	27	59	33	35	72	67	47	77	34	55	45	70	08	18	27	38	90	16	95	86	70	75
17	09	72	95	84	29	49	41	31	06	70	42	38	06	45	18	64	84	73	31	65	52	53	37	97	15
18	12	96	88	17	31	65	19	69	02	83	60	75	86	90	68	24	64	19	35	51	56	61	87	39	12
19	85	94	57	24	16	92	09	84	38	76	22	00	27	69	85	29	81	94	78	70	21	94	47	90	12
20	38	64	43	59	98	98	77	87	68	07	91	51	67	62	44	40	98	05	93	78	23	32	65	41	18
21	53	44	09	42	72	00	41	86	79	79	68	47	22	00	20	35	55	31	51	51	00	83	63	22	55
22	40	76	66	26	84	57	99	99	90	37	36	63	32	08	58	37	40	13	68	97	87	64	81	07	83
23	02	17	79	18	05	12	59	52	57	02	22	07	90	47	03	28	14	11	39	79	20	69	22	40	98
24	95	17	82	06	53	31	51	10	96	46	92	06	88	07	77	56	11	50	81	69	40	23	72	51	39
25	35	76	22	42	92	96	11	83	44	80	34	68	35	48	77	33	42	40	90	60	73	96	53	97	86
26	26	29	13	56	41	85	47	04	66	08	34	72	57	59	13	82	43	80	46	15	38	26	61	70	04
27	77	80	20	75	82	72	82	32	99	90	63	95	73	76	63	89	73	44	99	05	48	67	26	43	18
28	46	40	66	44	52	91	36	74	43	53	30	82	13	54	00	78	45	63	98	35	55	03	36	67	68
29	37	56	08	18	09	77	53	84	46	47	31	91	18	95	58	24	16	74	11	53	44	10	13	85	57
30	61	65	61	68	66	37	27	47	39	19	84	83	70	07	48	53	21	40	06	71	95	06	79	88	54
31	93	43	69	64	07	34	18	04	52	35	56	27	09	24	86	61	85	53	83	45	19	90	70	99	00
32	21	96	60	12	99	11	20	99	45	18	48	13	93	55	34	18	37	79	49	90	65	97	38	20	46
33	95	20	47	97	97	27	37	83	28	71	00	06	41	41	74	45	89	09	39	84	51	67	11	52	49
34	97	86	21	78	73	10	65	81	92	59	58	76	17	14	97	04	76	62	16	17	17	95	70	45	80
35	69	92	06	34	13	59	71	74	17	32	27	55	10	24	19	23	71	82	13	74	63	52	52	01	41
36	04	31	17	21	56	33	73	99	19	87	26	72	39	27	67	53	77	57	68	93	60	61	97	22	61
37	61	06	98	03	91	87	14	77	43	96	43	00	65	98	50	45	60	33	01	07	98	99	46	50	47

续表

	1~10					11~20					21~30					31~40					41~50			
38	85	93	85	86	88	72	87	08	62	40	16	06	10	89	20	23	21	34	74	97	76	38	03	29	63
39	21	74	32	47	45	73	96	07	94	52	09	65	90	77	47	25	76	16	19	33	53	05	70	53	30
40	15	69	53	82	80	79	96	23	53	10	65	39	07	16	29	45	33	02	43	70	02	87	40	41	45
41	02	89	08	04	49	20	21	14	68	86	87	63	93	95	17	11	29	01	95	80	35	14	97	35	33
42	87	18	15	89	79	85	43	01	72	73	08	61	74	51	69	89	74	39	82	15	94	51	33	41	67
43	98	83	71	94	22	59	97	50	99	52	08	52	85	08	40	87	80	61	65	31	91	51	80	32	44
44	10	08	58	21	66	72	68	49	29	31	89	85	84	46	06	59	73	19	85	23	65	09	29	75	63
45	47	90	56	10	08	88	02	84	27	83	42	29	72	23	19	66	56	45	65	79	20	71	53	20	25
46	22	85	61	68	90	49	64	92	85	44	16	40	12	89	88	50	14	49	81	06	01	82	77	45	12
47	67	80	43	79	33	12	83	11	41	16	25	58	19	68	70	77	02	54	00	52	53	43	37	15	26
48	27	62	50	96	72	79	44	61	40	15	14	53	40	65	39	27	31	58	50	28	11	39	03	34	25
49	33	78	80	87	15	38	30	06	38	21	14	47	47	07	26	54	96	87	53	32	40	36	40	96	76
50	13	13	92	66	99	47	24	49	57	74	32	25	43	62	17	10	97	11	69	84	99	63	22	32	98

⬙ 附表 16　随机排列表（$n = 20$）

编号	1	2	3	4	5	6	7	8	9	10	11	12	13	14	15	16	17	18	19	20	rk
1	8	6	19	13	5	18	12	1	4	3	9	2	17	14	11	7	16	15	10	0	−0.0632
2	8	19	7	6	11	14	2	13	5	17	9	12	0	16	15	1	4	10	18	3	−0.0632
3	18	1	10	13	17	2	0	3	8	15	7	4	19	12	5	14	9	11	6	16	0.1053
4	6	19	1	5	18	12	4	0	13	10	16	17	7	14	11	15	8	3	9	2	−0.0842
5	1	2	7	4	18	0	15	13	5	12	19	10	9	14	16	8	6	11	3	17	0.2000
6	11	19	2	15	14	10	8	12	1	17	4	3	0	9	16	6	13	7	18	5	−0.1053
7	14	3	16	7	9	2	15	12	11	4	13	19	8	1	18	6	0	5	17	10	−0.0526
8	3	2	16	6	1	13	17	19	8	14	0	15	9	18	11	5	4	10	7	12	0.0526
9	16	9	10	3	15	0	11	2	1	5	18	8	19	13	6	12	17	4	7	14	0.0947
10	4	11	18	6	0	8	12	16	17	3	2	9	5	7	19	10	15	13	14	1	0.0947
11	5	15	18	13	7	3	10	14	16	1	8	2	17	6	9	4	0	12	19	11	−0.0526
12	0	18	10	15	11	12	3	13	14	1	17	2	6	9	16	4	7	8	19	5	−0.0105
13	10	9	14	18	12	17	15	3	5	2	11	19	8	0	1	4	7	13	6	16	−0.1579
14	11	9	13	0	14	12	18	7	2	10	4	17	19	6	5	8	3	15	1	16	−0.0526
15	17	1	0	16	9	12	2	4	5	18	14	15	7	19	6	8	11	3	10	13	0.1053
16	17	1	5	2	8	12	15	13	19	14	7	16	6	3	9	10	4	11	0	18	0.0105
17	5	16	15	7	18	10	12	9	11	6	13	17	14	1	0	4	3	2	19	8	−0.2000
18	16	19	0	8	6	10	13	17	4	3	15	18	11	1	12	9	5	7	2	14	−0.1368
19	13	9	17	12	15	4	3	1	16	2	10	18	8	6	7	19	14	11	0	5	−0.1263
20	11	12	8	16	3	19	14	17	9	7	4	1	10	0	18	15	6	5	13	2	−0.2105
21	19	12	13	8	4	15	16	7	0	11	1	5	14	18	3	6	10	9	2	17	−0.1368
22	2	18	8	14	6	11	1	9	15	0	17	10	4	7	13	3	12	5	16	19	0.1158
23	9	16	17	18	5	7	12	2	4	10	0	13	8	3	14	15	6	11	1	19	−0.0632
24	15	0	14	6	1	2	9	8	18	4	10	17	3	12	16	11	19	13	7	5	0.1789
25	14	0	9	18	19	16	10	4	5	1	6	2	12	3	11	13	7	8	17	15	0.0526

注：rk 为随机数列与 $1 \sim 20$ 等级数列间的 Kendall 等级相关系数。

◈ 附表 17　样本均数与总体均数比较

（或配对比较）时所需样本例数

δ/α	单侧：α=0.005 双侧：α=0.01					α=0.01 α=0.02					α=0.025 α=0.05					α=0.05 α=0.1					δ/α
1-β =	.99	.95	.9	.8	.5	.99	.95	.9	.8	.5	.99	.95	.9	.8	.5	.99	.95	.9	.8	.5	
0.05																					0.05
0.10																					0.10
0.15																				122	0.15
0.20										139				99						70	0.20
0.25					110					90				128	64			139	101	45	0.25
0.30				134	78				115	63			119	90	45		122	97	71	32	0.30
0.35			125	99	58			109	85	47		109	88	67	34		90	72	52	24	0.35
0.40		115	97	77	45		101	85	66	37	117	84	68	51	26	101	70	55	40	19	0.40
0.45		92	77	62	37	110	81	68	53	30	93	67	54	41	21	80	55	44	33	15	0.45
0.50	100	75	63	51	30	90	66	55	43	25	76	54	44	34	18	65	45	36	27	13	0.50
0.55	83	63	53	42	26	75	55	46	36	21	63	45	37	28	15	54	38	30	22	11	0.55
0.60	71	53	45	36	22	63	47	39	31	18	53	38	32	24	13	46	32	26	19	9	0.60
0.65	61	46	39	31	20	55	41	34	27	16	46	33	27	21	12	39	28	22	17	8	0.65
0.70	53	40	34	28	17	47	35	30	24	14	40	29	24	19	10	34	24	19	15	8	0.70
0.75	47	36	30	25	16	42	31	27	21	13	35	26	21	16	9	30	21	17	13	7	0.75
0.80	41	32	27	22	14	37	28	24	19	12	31	22	19	15	9	27	19	15	12	6	0.80
0.85	37	29	24	20	13	33	25	21	17	11	28	21	17	13	8	24	17	14	11	6	0.85
0.90	34	26	22	18	12	29	23	19	16	10	25	19	16	12	7	21	15	13	10	5	0.90
0.95	31	24	20	17	11	27	21	18	14	9	23	17	14	11	7	19	14	11	9	5	0.95
1.00	28	22	19	16	10	25	19	16	13	9	21	16	13	10	6	18	13	11	8	5	1.00
1.1	24	19	16	14	9	21	16	14	12	8	18	13	11	9		15	11	9	7		1.1
1.2	21	16	14	12	8	18	14	12	10	7	15	12	10	8	6	13	10	8	6		1.2
1.3	18	15	13	11	8	16	13	11	9	6	14	10	9	7	5	11	8	7	6		1.3
1.4	16	13	12	10	7	14	11	10	9	6	12	9	8	7		10	8	7	5		1.4
1.5	15	12	11	9	7	13	10	9	8	6	11	8	7	6		9	7	6			1.5
1.6	13	11	10	8	6	12	10	9	7	5	10	8	7	6		8	6	6			1.6
1.7	12	10	9	8	6	11	9	8	7		9	7	6	5		8	6	5			1.7
1.8	12	10	9	8	6	10	8	7	7		8	7	6			7	6				1.8
1.9	11	9	8	7	6	10	8	7	6		8	6	6			7	5				1.9
2.0	10	8	8	7	5	9	7	7	6		7	6	5			6					2.0
2.1	10	8	7	7		8	7	6	6		7	6				6					2.1
2.2	9	8	7	6		8	7	6	5		7	6				6					2.2
2.3	9	7	7	6		8	6	6			6	5				5					2.3
2.4	8	7	7	6		7	6	6			6										2.4
2.5	8	7	6	6		7	6	6			6										2.5
3.0	7	6	6	5		6	5	5			5										3.0
3.5	6	5	5			5															3.5
4.0	6																				4.0

附表 18 两样本均数比较所需样本例数

δ $\frac{\mu_1-\mu_1}{\sigma}$	单侧:α=0.005 双侧:α=0.01					α=0.01 α=0.02					α=0.025 α=0.05					α=0.05 α=0.1					δ $\frac{\mu_1-\mu_1}{\sigma}$
	1−β=0.99	0.95	0.9	0.8	0.5	0.99	0.95	0.9	0.8	0.5	0.99	0.95	0.9	0.8	0.5	0.99	0.95	0.9	0.8	0.5	
0.05																					0.05
0.10																					0.10
0.15																					0.15
0.20																				137	0.20
0.25															124					88	0.25
0.30										123					87					61	0.30
0.35					110					90					64				102	45	0.35
0.40					85					70				100	50			108	78	35	0.40
0.45				118	68				101	55			105	79	39		108	86	62	28	0.45
0.50				96	55			106	82	45		106	85	64	32		88	70	51	23	0.50
0.55			101	79	46		106	88	68	38		87	71	53	27	112	73	58	42	19	0.55
0.60		101	85	67	39		90	74	58	32	104	74	60	45	23	89	61	49	36	16	0.60
0.65		87	73	57	34	104	77	64	49	27	88	63	51	39	20	76	52	42	30	14	0.65
0.70	100	75	63	50	29	90	66	55	43	24	76	55	44	34	17	66	45	36	26	12	0.70
0.75	88	66	55	44	26	79	58	48	38	21	67	48	39	29	15	57	40	32	23	11	0.75
0.80	77	58	49	39	23	70	51	43	33	19	59	42	34	26	14	50	35	28	21	10	0.80
0.85	69	51	43	35	21	62	46	38	30	17	52	37	31	23	12	45	31	25	18	9	0.85
0.90	62	46	39	31	19	55	41	34	27	15	47	34	27	21	11	40	28	22	16	8	0.90
0.95	55	42	35	28	17	50	37	31	24	14	42	30	25	19	10	36	25	20	15	7	0.95
1.00	50	38	32	26	15	45	33	28	22	13	38	27	23	17	9	33	23	18	14	7	1.00
1.1	42	32	27	22	13	38	28	23	19	11	32	23	19	14	8	27	19	15	12	6	1.1
1.2	36	27	23	18	11	32	24	20	16	9	27	20	16	12	7	23	16	13	10	5	1.2
1.3	31	23	20	16	10	28	21	17	14	8	23	17	14	11	6	20	14	11	9	5	1.3
1.4	27	20	17	14	9	24	18	15	12	6	20	15	12	10	6	17	12	10	8	4	1.4
1.5	24	18	15	13	8	21	16	14	11	7	18	13	11	9	5	15	11	9	7	4	1.5
1.6	21	16	14	11	7	19	14	12	10	6	16	12	10	8	5	14	10	8	6	4	1.6
1.7	17	15	13	10	7	17	13	11	9	6	14	11	9	7	4	12	9	7	6	3	1.7
1.8	17	13	11	10	6	15	12	10	8	5	13	10	8	6	4	11	8	7	5		1.8
1.9	16	12	11	9	6	14	11	9	8	5	12	9	7	6	4	10	7	6	4		1.9
2.0	14	11	10	8	6	13	10	9	7	5	11	8	7	6	4	9	7	6	4		2.0
2.1	13	10	9	8	5	12	9	8	7	5	10	8	6	5	3	8	6	5	4		2.1
2.2	12	10	8	7	5	11	9	7	6	4	9	7	6	5		8	6	5	4		2.2
2.3	11	9	8	7		10	8	7	6	4	9	7	6	5		7	5	5	4		2.3
2.4	11	9	8	6	5	10	8	7	6	4	8	6	5	4		7	5	4	4		2.4
2.5	10	8	7	6	4	9	7	6	5	4	8	6	5	4		6	5	4	3		2.5
3.0	8	6	6	5	4	7	6	5	4	3	6	5	4	4		5	4	3			3.0
3.5	6	5	5	4	3	6	5	4	4		5	4	4	3		4	6				3.5
4.0	6	5	4	4		5	4	4	3		4	4	3			4					4.0

附表 19　Ψ 值表（多个样本均数比较时所需样本例数的估计用）

$$\alpha = 0.05,\ \beta = 0.1$$

ν_2	ν_1																
	1	2	3	4	5	6	7	8	9	10	15	20	30	40	60	120	∞
2	6.80	6.71	6.68	6.67	6.66	6.65	6.65	6.65	6.64	6.64	6.64	6.63	6.63	6.63	6.63	6.63	6.63
3	5.01	4.63	4.47	4.39	4.34	4.30	4.27	4.25	4.23	4.22	4.18	4.16	4.14	4.13	4.12	4.11
4	4.40	3.90	3.69	3.58	3.50	3.45	3.41	3.38	3.36	3.34	3.28	3.25	3.22	3.20	3.19	3.17
5	4.09	3.54	3.30	3.17	3.08	3.02	2.97	2.94	2.91	2.89	2.81	2.78	2.74	2.72	2.70	2.68
6	3.91	3.32	3.07	2.92	2.83	2.76	2.71	2.67	2.64	2.61	2.53	2.49	2.44	2.42	2.40	2.37
7	3.80	3.18	2.91	2.76	2.66	2.58	2.53	2.49	2.45	2.42	2.33	2.29	2.24	2.21	2.19	2.16
8	3.71	3.08	2.81	2.64	2.51	2.46	2.40	2.35	2.32	2.29	2.19	2.14	2.09	2.06	2.03	2.00
9	3.65	3.01	2.72	2.56	2.44	2.36	2.30	2.26	2.22	2.19	2.09	2.03	1.97	1.94	1.91	1.88
10	3.60	2.95	2.66	2.49	2.37	2.29	2.23	2.18	2.14	2.11	2.00	1.94	1.88	1.85	1.82	1.78
11	3.57	2.91	2.61	2.44	2.32	2.23	2.17	2.12	2.08	2.04	1.93	1.87	1.81	1.78	1.74	1.70
12	3.54	2.87	2.57	2.39	2.27	2.19	2.12	2.07	2.02	1.99	1.88	1.81	1.75	1.71	1.68	1.64
13	3.51	2.84	2.54	2.36	2.23	2.15	2.08	2.02	1.98	1.95	1.83	1.76	1.69	1.66	1.62	1.58
14	3.49	2.81	2.51	2.33	2.20	2.11	2.04	1.99	1.94	1.91	1.79	1.72	1.65	1.61	1.57	1.53
15	3.47	2.79	2.48	2.30	2.17	2.08	2.01	1.96	1.91	1.87	1.75	1.68	1.61	1.57	1.53	1.49
16	3.46	2.77	2.46	2.28	2.15	2.06	1.99	1.93	1.88	1.85	1.72	1.65	1.58	1.54	1.49	1.45
17	3.44	2.76	2.44	2.26	2.13	2.04	1.96	1.91	1.86	1.82	1.69	1.62	1.55	1.50	1.46	1.41
18	3.43	2.74	2.43	2.24	2.11	2.02	1.94	1.89	1.84	1.80	1.67	1.60	1.52	1.48	1.43	1.38
19	3.42	2.73	2.41	2.22	2.09	2.00	1.93	1.87	1.82	1.78	1.65	1.58	1.49	1.45	1.40	1.35
20	3.41	2.72	2.40	2.21	2.08	1.98	1.91	1.85	1.80	1.76	1.63	1.55	1.47	1.43	1.38	1.33
21	3.40	2.71	2.39	2.20	2.07	1.97	1.90	1.84	1.79	1.75	1.61	1.54	1.45	1.41	1.36	1.30
22	3.39	2.70	2.38	2.19	2.05	1.96	1.88	1.82	1.77	1.73	1.60	1.52	1.43	1.39	1.34	1.28
23	3.39	2.69	2.37	2.18	2.04	1.95	1.87	1.81	1.76	1.72	1.58	1.50	1.42	1.37	1.32	1.26
24	3.38	2.68	2.36	2.17	2.03	1.94	1.86	1.80	1.75	1.71	1.57	1.49	1.40	1.35	1.30	1.24
25	3.37	2.68	2.358	2.16	2.02	1.93	1.85	1.79	1.74	1.70	1.56	1.48	1.39	1.34	1.28	1.23
26	3.37	2.67	2.35	2.15	2.02	1.92	1.84	1.78	1.73	1.69	1.54	1.46	1.37	1.32	1.27	1.21
27	3.36	2.66	2.34	2.14	2.01	1.91	1.83	1.77	1.72	1.68	1.53	1.45	1.36	1.31	1.26	1.20
28	3.36	2.66	2.33	2.14	2.00	1.90	1.82	1.76	1.71	1.67	1.52	1.44	1.35	1.30	1.24	1.18
29	3.36	2.65	2.33	2.13	1.99	1.89	1.82	1.75	1.70	1.66	1.51	1.43	1.34	1.29	1.23	1.17
30	3.35	2.65	2.32	2.12	1.99	1.89	1.81	1.75	1.70	1.65	1.51	1.42	1.33	1.28	1.22	1.16
31	3.35	2.43	2.32	2.12	1.98	1.88	1.80	1.74	1.69	1.64	1.50	1.41	1.32	1.27	1.21	1.14
32	3.34	2.64	2.31	2.11	1.98	1.88	1.80	1.73	1.68	1.64	1.49	1.41	1.31	1.26	1.20	1.13
33	3.34	2.63	2.31	2.11	1.97	1.87	1.79	1.73	1.68	1.63	1.48	1.40	1.30	1.25	1.19	1.12
34	3.34	2.63	2.30	2.10	1.97	1.87	1.79	1.72	1.67	1.63	1.48	1.39	1.29	1.24	1.18	1.11
35	3.34	2.63	2.30	2.10	1.96	1.86	1.78	1.72	1.66	1.62	1.47	1.38	1.29	1.23	1.17	1.10
36	3.33	2.62	2.30	2.10	1.96	1.86	1.78	1.71	1.66	1.62	1.47	1.38	1.28	1.22	1.16	1.09
37	3.33	2.62	2.29	2.09	1.95	1.85	1.77	1.71	1.65	1.61	1.46	1.37	1.27	1.22	1.15	1.08

续表

ν_2	ν_1																
	1	2	3	4	5	6	7	8	9	10	15	20	30	40	60	120	∞
38	3.33	2.62	2.29	2.09	1.95	1.85	1.77	1.70	1.65	1.61	1.45	1.37	1.27	1.21	1.15	1.08
39	3.33	2.62	2.29	2.09	1.95	1.84	1.76	1.70	1.65	1.60	1.45	1.36	1.26	1.20	1.14	1.07
40	3.32	2.61	2.28	2.08	1.94	1.84	1.76	1.70	1.64	1.60	1.44	1.36	1.25	1.20	1.13	1.06
41	3.32	2.61	2.28	2.08	1.94	1.84	1.76	1.69	1.64	1.59	1.44	1.35	1.25	1.19	1.13	1.05
42	3.32	2.61	2.28	2.08	1.94	1.83	1.75	1.69	1.63	1.59	1.44	1.35	1.24	1.18	1.12	1.05
43	3.32	2.61	2.28	2.07	1.93	1.83	1.75	1.69	1.63	1.59	1.43	1.34	1.24	1.18	1.11	1.04
44	3.32	2.60	2.27	2.07	1.93	1.83	1.75	1.68	1.63	1.58	1.43	1.34	1.23	1.17	1.11	1.03
45	3.31	2.60	2.27	2.07	1.93	1.83	1.74	1.68	1.62	1.58	1.42	1.33	1.23	1.17	1.10	1.03
46	3.31	2.60	2.27	2.07	1.93	1.82	1.74	1.68	1.62	1.58	1.42	1.33	1.22	1.16	1.10	1.02
47	3.31	2.60	2.27	2.06	1.92	1.82	1.74	1.67	1.62	1.57	1.42	1.33	1.22	1.16	1.09	1.02
48	3.31	2.60	2.26	2.06	1.91	1.82	1.74	1.67	1.62	1.57	1.41	1.32	1.22	1.15	1.09	1.01
49	3.31	2.59	2.26	2.06	1.92	1.82	1.73	1.67	1.61	1.57	1.41	1.32	1.21	1.15	1.08	1.00
50	3.31	2.59	2.26	2.06	1.92	1.81	1.73	1.67	1.61	1.56	1.41	1.31	1.21	1.15	1.08	1.00
60	3.30	2.58	2.25	2.04	1.90	1.79	1.71	1.64	1.59	1.54	1.38	1.29	1.18	1.11	1.04	0.95
80	3.28	2.56	2.23	2.02	1.88	1.77	1.69	1.62	1.56	1.51	1.35	1.25	1.14	1.07	0.90	0.90
120	3.27	2.55	2.21	2.00	1.86	1.75	1.66	1.59	1.54	1.49	1.32	1.22	1.09	1.02	0.94	0.83
∞	3.24	2.52	2.17	1.96	1.81	1.70	1.62	1.54	1.48	1.43	1.25	1.14	1.01	0.92	0.82	0.65

附表 20-1　两样本率比较时样本量（单侧）

上行：$\alpha=0.05$　$1-\beta=0.80$
中行：$\alpha=0.05$　$1-\beta=0.90$
下行：$\alpha=0.05$　$1-\beta=0.95$

较小率 (%)	两组率之差 (%), δ													
	5	10	15	20	25	30	35	40	45	50	55	60	65	70
5	330	105	55	35	25	20	16	13	11	9	8	7	6	6
	460	145	76	48	34	26	21	17	15	13	11	9	8	7
	850	270	140	89	63	47	37	30	25	21	19	17	14	13
10	540	155	76	47	32	23	19	15	13	11	9	8	7	6
	740	210	105	64	44	33	25	21	17	14	12	11	9	8
	1370	390	195	120	81	60	46	37	30	25	21	19	16	14
15	710	200	94	56	38	27	21	17	14	12	10	8	7	6
	990	270	130	77	52	38	29	22	19	16	13	10	10	8
	1820	500	240	145	96	69	52	41	33	27	22	20	17	14
20	860	230	110	63	42	30	22	18	15	12	10	8	7	6
	1190	320	150	88	58	41	31	24	20	16	14	11	10	8
	2190	590	280	160	105	76	57	44	35	28	23	20	17	14
25	980	260	120	69	45	32	24	19	15	12	10	8	7	
	1360	360	165	96	63	41	33	25	21	16	14	11	9	
	2510	660	300	175	115	81	60	46	36	29	23	20	16	
30	1080	280	130	73	47	33	24	19	15	12	10	8		
	1500	390	175	100	65	46	33	25	21	16	13	11		
	2760	720	330	185	120	84	61	47	36	28	22	19		
35	1160	300	135	75	48	33	24	19	15	12	9			
	1600	410	185	105	67	46	33	25	20	16	12			
	2960	750	340	190	125	85	61	46	35	27	21			
40	1210	310	135	76	48	33	24	18	14	11				
	1670	420	190	105	67	46	33	24	19	14				
	3080	780	350	195	125	84	60	44	33	25				
45	1230	310	135	75	47	32	22	17	13					
	1710	430	190	105	65	44	31	22	17					
	3140	790	350	190	120	81	57	41	30					
50	1230	310	135	73	45	30	21	15						
	1710	420	185	100	63	41	29	21						
	3140	780	340	185	115	76	52	37						

附表 20－2　两样本率比较时样本量 （双侧）

上行：$\alpha=0.05\quad 1-\beta=0.80$
中行：$\alpha=0.05\quad 1-\beta=0.90$
下行：$\alpha=0.05\quad 1-\beta=0.95$

较小率 (%)	两组率之差（%），δ													
	5	10	15	20	25	30	35	40	45	50	55	60	65	70
5	420	130	69	44	31	24	20	16	14	12	10	9	9	7
	570	175	93	59	42	32	25	21	18	15	13	11	10	9
	960	300	155	100	71	54	42	34	28	24	21	19	16	14
10	680	195	96	59	41	30	23	19	16	13	11	10	9	7
	910	260	130	79	54	40	31	24	21	18	15	13	11	10
	1550	440	220	135	92	68	52	41	34	28	23	21	18	15
15	910	250	120	71	48	34	26	21	17	14	12	10	9	8
	1220	330	160	95	64	46	35	27	22	19	16	13	11	10
	2060	560	270	160	110	78	59	47	37	31	25	21	19	16
20	1090	290	135	80	53	38	28	22	18	15	13	10	9	7
	1460	390	185	105	71	51	38	29	23	20	16	14	11	10
	2470	660	310	180	120	86	64	50	40	32	26	21	19	15
25	1250	330	150	88	57	40	30	23	19	15	13	10	9	
	1680	440	200	115	77	43	40	13	24	20	16	13	11	
	2840	740	340	200	130	92	68	52	41	32	26	21	18	
30	1380	360	160	93	60	42	31	23	19	15	13	10		
	1840	480	220	125	80	56	41	31	24	20	16	13		
	3120	810	370	210	135	95	69	53	41	21	25	21		
35	1470	380	170	96	61	42	31	23	18	14	11			
	1970	500	225	130	82	57	41	31	23	19	15			
	3340	850	380	215	140	96	69	52	40	31	23			
40	1530	390	175	97	61	42	30	22	17	13				
	2050	520	230	130	82	56	40	29	22	18				
	3480	880	390	220	140	95	68	50	37	28				
45	1560	390	175	96	60	40	28	21	16					
	2100	520	230	130	80	54	38	27	21					
	3550	890	390	215	135	92	64	47	34					
50	1560	390	170	93	57	38	26	19						
	2100	520	225	125	77	51	35	24						
	3550	880	380	210	130	86	59	41						

附表 21 λ值（多个样本率比较时样本量估计用）α = 0.05

ν	β								
	0.9	0.8	0.7	0.6	0.5	0.4	0.3	0.2	0.1
1	0.43	1.24	20.6	2.91	3.84	4.90	6.17	7.85	10.51
2	0.62	1.73	2.78	3.83	4.96	6.21	7.70	9.63	12.65
3	0.78	2.10	3.30	4.50	5.76	7.15	8.79	10.90	14.71
4	0.91	2.40	3.74	5.05	6.42	7.92	9.68	11.94	15.41
5	1.03	2.67	4.12	5.53	6.99	8.59	10.45	12.83	16.47
6	1.13	2.91	4.46	5.96	7.50	9.19	11.14	13.62	17.42
7	1.23	3.13	4.77	6.35	7.97	9.73	11.77	14.35	18.28
8	1.32	3.33	5.06	6.71	8.40	10.24	12.35	15.02	19.08
9	1.40	3.53	5.33	7.05	8.81	10.71	12.89	15.65	19.83
10	1.49	3.71	5.59	7.37	9.19	11.15	13.40	16.24	20.53
11	1.56	3.88	5.83	7.68	9.56	11.57	13.89	16.80	21.20
12	1.64	4.05	6.06	7.97	9.90	11.98	14.35	17.34	21.83
13	1.71	4.20	6.29	8.25	10.23	12.36	14.80	17.85	22.44
14	1.77	4.36	6.50	8.52	10.55	12.73	15.22	18.34	23.02
15	1.84	4.50	6.71	8.78	10.86	13.09	15.63	18.81	23.58
16	1.90	4.65	6.91	9.03	11.16	13.43	16.03	19.27	24.13
17	1.97	4.78	7.10	9.27	11.45	13.77	16.41	19.71	24.65
18	2.03	4.92	7.29	9.50	11.73	14.06	16.78	20.14	25.16
19	2.08	5.05	7.47	9.73	12.00	14.41	17.14	20.56	25.65
20	2.14	5.18	7.65	9.96	12.26	14.71	17.50	20.96	26.13
21	2.20	5.30	7.83	10.17	12.52	15.01	17.84	21.36	26.60
22	2.25	5.42	8.00	10.38	12.77	15.30	18.17	21.74	27.06
23	2.30	5354	8.16	10.59	13.02	15.59	18.50	22.12	27.50
24	2.36	5.66	8.33	10.79	13.26	15.87	18.82	22.49	27.94
25	2.41	5.77	8.48	10.99	13.49	16.14	19.13	22.85	28.78
26	2.46	5.88	9.64	11.19	13.72	16.41	19.44	23.20	28.78
27	2.51	5.99	8.79	11.38	13.95	16.67	19.74	23.55	29.19
28	2.56	6.10	8.94	11.57	14.17	16.93	20.04	23.89	29.60
29	2.60	6.20	9.09	11.75	13.39	17.18	20.33	24.22	29.99
30	2.65	6.31	9.24	11.93	14.60	17.43	20.61	24.55	30.38
31	2.69	6.41	9.38	12.11	14.82	17.67	20.89	24.87	30.76
32	1.74	6.51	9.52	12.28	15.02	17.91	21.17	25.19	31.13
33	2.78	6.61	9.66	12.45	15.23	18.15	21.44	25.50	31.50
34	2.83	6.70	9.79	12.62	15.43	18.38	21.70	25.80	31.87
35	2.87	6.80	9.93	12.79	15.63	18.61	21.97	26.11	32.23
36	2.91	6.89	10.06	12.96	15.82	18.84	22.23	26.41	32.93
37	2.96	6.99	10.19	13.12	16.01	19.06	22.48	26.70	32.93
38	3.00	7.08	10.32	13.28	16.20	19.28	22.73	26.99	33.27
39	3.04	7.17	10.45	13.44	16.39	19.50	22.98	27.27	33.61
40	3.08	7.26	10.57	13.59	16.58	19.71	23.23	27.56	33.94
50	3.46	8.10	11.75	15.06	18.31	21.72	25.53	30.20	37.07
60	3.80	8.86	12.81	16.38	19.88	23.53	27.61	32.59	39.89
70	4.12	9.56	13.79	17.60	21.32	25.20	29.52	34.79	42.48
80	4.41	10.21	14.70	18.74	22.64	26.75	31.29	36.83	44.89
90	4.69	10.83	15.56	19.80	23.93	28.21	32.96	38.74	47.16
100	4.95	11.41	16.37	20.81	25.12	29.59	34.54	40.56	49.29
110	5.20	11.96	17.14	21.77	26.25	30.90	36.04	42.28	51.33
120	5.44	12.49	17.88	22.68	27.34	32.15	37.47	43.92	53.27

附表 B　希腊字母表

序号	希腊字母		英文注音	国际音标注音	音标
	大写	小写			
1	A	α	alpha	aːlf	[ˈælfə]
2	B	β	beta	bet	[ˈbiːtə, ˈbeitə]
3	Γ	γ	gamma	gaːm	[ˈgæmə]
4	Δ	δ	delta	delt	[ˈdeltə]
5	E	ε	epsilon	epˈsilon	[epˈsailən, ˈepsilən]
6	Z	ζ	zeta	zat	[ˈziːtə]
7	H	η	eta	eita	[ˈiːtə, ˈeitə]
8	Θ	θ	theta	θit	[ˈθiːtə]
9	I	ι	iota	aiot	[aiˈoutə]
10	K	κ	kappa	kap	[ˈkæpə]
11	Λ	λ	lambda	lambd	[ˈlæmdə]
12	M	μ	mu	mju	[mjuː]
13	N	ν	nu	nju	[njuː]
14	Ξ	ξ	xi	ksi	[gzai, ksai, zai]
15	O	ο	omicron	omikˈron	[ouˈmaikrən]
16	Π	π	pi	pai	[pai]
17	P	ρ	rho	rou	[rou]
18	Σ	σ	sigma	ˈsigma	[ˈsigmə] c
19	T	τ	tau	tau	[tɔː]
20	Υ	υ	upsilon	jupˈsilon	[juːpˈsailən, ˈjuːpsilən]
21	Φ	φ	phi	fai	[fai]
22	X	χ	chi	phai	[kai]
23	Ψ	ψ	psi	psai	[psai]
24	Ω	ω	omega	oˈmiga	[ˈoumigə]

附表 C　常用统计符号

参数（希腊字母）	
统计符号	含义
α	检验水准（显著性水准），第 I 类错误，假阳性错误，回归方程常数项
α'	校正检验水准
$1-\alpha$	可信度
β	总体回归系数，第 II 类错误，假阴性率
$1-\beta$	检验效能（把握度）
δ	允许误差，差值
μ	总体均数
μ_d	差值的总体均数
μ_i	各样本均数所代表的总体均数
μ_0	某已知总体均数
μ_v	频率的总体均数
ν	自由度
ζ	随机变量
π	总体率
π_0	某已知的总体率
ρ	总体相关系数
Σ	求和
Σ_f	总例数
σ	总体标准差
σ^2	总体方差
σ_d	差值的总体标准差
σ_p	频率的标准误
$\sigma_{\bar{x}}$	均数的标准误
φ	标准正态分布曲线函数
χ^2	卡方检验统计量
A	实际频数
a	组数，截距
b	回归系数，区组数
C	列数，校正系数
CI	可信区间
CV	变异系数
C_n^x	二项系数
D	Kolmogorov–Smirnov 检验统计量
d	差值

续表

统计量（拉丁字母）	
统计符号	含义
df	自由度
$\bar{d}$	差值的均数
e	自然对数的底
F	方差分析或方差齐性检验统计量
f	频数
f_x	第 x 位百分位数所在组段的频率
$P(A)$	事件 A 发生的频率
G	几何均数
g	处理的不同水平
H	$K-W$ 检验统计量
H_c	校正的 H 统计量
H_0	无效假设
H_1	备择假设
i	组距，各种下标
k	组段数，比例基数，处理组数，样本率（构成比）的个数
L	下限，可信下限
L_n	正交表符号
l_{xx}	x 的离均差平方和
l_{xv}	x 与 y 的离均差积和
l_{yy}	y 的离均差平方和
M	中位数，Friedman 检验统计量
MS	均方
MSe	误差的均方
$MS_{回归}$	回归均方
$MS_{剩余}$	剩余均方
$MS_{组间}$	组间均方
$MS_{组内}$	组内均方
n	样本含量，配对设计资料的对子数
n_C	第 C 列的合计数
n_R	第 R 行的合计数
n_i	各组的例数
P	概率
p	样本频率，阳性率，合并的率
P_x	百分位数
Q_L	下四分位数间距
Q_U	上四分位数间距
Q_R	四分位数间距

续表

统计量（拉丁字母）	
统计符号	含义
q	阴性率，SNK 检验统计量
R	全距（极差），行数
R_k	样本秩和
$\overline{R_A}$	A 组的平均秩和
r	相关系数
r^2	确定系数
SE	标准误
SEM	样本均数的标准误
$SS_{回归}$	回归平方和
$SS_{剩余}$	剩余平方和（残差平方和）
$SS_{总}$	总差异
$SS_{组间}$	组间离均差平方和
$SS_{组内}$	组内离均差平方和
$SS_{处理}$	处理组间离均差平方和
$SS_{区组}$	区组间离均差平方和
$SS_{误差}$	误差的离均差平方和
s	标准差
s_b	样本回归系数的标准误
s_d	差值 d 的标准差
$s_{\overline{d}}$	差值 d 的标准误
s_i	各样本标准差
s_p	样本频率的标准误
s^2	样本方差
s_c^2	两样本联合方差
$s_{\overline{x}}$	均数的标准误
$s_{\overline{x_1} - \overline{x_2}}$	两样本之差的联合标准误
s_{yx}	剩余标准差
T	理论频数，秩和，处理因素
T_{RC}	第 R 行、C 列格子的理论数
t	t 检验统计量
t'	校正 t 检验统计量
t_r	相关系数 r 检验用 t 统计量
$t_{\alpha, v}$	单侧 t 界值
$t_{\alpha/2}$	双侧 t 界值
t_i	第 j 个相同秩次的个数
U	上限，可信上限
u	标准正态变量，u 检验统计量
u_c	校正的 u 值

续表

统计量（拉丁字母）	
统计符号	含义
u_α	单侧 u 界值
$u_{\alpha/2}$	双侧 u 界值
W	Shapiror – Wilk 检验的统计量
$\bar{x}$	算术均数，样本均数
$\overline{x_i}$	各处理组均数
x_{ij}	第 i 处理组的第 j 个测量值
x'	x 变量的转换值
x_{max}	最大值
x_{min}	最小值
$\widehat{y}$	y 的估计值
Z	标准正态分布的检验统计量

参考文献

［1］ 孙振球，徐勇勇．医学统计学［M］．5 版．北京：人民卫生出版社，2020.

［2］ 史周华，何雁．中医药统计学与软件应用［M］．北京：中国中医药出版社，2023.

［3］ 史周华．医学统计学［M］．3 版．北京：人民卫生出版社，2022.

［4］ 徐刚，闫国立．医学统计方法及 SPSS 软件应用［M］．北京：中国中医药出版社，2022.

［5］ 李秀昌．医药数理统计［M］．2 版．北京：人民卫生出版社，2018.

［6］ 刘仁权．SPSS 统计分析教程［M］．北京：中国中医药出版社，2023.

［7］ 申杰．中医统计学［M］．2 版．北京：科学出版社，2012.

［8］ 魏高文，徐刚．卫生统计学［M］．北京：中国中医药出版社，2023.

［9］ 胡良平［M］．现代医学统计学．北京：科学出版社，2020.

［10］ 颜虹，徐勇勇．医学统计学［M］．3 版．北京：人民卫生出版社，2015.

［11］ 李康，贺佳．医学统计学［M］．7 版．北京：人民卫生出版社，2018.

［12］ 颜艳，王彤．医学统计学［M］．5 版．北京．人民卫生出版社，2020.

［13］ 方积乾．医学统计学与电脑实验［M］．4 版．上海：上海科学技术出版社，2012.

［14］ 方积乾．生物医学研究的统计方法［M］．北京：高等教育出版社，2007.

［15］ 陈峰，夏洁来．临床试验统计学［M］．北京：人民卫生出版社，2018.

［16］ 陈平雁，安胜利．IBMSPSS 统计软件应用教程［M］．北京：人民卫生出版社，2020.

［17］ 李国春，黄品贤．中医统计学［M］．3 版．北京：科学出版社，2018.

［18］ 张文彤．SPSS 统计分析基础教程［M］．北京：高等教育出版社，2018.

［19］ 张雨萌．机器学习中的概率统计［M］．北京：机械工业出版社，2020.

［20］ 金丕焕．医用统计方法［M］．3 版．上海：复旦大学出版社，2009.

［21］ 李航．统计学习方法［M］．北京：清华大学出版社，2019.